GOLDMANN
Lesen erleben

Buch

Beim Stillen ihrer Tochter hat Claire Dederer einen Bandscheibenvorfall. Jeder, sogar die Kassiererin an der Kasse und der Obdachlose an der Ecke, raten ihr zu Yoga. Also überwindet sie ihre Abneigung gegen Räume mit Gebetsfähnchen und besucht ihren ersten Yogakurs … und wird süchtig.

In den folgenden zehn Jahren eignet sie sich Yogastellungen wie den »Lotussitz«, das »Rad« und die von ihr gefürchtete »Krähe« an. Zu ihrer Überraschung stellen diese Übungen nicht nur eine akrobatische Herausforderung dar, sondern sie verändern auch ihren Blick auf das Leben. In ihrem von Bioladen, Stillmafia und den 68er-Eltern bestimmten Alltag fühlt sie sich plötzlich eingesperrt. Je länger die junge Mutter sich mit Yoga beschäftigt, desto mehr hilft es ihr, sich von fremden Erwartungen freizumachen und einen entspannteren, eigenen Weg zu finden. Im Spiegel von 23 Yogastellungen reflektiert sie humorvoll und selbstironisch ihre gewonnenen Erkenntnisse.

Autorin

Claire Dederer ist freie Autorin. Ihre Essays, Rezensionen und Reportagen sind in *Vogue, The New York Times, Slate, Yoga Journal* und *The Nation* erschienen. Sie lebt auf einer Insel nahe Seattle.

Claire Dederer

Auch noch Yoga, oder was!

Eine junge Mutter entspannt sich

Aus dem Amerikanischen
von Christiane Burkhardt

GOLDMANN

Erstmals auf Deutsch erschienen unter dem Titel
Einatmen. Aufatmen. Mein Leben in dreiundzwanzig Yogastellungen.

Dieses Buch ist auch als E-Book erhältlich.

MIX
Papier aus verantwortungsvollen Quellen
FSC® C014496

Verlagsgruppe Random House FSC® N001967
Das für dieses Buch verwendete FSC®-zertifizierte Papier *Classic 95*
liefert Stora Enso, Finnland.

1. Auflage
Vollständige Taschenbuchausgabe Juni 2015
Wilhelm Goldmann Verlag, München,
in der Verlagsgruppe Random House GmbH

Originaltitel: Poser. My life in twenty-three yoga poses
Originalverlag: Farrar, Straus and Giroux, New York
Umschlaggestaltung: Uno Werbeagentur, München
Bildredaktion/Covermotiv: Network! Werbeagentur, München
Illustrationen: © Laurent Cilluffo
Redaktion: Claudia Bitz
Satz: Uhl + Massopust, Aalen
Druck und Bindung: GGP Media GmbH, Pößneck
CL · Herstellung: IH
Printed in Germany
ISBN 978-3-442-17492-8
www.goldmann-verlag.de

Besuchen Sie den Goldmann Verlag im Netz

FÜR

MOM

DAD

UND

LARRY

Inhalt

Selbst unter günstigen Bedingungen
hat der Mensch zu kämpfen.

Swami Kripalvananda

Vorbemerkung der Autorin

Einige Geschehnisse und Personen in diesem Buch wurden »kräftig durcheinandergewürfelt«, um mit Clive James zu sprechen. Manchmal habe ich auch bei der Chronologie geschummelt, um den Erzählfluss zu verbessern. Damit die Diskretion gewahrt bleibt, habe ich Namen und Details in Einzelfällen geändert. Von diesen Veränderungen abgesehen ist dies eine wahre Geschichte, die ich aus der Erinnerung aufgeschrieben habe.

Vorwort: Kamel

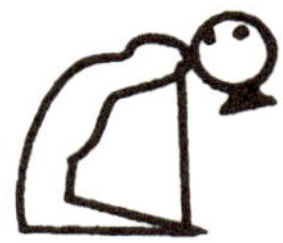

Wer wie ich mit mehr als dreißig Jahren anfängt, Yoga zu praktizieren, findet dabei Dinge über sich selbst heraus, die man eigentlich gar nicht wissen wollte.

Es dauerte gar nicht lange, bis mir das bewusst wurde. Eines bewölkten Januarnachmittags gingen wir zu zwanzigst in die Stellung des Kamels, und zwar langsam und vorsichtig wie Badende, die ihre Zehen ins kalte Wasser stecken. Wir knieten auf unseren Matten, die gestreckten Füße zeigten nach hinten. Dann sollten wir beide Hände nach hinten strecken und die Fersen packen. Anschließend sollten wir die Hüften nach vorn schieben und dabei die Brust heben. Das Ganze schien mir ziemlich pornomäßig, aber ich wollte es zumindest probieren.

Also versuchte ich mein Glück. Meine Hände erreichten ihr Ziel. Meine Hüften schoben sich vor. Meine Brust hob sich (hoffentlich). Und mein Rücken schob sich spürbar ins Hohlkreuz! Ich löste mich aus der Position, was sich genauso furchteinflößend anfühlte, wie sie einzunehmen.

Ich blieb kurz sitzen und sah zu, wie die anderen streckten, schoben und hoben. Ihre Rücken bildeten kein Hohlkreuz, zumindest nicht sichtbar. Meine Güte, die hatten im wahrsten Sinne des Wortes den Bogen raus! Ich ging in die Stellung des Kindes, um kurz zu verschnaufen, und nahm den Geruch von Zwiebeln an meinen Händen wahr. Ich hatte vor der Yogastunde ein Huhn gefüllt und es für meinen Mann Bruce und unsere einjährige Tochter Lucy in den Ofen geschoben. Das Huhn war sozusagen mein Freifahrtschein, es erlaubte mir, aus dem Haus zu gehen. Ich hinterließ meiner Familie etwas zu essen, als wäre es ein Teil von mir. Pars pro toto: Ein Segel symbolisiert eine Flotte, eine Krone ein Königreich, ein Huhn eine fürsorgliche Mutter.

Warum eigentlich? Bruce war ein prima Koch, wenn auch einer der Ravioli-aus-der-Dose-Schule. Und trotzdem kochte ich vor. Ein Brathuhn aus dem Ofen war für mich eben der Inbegriff einer richtigen Mutter und Ehefrau: Es stand für Liebe, Sorge, Anteilnahme – alles in Form eines 1-kg-Biohuhns.

Das Kamel! Höchste Zeit, es noch einmal zu probieren. Ich ließ mich sanft nach hinten in die Stellung sinken, wobei ich gleichzeitig meine Brust hob und hob.

»Verkrampft euch nicht in der Stellung«, warnte meine Lehrerin Fran. »Atmet die Verspannungen weg. Befreit den Kopf von sämtlichen Alltagssorgen.« Ich fragte mich, ob Bruce wohl das gute Brot entdecken würde, das ich auf der Küchentheke bereitgelegt hatte. Das Brot als pars pro toto meines schlechten Gewissens. Meine Familie konnte darauf herumkauen, während ich hier so tat, als wäre ich in Indien. Ich hätte ihnen Roti besorgen sollen.

Plötzlich erfüllte ein merkwürdiges, ja beängstigendes Flattern meinen Brustkorb. Ich hatte das Gefühl, in mir zerreiße etwas. Ich löste mich vorsichtig aus der Stellung und sagte: »Äh, Fran? Wenn ich die Stellung einnehme, bekomme ich ein merkwürdiges Gefühl in der Brust. Ich spüre so eine schreckliche Enge.«

Fran korrigierte gerade eine Stellung am anderen Ende des Raumes. Dabei pflegte sie dreinzuschauen wie eine nachdenkliche Schneiderin: Hier mussten noch ein paar Zentimeter herausgelassen und da ein Saum begradigt werden, dann war alles in Ordnung. Genauso gut hätte sie Stecknadeln zwischen den Lippen und ein Maßband um den Hals haben können. Ohne zu zögern oder auch nur aufzusehen, antwortete sie mir: »Oh, das ist nur Angst. Versuch es einfach noch einmal.«

Angst. Ich hatte nicht mal gewusst, dass ich welche hatte.

1.
Dreieck

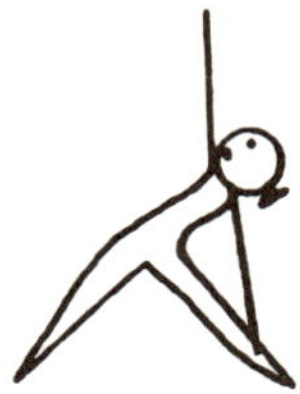

Weich, rosig und flaumbedeckt: Unsere kleine Tochter ähnelte einem köstlichen Pfirsich. Nur dass sie deutlich mehr wog. Obwohl ich nicht zufütterte, nahm sie ordentlich zu und strotzte nur so vor Gesundheit.

Dadurch, dass ich stillte, gedieh mein Kind prächtig. Dieser nie versiegende Milchfluss war die perfekt auf mein Baby abgestimmte Nahrung. Als meine Tochter zehn Monate alt wurde, kam es mir schon so vor, als würden wir beide gleich viel wiegen. Ich wuchtete sie auf meinen Schoß, woraufhin sie verzückt zu mir aufsah und »andockte«. Ich wiederum sah genauso verzückt auf sie hinunter und staunte, wie leicht ich ein anderes Geschöpf zufriedenstellen konnte. Eifrig und glücklich nuckelte sie vor sich hin. Das Problem war nur, dass meine Tochter bei diesen Marathon-Stillsitzungen ein wichtiges Organ in meinem Körper quetschte. Vielleicht meine Milz oder etwas in der Richtung. Ich versuchte, mich beim Stillen auf die Seite zu legen, aber sie brauchte so viel Nahrung und unsere Sitzungen dauerten so lange, dass ich das nicht durchhielt. Die Milch machte sie dermaßen gesund und kräftig, dass es mir zunehmend schwerer fiel, sie ihr zu geben. Das brachte mich in eine furchtbare Zwickmühle.

Ende der Neunziger war das Stillen, zumindest in unserem Viertel von Seattle, eine merkwürdige Kombination aus einem Hobby und einer heiligen Pflicht. Nur fünfzig Kilometer im Norden, wo die Cousins meines Mannes lebten, stopften die Mütter die schreienden Mäuler ihrer Kinder fröhlich mit Fläschchen voller Säuglingsnahrung. In Seattle gaben nur Mütter, die ganztags arbeiteten, oder Nannys die Flasche. Und selbst dann enthielten diese Fläschchen vorher abgepumpte Muttermilch. Abgestillt wurde frühestens nach einem Jahr. Wer das beschlossen hatte? Wir natürlich. Wir waren schließlich aufgeklärt und informiert. Wir schlugen Dinge nach und wussten beispielsweise, dass die Amerikanische Vereinigung der Kinderärzte eine Stillzeit von mindestens einem Jahr empfahl, weil das optimal für das Immunsystem und die Gehirnentwicklung des Kindes sei. Für uns war optimal gleichbedeutend mit obligatorisch. Und nur ein Jahr stillten nur wenige. In Seattle konnte man auf dem Spielplatz miterleben, wie kleine Kerle zu ihren Müttern liefen, sich einen kleinen Snack von deren Brust zapften und dann weiter Fußball spielten.

Lucy war noch nicht mal zehn Monate alt, und ich durfte frühestens nach einem Jahr abstillen, auch wenn mich das zunehmend belastete. Wer das für ein Luxusproblem hält, das einem keine schlaflosen Nächte bereiten sollte, weiß nichts über die Situation einer frischgebackenen Mutter in einer Hochburg des bewussten und nachhaltigen Lebensstils.

Während ich hin und her überlegte, ob ich abstillen sollte oder nicht (und Bruce, mein Mann, Interesse heuchelte), geschah das Unausweichliche: Mein Rücken gab den Geist auf. Ich spürte ununterbrochen ein aufdringliches Stechen im Kreuz. Es war so schlimm, dass ich nicht mehr gerade auf einem Stuhl sitzen konnte. Ich konnte mich nicht flach auf die Couch legen. Ich konnte keine Lebensmitteltüten mehr tragen. Also stillte ich ab.

Jetzt, da ich seit zehn Jahren Yoga mache, könnte ich eine Weisheit von mir geben wie: Ich war einfach bereit abzustillen, und mein Körper hat die Entscheidung für mich gefällt. Aber damals hielt ich das für völligen Unsinn. Stattdessen haderte ich mit einer komplizierten Mischung aus Schuldgefühlen und Erleichterung. Ich behauptete, um mein volles, gottgegebenes, mir von Amts wegen übertragenes Stilljahr gebracht worden zu sein. Ich entschuldigte mich bei meinem Mann für mein Versagen. Vor meinen Freundinnen jammerte ich: »Oh nein, ich kann mein Kind nicht stillen!« Doch insgeheim jubilierte ich: Meine Milz gehörte wieder mir.

Wir wohnten in Phinney Ridge, einem Viertel in North Seattle, in dem lauter gebildete, liberale Gutmenschen leben. Phinney Ridge ist bekannt dafür, dass hier noch tolerantere Gutmenschen wohnen als anderswo. In Phinney Ridge gibt es keine Schilder mit der Aufschrift »Vorsicht, bissiger Hund!« Dort steht: »Bitte geben Sie auf den Hund acht!«

Wenn ich über meinen Rücken klagte, was ich oft und gern tat, reagierten die Einwohner von Phinney Ridge alle gleich: »Mach doch Yoga!« Mein Arzt sagte: »Es gibt Stellungen, die den Rücken kräftigen.« Die Kassiererin im Supermarkt empfahl mir ein gutes Video aus der nahe gelegenen Buchhandlung. Der Obdachlose, der vor dem Supermarkt die Obdachlosenzeitung verkaufte, sagte: »Kaufen Sie sich eine Matte! Ohne Matte ist Yoga echt hart.«

Ich hatte in Bezug auf Yoga jede Menge Vorurteile. Für mich war Yoga etwas für arrogante Mittelschichtmuttis mit zu viel Freizeit. Oder was für dürre, fanatische, vegetarische Twens, die früher mal Leistungsturnen betrieben hatten. Außerdem fühlte ich mich unwohl bei der Vorstellung, mich mithilfe der Bräuche exotischer Kulturen selbst zu verwirklichen. Das hat in meinen Augen immer etwas Kolonialistisches.

Trotz dieser wenig durchdachten, aber starken Vorbehalte (meine Spezialität), hegte ich selbst schon seit Jahren den Verdacht, dass ich Yoga machen sollte. Ich war ein Nervenbündel. Eine selbstkritische, sich ständig durch die Haare fahrende Persönlichkeit. Jemand, der sich von seinen Sorgen regelrecht auffressen ließ. Ständig zitterten meine Hände, damit auch alle mitbekamen, wie nervös ich war. Wenige Wochen zuvor war ich in einem Café gewesen, hatte Lucy mit Reiscrackern gefüttert und die Kaffeetasse zitternd zum Mund gehoben. Ein Mann kam auf mich zu und stellte sich als »Energie-Schamane« vor. Bevor mir etwas einfiel, mit dem ich ihn wieder loswerden konnte, nahm er meine zitternde Hand in die seine und sagte salbungsvoll: »Sie könnten jede Menge Energiearbeit gebrauchen.«

»Oh!«, erwiderte ich nur und grinste nervös. »Tut mir leid! Ich habe bloß diesen Tremor, den hatte ich schon als Kind. Und ich bekomme wegen des Babys im Moment nicht sehr viel Schlaf. Außerdem habe ich vermutlich zu viel Kaffee getrunken«, schob ich lahm hinterher.

»Essen Sie viel Huhn?«, fragte er. »Das kann Energieprobleme verursachen.«

Ich stand auf, verschüttete Kaffee und setzte Lucy in ihren Wagen. »Also dann, auf Wiedersehen!« Fröhlich winkend verließ ich fluchtartig das Café, während es in meinem Innern nur so von Energieproblemen brodelte.

Yoga schien genau das zu sein, was ich brauchte: etwas Beruhigendes. Andererseits würde dabei offensichtlich werden, wie wenig ich die Dinge im Griff hatte. Jeder würde meinen Tremor, meine Ängste und Sorgen sehen können. Etwas an der Vorstellung innezuhalten, eine Haltung einzunehmen, machte mir Angst.

Doch jetzt war alles anders. Ich hatte ein Baby, und es war unerlässlich, es heben zu können. Dafür musste ich zu allem bereit sein. Trotzdem sträubte sich alles in mir gegen einen Yogakurs. Ich hatte Komplexe und wusste damals noch nicht, dass man bei Yoga selten in einen Kurs kommt, in dem alle alles perfekt, zumindest besser können als man selbst. (Wenn das passiert, kann es allerdings sein, dass es sich um einen Haufen arroganter Angeber handelt.)

Deshalb beschloss ich, es erst einmal mit einem Video zu versuchen. Vielleicht kam ich so in den Genuss sämtlicher Vorteile, ohne die nervtötende Erniedrigung eines Kurses aushalten zu müssen. An einem prächtigen Herbsttag beschloss ich, einen Sprung in die Esoterik-Buchhandlung zu wagen. Mit einem schlimmen Stechen im Rücken hievte ich das Baby in seinen Kinderwagen. Das löste prompt neue Gewissensbisse aus: Seit kurzem waren Kinderwagen bei Müttern aus North Seattle in Acht und Bann. So weit von der Mutter entfernt fühlte sich das Baby angeblich entfremdet. Lieber kuschele es sich an den Rücken seiner Mutter beziehungsweise an deren Brust. An diesem absoluten Gebot führte kein Weg vorbei: Man musste sich sein Kind in einem Tragetuch vor den Bauch binden. Eine Theorie lautete, das Kind wolle die Welt aus derselben Perspektive wahrnehmen wie die Mutter. Wenn ich das hier niederschreibe, klingt es vollkommen durchgeknallt, aber genau so wurde argumentiert. Das Kind in einen Kinderwagen zu setzen war nur eine weitere Art, der Welt mitzuteilen, dass man sein Kind a) nicht richtig liebte und b) ein unaufgeklärter Proll war.

Für Leute mit Babys wie aus Balsaholz mochte das alles gut und schön sein, aber meine propere Tochter und ich waren große Fans des Kinderwagens. Und so betraten wir an jenem Herbstnachmittag die Buchhandlung, wobei mein Baby großzügig über die Liebesunfähigkeit seiner Proll-Mutter hinwegsah.

Ich war schon oft an der Esoterik-Buchhandlung vorbei-, aber nie hineingegangen. Als ich den Kinderwagen durch die

Tür bugsierte, schlug mir leicht modriger Weihrauchgeruch wie aus einer Kirche entgegen. Alles in dem Laden war verstaubt und schief. Die Zeitschriftenregale hingen durch. Bücher türmten sich zu gefährlichen Stapeln, Poster mit Chakren, Pilzen und Sternen hingen wild durcheinander.

Ich entdeckte ein Metallregal mit Videos, das kurz vor dem Umkippen schien. Einige Leute auf den Covern waren ganz in Orange gewandet. Andere trugen Stirnbänder. Wieder andere sahen hinter schwungvollen, mittelalterlich anmutenden lila Buchstaben hervor. Ich entschied mich für ein Anfängervideo, das mir einigermaßen in Ordnung schien. Die Frau auf dem Cover trug weder Orange noch Kopfschmuck und die Typographie sah ebenfalls nicht so aus, als stammte sie von einem Geisteskranken. Ich fand eine Matte und zahlte, anschließend suchten meine Tochter und ich so schnell wie möglich das Weite.

An jenem Abend gab Bruce unserer Tochter die Flasche (an die sie sich zum Glück schnell gewöhnte), und ich begab mich vor den Fernseher. Ich legte mein Video ein. Die blonde Frau auf dem Bildschirm saß in ihrer heilen Welt und schaute in die Kamera. In dieser heilen Welt gediehen Orchideen. Sie redete ein bisschen darüber, dass man es nicht übertreiben und auf sein eigenes Tempo achten solle, dann begann die Yogastunde. Die Frau saß mit geschlossenen Augen da. Ich saß da und schaute ihr dabei zu. Anscheinend befanden wir uns noch in der Aufwärmphase. Dieser angenehme Zustand dauerte eine Weile an. Doch dann wurde es leider Zeit für die *Asanas*. Das klang furchteinflößend.

»Springen Sie in die Grätsche, die Füße einen knappen Meter auseinander«, befahl die blonde Frau. Ich tat wie geheißen. »Drehen Sie den linken Fuß um fünfundvierzig Grad nach innen und den rechten nach außen.« Gesagt, getan! »Die rechte Hand über den rechten Fuß strecken und sie sanft am Schienbein, am Knöchel oder am Fuß aufstützen, je nachdem, wo es für Sie am bequemsten ist.« Ich schwankte ein wenig, konnte aber noch mithalten. »Den Oberkörper langsam nach oben drehen und den linken Arm zur Decke strecken.« Okay, ich war raus! Ich ließ mich auf den Boden plumpsen und beobachtete die Frau und ihre erstaunlich ausdruckslose Mimik. Sie erinnerte an eine Pfütze an einem windstillen Tag. Ruhig und gelassen, so als würde sie Kranken zureden, doch die paar Schritte bis zum Klo zu machen, sagte sie: »Tri-ko-na-sa-na.« Sie zog das Wort in die Länge und schien den Klang des – ja, was war das eigentlich? Sanskrit? – sichtlich zu genießen. »Das Dreieck«, verkündete sie.

Ich spulte das Video zurück und versuchte es erneut. Das rechte Bein nach außen drehen. Im 45-Grad-Winkel. Den rechten Arm ausstrecken. Die rechte Hand auf das rechte Schienbein legen. Ich fing an, mir Sorgen zu machen. Wie sollte ich den linken Arm hochkriegen? Und wie den Oberkörper drehen? Was soll's, jetzt oder nie! Ich schwang meinen linken Arm in die Luft und drehte meinen Oberkörper um maximal einen Millimeter zur Decke. Ich spürte ein Stechen.

Dann fiel mein Blick auf mein Spiegelbild im dunklen Fenster. Ich sah aus wie eine Witzfigur. Ich spulte das Video erneut zurück und befolgte die Anweisungen ein drittes Mal. Wieder landete ich in einer völlig verqueren Haltung. Ich spürte, wie Teile meines Körpers in Kontakt traten, die das niemals zuvor getan hatten. Die Stellung tat weh, und ich hatte eine dumpfe Ahnung, dass das nicht dazugehörte.

Im Rückblick erkenne ich, dass ich damals eine ungemein wichtige Yogalektion gelernt habe, die da lautet: Such dir einen guten Lehrer. Zumindest einen aus Fleisch und Blut.

Mein Rücken tat immer noch weh, und obwohl ich immer wieder der Versuchung erlag, Schmerzmittel zu nehmen, stellte das keine längerfristige Option dar. Ich bestreite meinen Lebensunterhalt mit dem Schreiben von Buchkritiken. (Eine bescheuerte Idee, übrigens.) Wenn ich Schmerzmittel nahm, verbesserten sich die Romane, die ich rezensierte, schlagartig. Da mein kritisches Auge mein einziges Kapital war, setzte ich, wenn auch widerwillig, sämtliche Medikamente ab.

Insgeheim glaubte ich zudem, dass Yoga mich zu einem besseren Menschen machen würde, einem tugendhafteren. Mir gefiel die Vorstellung, ein Yoga-Mensch zu sein. (Der Begriff Yogi oder Yogini kam damals noch nicht über meine Lippen.) Jemand Biegsames und natürlich Schlankes mit diesem inneren Leuchten. Mein Rücken würde auch nicht mehr schmerzen. Es blieb mir scheinbar nichts anderes übrig, als dafür eine richtige Yogastunde zu nehmen. In der Woche darauf ließ ich das Baby an einem verregneten Oktobertag bei meiner Mutter und fuhr quer durch die Stadt zu einem Yogastudio, in das auch meine Freundin Katrina ging. Katrina war ein bisschen durchgeknallt, hatte aber einen atemberaubenden Po. »Also was soll's!«, dachte ich mir.

Hinter der Eingangstür lag ein Vorraum, der ganz nach dem Motto »Nur keine Angst, wir sind keine Sekte!« eingerichtet war. Die weißen Wände wurden von geschmackvollen Shoji-Wandschirmen gesäumt. Der helle Holzboden war nackt und makellos, ordentliche Fächer warteten auf Schuhe. Alles war sauber und weiß, als wäre das Studio ein Operationssaal oder käme komplett aus einem schwedischen Katalog. Nur die tibetischen Gebetsfahnen über der Tür sorgten für etwas Farbe.

Meinen festen Vorsatz beiseitelassend, niemals einen Raum zu betreten, der mit solchen Wimpeln geschmückt ist, zog ich meine Schuhe aus, zahlte dem blassen Mädchen am Empfang meine zehn Dollar und betrat den Übungsraum, in dem acht bis zehn junge Frauen auf ihren Matten saßen. Obwohl es sich um einen Anfängerkurs handelte, sahen alle unglaublich fit und merkwürdig streng aus. Ihre Pferdeschwänze glänzten frisch gekämmt. Diese Pferdeschwänze waren bereit! Sie saßen im Schneidersitz da, selbstverständlich aufrecht. Sie starrten ausnahmslos geradeaus, auf einen Punkt in mittlerer Entfernung, als hätten sie vor, sich gleich gemeinschaftlich der Landschaftsmalerei hinzugeben.

Ich lächelte entschuldigend. Das ist meine schlimmste Angewohnheit, die ich hoffentlich abgelegt haben werde, wenn ich achtzig bin. Als alte Dame werde ich dann in der Lage sein, einen Raum mit einer Ihr-könnt-mich-mal!-Haltung zu betreten.

Ich rollte meine Matte aus und nahm darauf Platz. Dabei verspürte ich bereits einen Anflug tiefer Reue, die bei mir jeder sportlichen Unternehmung vorausgeht. Ich war noch nie gut in Sport, fühlte mich stets nur als Zuschauerin, sogar mitten im Spiel.

Die Shoji-Wandschirme filterten das Licht aus dem Vorraum und warfen ein Karomuster auf den Boden. Ich fühlte mich zunehmend fehl am Platz. Ich musterte die anderen und fragte mich, ob sie tatsächlich daran glaubten, hier, in einem zugigen Raum in einem Einkaufszentrum in North Seattle, erleuchtet zu werden.

Als ich mir die passend gestylten Mädels, die Gebetsfahnen über der Tür sowie den kleinen Altar in der Ecke ansah, fühlte ich mich in all meinen Vorurteilen bestätigt. Das ganze Ambiente verströmte den Ruch weiblicher Mittelklasse-Genusssucht. Inder gab es hier auf jeden Fall keine.

Eine Frau Ende zwanzig kam herein und rollte ihre Matte vor uns aus. Ihr dichtes blondes Haar war zu einem teuren Bob geschnitten. Ihre Brauen hatte sie modisch in Form gezupft. Ihr Outfit war schwarz und eng. Sie sah aus, als hieße sie Jennifer und hätte gerade eben noch Step-Aerobic unterrichtet.

»Ich bin Atosa«, begann sie. Aber klar doch!

»Nehmt eine bequeme Sitzhaltung ein«, fuhr sie fort. »Bitte bringt eure Finger in die Gyana-Mudra-Haltung. Mudra bedeutet Fingeryoga.« Sie bildete mit dem Daumen und Zeigefinger jeder Hand einen Kreis, und ich tat es ihr gleich. Ich fand das kitschig, aber gleichzeitig großartig. Meine Hände sahen erleuchtet aus.

»Wir beginnen die Stunde mit einem langen ›Om‹«, wies uns Atosa an. »Einatmen, und beim Ausatmen ›Om‹ chanten.« Ich sah mich verstohlen um. Die anderen Frauen wirkten gelassen und entspannt, als befänden sie sich in einer Schaumbadwerbung. Ich atmete aus und ließ mein »Om« ertönen, das als pfeifendes Keuchen herauskam. Atosas »Om« hallte laut durch den Raum.

»Das ›Om‹ wandert beginnend vom Steißbein durch das Herz und durch den Scheitel nach oben. Es durchläuft sämtliche Chakren.« Atosa zählte alle Chakren namentlich auf, nannte ihren Sitz und ihre Farben. Yoga schien viel mit Reden zu tun zu haben.

Dann absolvierten wir eine höchst unbequeme Bewegungsabfolge, von der ich heute weiß, dass sie »Sonnengruß« heißt. Wir streckten die Hände zur Decke, berührten unsere Zehen, machten einen Ausfallschritt nach hinten. Dann gingen wir in den herabschauenden Hund: Beide Hände und beide Füße auf dem Boden, der Po zeigte zur Decke. Wir machten einen weiteren Ausfallschritt, berührten erneut unsere Zehen und befanden uns wieder in der Ausgangsposition, die Hände zur Decke gestreckt. Ich war rot im Gesicht, keuchte und zitterte. Als wir erneut in einen tiefen Ausfallschritt gingen, sah mich Atosa besorgt an. Aber nicht, als mache sie sich Sorgen um mich, sondern als wollte sie sagen: »Ich kann niemanden brauchen, der in meinem Kurs zusammenklappt.«

»Du brauchst Klötze«, meinte sie brüsk, holte ein paar Schaumstoffblöcke aus einem Regal und wies mich an, die

Hände darauf zu stützen. Die ganze Zeit über ließ sie mich nicht aus den Augen.

»Heute beschäftigen wir uns mit Trikonasana«, verkündete sie dann. Na toll! »Bitte richtet eure Matten quer zu meiner aus. Stellt eure Füße einen knappen Meter weit auseinander.« Dann ging es los.

Wir machten ein *Trikonasana* nach dem anderen: an der Wand, in der Raummitte, während ein Partner an unserem vorderen Arm zog. Jedes Mal verrenkte ich mich bis zur Unkenntlichkeit. Ich schwankte, schwitzte, verkrampfte mich. Alles war genauso, wie ich es befürchtet hatte: Yoga führte mir meine Schwächen besonders deutlich vor Augen. Das Dreieck war mir absolut rätselhaft, weil es im Grunde einfach schien: Man grätscht die Beine, legt eine Hand aufs Schienbein. Ganz einfach. Nur leider war dem nicht so. Es gab unzählige Möglichkeiten, es falsch zu machen.

Atosa hielt uns einen Vortrag. Besser gesagt, mir. »Stellt euch die Dehnung vor. Bei dieser Stellung geht es darum, zusätzlichen Raum zu schaffen.« Ich stellte mir vor, mich zu dehnen. Ich versuchte, zusätzlichen Raum zu schaffen. Ich verrenkte mich. Am Ende der Stunde lagen wir alle in *Savasana*, der Toter-Mann-Stellung, die Arme ruhten locker neben dem Körper. Sogar das schien meine Fähigkeiten zu übersteigen. Meine Augen waren fest geschlossen, trotzdem spürte ich, wie Atosa mich beobachtete, meine verkrampften Schultern, meine gerunzelte Stirn und meinen verspannten Kiefer bemerkte.

Endlich setzten wir uns auf. Atosa ließ uns ein letztes »Om« chanten und meinte dann, wer Fragen habe, dürfe sie im Anschluss an die Stunde gern ansprechen. Blöd wie ich war, nahm ich sie beim Wort.

»Ja?«, sagte sie und hob eine perfekt gezupfte Braue.

»Äh, ich frage mich, ob du mir wohl beim Dreieck helfen könntest?«

»Oh, du meinst bei Trikonasana?«, fragte sie.

»Ja, bei Trikonasana.«

»Na ja, du musst dich einfach mehr dehnen. Schau mal.« Sie nahm eine wunderschöne Position ein, grätschte die Beine, drehte graziös den Oberkörper und sah zur Decke, als könnte sie hinter die Dämmplatte schauen. Dann sprang sie zurück in den Stand. »Siehst du?«, sagte sie strahlend. Sie erinnerte mich definitiv an Julie Peterson, die mir in der ersten Klasse mit stolzgeschwellter Brust gezeigt hatte, wie man richtig Rad schlug.

Ich versuchte es. »Nein. Versuche, den Rumpf noch mehr zu dehnen. Du machst einen Buckel.«

Ich lächelte entschuldigend und antwortete: »Ich werde mich bemühen.« Dann ging ich.

Ich wollte Atosa nie wiedersehen. In einer idealen Welt hätte man sie auf eine Insel voller Menschen verbannt, die durch und durch gedehnt waren.

Trotzdem sollte Yoga noch eine letzte Chance bekommen. Eine Woche darauf entdeckte ich ein winziges Yogastudio ganz bei mir in der Nähe. Es sah recht unscheinbar aus, sein Logo bestand nur aus einem flüchtig hingepinselten Yogi. Oder war es ein Buddha? Ich hatte eigentlich keine Lust darauf, in ein Studio zu gehen, das aussah wie ein drittklassiger Asia-Imbiss, aber es war tatsächlich nur fünf Minuten weit entfernt und bot abends um sieben Uhr einen Anfängerkurs an. Das ist genau der Zeitpunkt, an dem ich normalerweise anfange, hellwach und konzentriert zu sein. Ich beschloss, es auf einen Versuch ankommen zu lassen.

Als ich dort eintrat, wurde es draußen bereits dunkel, ein freundliches gelbes Licht erfüllte den Eingang. Hinter dem Empfangstresen saß ein ernst dreinschauender Typ mit einem lächerlichen Zöpfchen. Mich verließ jeglicher Mut. Nach Atosa wollte ich von aufgesetzter Coolness nichts mehr wissen. Ich stellte mich vor und gab ihm meine zehn Dollar. »Willkommen«, brummte er mit Unheil verkündender Stimme. Er wirkte wie Bela Lugosi in einem Tank Top.

Ich betrat den Übungsraum. Er war vollkommen tussifrei. Mit anderen Worten: Es hatte sich eine bunte Mischung aus allen möglichen Leuten eingefunden. Ein paar Jungs in Fitnessklamotten, zwei ältere Damen in lila Lycra und einige pummelige Frauen meines Alters, die eindeutig Mütter waren und ihre Milch gerade noch daran hindern konnten, ihre Bodys zu durchweichen. Und dann stand da noch ein alter Knacker in einer Jeans mit einem Ledergürtel! Sogar ich wusste, dass das keine gute Idee war. Ich genoss jede Sekunde meines Überlegenheitsgefühls, fühlte mich jedoch völlig überrumpelt, als sich alle umdrehten, lächelten und »Hallo« zu mir sagten. Das hatte ich in meiner zugegebenerweise sehr kurzen Yogakarriere noch nicht erlebt.

Der Bezopfte kam herein. Er setzte sich schweigend, und ich bereitete mich auf eine weitere Runde Scheinfrömmigkeit vor. Doch stattdessen sah er sich im Raum um und lächelte. Er strahlte richtig von innen heraus, als hätte er einen großen Schalter am Rücken, den soeben jemand umgelegt hatte. Er strahlte, bevor er auch nur ein Wort von sich gab. »Hallo, ich heiße Jonathan«, meinte er dann. »Aller Anfang ist schwer. Aber er ist auch beglückend. Weil ihr die Chance habt, etwas von Grund auf zu lernen, ohne dass sich bereits Fehler oder schlechte Angewohnheiten eingeschlichen haben.« Heute weiß ich, dass das typisches Yoga-Sprech ist, nur dass Jonathan wirklich glaubte, was er sagte. Er beendete seine Ansprache und lächelte erneut, als wollte er sagen: »Wahnsinn, dass wir hier alle gemeinsam diese unglaubliche Erfahrung machen!« Ich sah mich um. Jeder lächelte.

Wir saßen eine Weile da und machten Atemübungen. Dann

sprang Jonathan auf: »Heute nehmen wir uns das Dreieck vor!« Ich machte mich darauf gefasst, erneut fertiggemacht zu werden: Erst würden wir in die Grätsche springen und dann versuchen, uns zu dehnen, was auch immer das bedeutete, wobei ich wie eine Witzfigur aussehen und mir irritierte Blicke von meinem Lehrer einfangen würde. Na dann …

Jonathan forderte uns auf, die Beine zu grätschen, aber wir sprangen nicht in diese Position. Wir stellten einfach nur die Füße auseinander. Nachdem sie die richtige Stellung eingenommen hatten, erklärte Jonathan: »Wir üben jetzt, die Hüften zu öffnen. Denn genau darum geht es beim Dreieck. Es ist eine Übung für die Hüften.«

Sein rechter Fuß war vorgestreckt. Er drehte seine linke Hüfte nach links auf und rief begeistert: »Schaut nur! Seht ihr, wie allein durch diese Bewegung meiner linken Hüfte Raum zwischen dem rechten Oberschenkel und der Hüfte entsteht? Genau das wollen wir. Das ist die Basis für das Dreieck.«

Wir drehten alle die linke Hüfte nach links auf und starrten gleichzeitig auf unseren rechten Oberschenkel. Und hey, da tat sich tatsächlich ein Raum auf. Wir strahlten.

»Schaut euch den Raum zwischen Hüfte und Schenkel an. Das ist das Dreieck.« Jonathan schien sich aufrichtig für uns zu freuen. »Ihr macht das! Ihr könnt aber noch mehr tun. Ihr könnt den rechten Arm über das rechte Bein strecken, dann mit der Hand nach unten wandern, den Oberkörper drehen und den linken Arm zur Decke strecken. Aber das sind alles Extras. Ihr macht bereits das Dreieck.«

Ich drehte meine Hüfte immer wieder nach links auf und sah zu, wie sich Raum auftat. Ich bewohnte meinen Körper bereits seit dreißig Jahren, aber jetzt zeigte er sich mir in einer Form, die ich noch nie zuvor wahrgenommen hatte.

Nach einer Weile versuchten wir, unseren rechten Arm nach vorn zu strecken. Es fühlte sich toll an, als entstünde die Bewegung aus der abgeknickten Hüfte heraus. Dann ließen wir unsere rechte Hand nach unten gleiten. »Lasst sie einfach irgendwo ruhen«, meinte Jonathan. »Irgendwo, wo es sich gut anfühlt.« Meine landete auf meinem Knie. Wir drehten sanft den Oberkörper nach oben auf und streckten, so gut es ging, unseren linken Arm Richtung Decke. Meiner zeigte nicht wirklich nach oben, aber immerhin.

Jonathan lief durch den Raum und musterte uns. Er blieb neben mir stehen: »Versuch, den kleinen Zeh deines hinteren Fußes in den Boden zu drücken.« Ich versuchte es, und plötzlich ergab die Haltung für mich einen Sinn. Ich begann – zumindest ansatzweise – zu begreifen, was ich da tat, und fühlte mich nicht mehr, als führte ich Krieg gegen meinen eigenen Körper. Ich staunte über die Veränderung, ganz so, als hätte man mir soeben erklärt, wie man die Kurbelwelle eines Wagens repariert, indem man den Seitenspiegel verstellt.

Hier befand ich mich an einem Ort, an dem man mir eindeutig sagte, was ich zu tun hatte, außerdem gab es ein sichtbares Erfolgserlebnis. Anders als bei der Mutterschaft mit ihren sich ständig ändernden Regeln und dem unendlich hohen Standard, der ähnlich leicht zu erreichen war wie der Mond, konnte man hier tatsächlich einen Fortschritt erkennen.

Natürlich passierte hier im Prinzip nichts anderes als in jedem beliebigen Kurs. Selbst bei Step-Aerobic erhält man schließlich Kommandos, und die auch noch über Lautsprecher. Trotzdem spürte beziehungsweise hoffte ich inständig, dass noch mehr hinter Yoga steckte. Man befolgte die Regeln und war anschließend ein besserer Mensch. Yoga würde meine Ängste vertreiben, mir zeigen, wie man atmet und sich entspannt. Gleichzeitig würde es mich auf eine höhere Bewusstseinsebene heben, auf der ich mich nicht mehr fragen müsste, ob ich auch alles richtig machte.

Jonathan fuhr fort. »Stellt euch vor, euer Körper befindet sich zwischen zwei riesigen Glasscheiben, die euch auf eine Ebene zusammenpressen. Ganz sanft, natürlich.«

Ich versuchte, mir das vorzustellen. Es kam mir albern vor.

Jonathan sprach weiter. »Diese Ebene zwischen den beiden eingebildeten Glasscheiben ist die Frontalebene des Körpers. Versucht, ihn innerhalb dieser Ebene zu halten, wenn ihr in dieser Stellung seid. Beugt den Rumpf nicht nach vorn, und schiebt den Po nicht zurück. Bleibt innerhalb der Frontalebene.«

Etwas Sinnloseres hatte ich noch nie gehört. Im Grunde war das Dreieck selbst eine Übung in Sinnlosigkeit. Wer kann sich schon vorstellen, ein Dreieck zu sein?

Das schwirrte mir im Kopf herum, während ich selbst versuchte, mich in ein Dreieck zu verwandeln. Doch Jonathan sprach mit einer solchen Überzeugungskraft, als wären die Frontalebene und die Dreieckshaltung die wichtigste Sache der Welt. Vielleicht hatte er ja recht. Ich konnte jetzt unmöglich aufhören. Also blieb ich einfach in der Stellung. Diese kleine Unterwerfungsgeste sollte ungeahnte Folgen für mich haben. Yoga war in mein Leben getreten, mit seiner merkwürdigen, undurchschaubaren, ja verqueren Logik. Sei es nun zum Guten oder Schlechten, es hatte sich einen Platz in meinem Leben erobert. »Was soll's!«, dachte ich, als ich meine Hand zum zigsten Mal zur Decke streckte und meine Hüfte abknickte, dabei immer wieder versuchend, innerhalb der Frontalebene zu bleiben.

Gegen Ende der Stunde lagen wir in *Savasana*, der Toter-Mann-Stellung. Ich fühlte mich müde und zufrieden. Diese Reglosigkeit hatte etwas Idyllisches, als wiegten sich Bäume über mir im Wind.

Zum Abschied war Jonathans Stimme ganz leise: »Danke, dass ihr diesen Abend mit mir verbracht habt. Beim Yoga sagen wir ›Namaste‹, und das bedeutet ›Ich verbeuge mich vor dem Göttlichen in dir‹.« Er beugte seinen bezopften Kopf und sagte:

»Namaste.« Wir verbeugten uns unsererseits und murmelten: »Namaste.« Auf meiner Zunge fühlte sich das unbekannte Wort wie ein ganz besonderes, exotisches Gewürz an.

2.
Adler

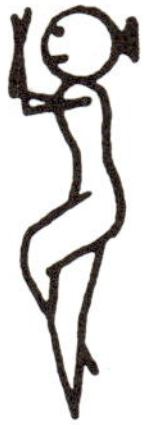

Wir waren eine Generation hohläugiger Frauen auf der Suche nach dem idealen Lebenswandel. Wir, die Mütter aus North Seattle, wollten alles richtig machen. Dabei war das einjährige Stillen nur ein Punkt auf einer ellenlangen Liste von Regeln, denen man sich unterwerfen musste: nur mit Biolebensmitteln kochen, Holzspielzeug kaufen, eine anregende häusliche Umgebung schaffen, Erziehungskurse besuchen, mit dem Kind in einem Bett schlafen, die Behausung frei von giftigen Schadstoffen halten, Stoffwindeln benutzen, das Baby im Tragetuch transportieren, Säuglingsnahrung selbst zubereiten, das Kind nur in Baumwolle aus natürlichem Anbau hüllen, eine Krabbelgruppe besuchen usw. Dabei den Beruf nicht aufgeben, aber ein wahnsinnig schlechtes Gewissen deswegen haben. Dann noch ein aufregendes Liebesleben führen, natürlich mit dem Angetrauten! Schließlich die Mülltrennung nicht vergessen.

Bruce und ich taten für unser Baby unser Bestes. Ehrlich gesagt taten wir in allem unser Bestes. Das waren unsere Statuten: Sieh zu, dass du deine vier Manuskriptseiten pro Tag schreibst, koch ausschließlich mit Biolebensmitteln, ruf deine Eltern an, und benimm dich stets vorbildlich. Wir versuchten, alles richtig zu machen, genau wie unsere Freunde. Plastikspielzeug war tabu, da es »ausgasen« kann (welch entsetzliches, aber irgendwie auch absurdes Wort!). Mutter und Kind nahmen ausschließlich Biomilch zu sich. Wir hatten Gerüchte über Hormone in Milchprodukten gehört, die schon eine Neunjährige menstruieren ließen. Mit Fleisch gab es auch ein Problem: Man konnte nicht einfach zum Laden an der Ecke gehen und sich ein Steak holen. Man musste zum Bioladen wandern und sich einen ruinös teuren »artgerechten« Braten holen.

Der Glaube an »das wahre Gute« beherrschte mich. Ich war einunddreißig. Alle Mütter, die ich kannte, zumindest die in meinem Alter, die in meiner Gegend wohnten, befolgten »die Regeln«. Im Grunde war das auch nur eine Form von Perfektionismus, aber es ging uns dabei nicht allein um Äußerlichkeiten. Wir wollten nicht gut aussehen, wir wollten gut **sein**. Wir wollten, dass unser Leben moralisch sauber war, genau wie wir uns dies vom ganzen Planeten wünschten: Wir wollten die Ozeane von Quecksilber säubern und den Boden von Arsen. Am liebsten hätten wir die Kohleschornsteine sauber geschrubbt. Wir entsagten Chlorreiniger und entdeckten die fantastischen Eigenschaften von Essig. Wir mieden Konservierungsstoffe und kauften Biolimonade. Wir wollten sowohl innerlich als auch äußerlich rein sein, um uns unserer Kinder als würdig zu erweisen. Wir konnten sehen, dass sie noch unbefleckt von der bösen Welt waren, und wir wollten nicht diejenigen sein, die diese Reinheit ruinierten.

Hinter unserem Streben stand eine heimliche Angst: Was passierte, wenn wir damit aufhörten? Über die Antwort auf diese Frage mochten wir nicht nachdenken. Wir hörten einfach niemals auf.

Vielleicht sah auch nur ich die Dinge auf diese Weise. Vielleicht war ich die Einzige, die sich beim Pürieren von Biokarotten fühlte, als schütze das vor einer furchtbaren Katastrophe.

Überall lauerte Unheil, sodass mir nichts anderes übrig blieb, als alles richtig zu machen. Nachdem ich Mutter geworden war, staunte ich über die Angst, die ich ständig verspürte. Es gab auch entspannte Momente, aber die bestanden meist nur in einem kurzen Nachlassen der Angst.

Natürlich machte ich mich lustig über das lächerliche Diktat der Mutterschaft. Gleichzeitig unterwarf ich mich ihm aber vollkommen. Yoga war Teil meines Plans, diesem Teufelskreis zu entkommen. Wenn ich nach außen hin gelassen wirkte, würde auch die Existenzangst nachlassen, die ich vor meiner Mutterschaft nicht mehr verspürt hatte, seit ich ein Teenager war.

In diesem Herbst ernährte ich mich förmlich von Yoga, ich atmete und träumte Yoga. Ich war wie eine Dreizehnjährige, die ein Pony geschenkt bekommen hat. Ich übte zu Hause und machte noch bei der Hausarbeit Vorwärtsbeugen. Ich rühmte überall Jonathans Qualitäten und zitierte ihn ständig. Ich träumte davon, nach Indien zu reisen und bei seinem Guru zu lernen. Abends lullte ich mich in den Schlaf, indem ich mir die genaue Übungsabfolge vor Augen rief, die ich an jenem Tag gelernt hatte. Die Tage wurden kälter, ein eisiger Wind rauschte durch die Bäume. Das Laub verfärbte sich rotorange und wurde braun, und die ganze Zeit über dachte ich an Yoga. Yoga und Lucy waren mein Ein und Alles, Bruce kam so gut wie gar nicht mehr in meinen Gedanken vor. Damals wusste ich noch nicht, wie gefährlich das war.

Mein Leben drehte sich um den Dienstag- und Donnerstagabend, zwei wahre Lichtblicke im Alltagseinerlei. In der Zwischenzeit arbeitete ich an meinen Haltungen, an meiner Atmung, an mir selbst. Dabei wusste ich im Grunde gar nicht, was ich da eigentlich tat. Nicht wirklich. War das eine Art Sport? Meditation? Oder was? Laut Jonathan war *Hatha*-Yoga nichts anderes als das Üben von *Asanas*. Es gibt die unterschiedlichsten Arten von *Hatha*-Yoga: *Iyengar*-Yoga, bei dem es hauptsächlich um die korrekte Ausrichtung geht, energetisches *Ashtanga*-Yoga, Entspannungs-Yoga und noch viele weitere Varianten mehr. »In diesem Kurs hängen wir keiner bestimmten Schule an, sondern greifen auf alle Traditionen zurück. Deshalb nennen wir es einfach *Hatha*-Yoga. ›Ha‹ bezieht sich auf die rechte Körperhälfte, auf die Sonne, die Kraft. ›Tha‹ bezieht sich auf die linke Körperhälfte, den Mond, Passivität. ›Yoga‹ bedeutet wortwörtlich ›Joch‹. Wir verbinden diese beiden Energieformen und vereinigen uns gleichzeitig mit der Unendlichkeit«, erklärte Jonathan uns.

Das klang nicht wirklich überzeugend. Ich stand solch überkandidelten Beschreibungen eher misstrauisch gegenüber. Gleichzeitig hatte ich das unbestimmte Gefühl, dass ich tatsächlich mehr tat, als einfach nur meinen Körper zu trainieren. Wenn wir gegen Ende der Stunde *Savasana*, die Toter-Mann-Stellung einnahmen, fühlte ich mich nicht, als hätte ich Sport getrieben, sondern als hätte ich mich seelisch gereinigt. Ich glaubte weder an die Unendlichkeit noch an Sonnen- oder Mondenergie. Ich glaubte nicht, dass mich der Laut »Om« mit dem Universum verband. Ja, schlimmer noch: Es war mir egal. Ich war keine fanatische Ungläubige oder Atheistin, sondern eher gleichgültige Agnostikerin.

Trotzdem blieb die Überzeugung, dass mich Yoga bereits zu einem besseren Menschen gemacht hatte: ruhiger, geerdeter, weniger angstgetrieben. Also chantete ich, nahm die verschiedenen Stellungen und den Lotussitz ein. Ich machte einfach weiter, vielleicht würde es mir etwas bringen.

An Halloween machte Lucy ihr Nachmittagsschläfchen, während ich das Haus mit selbst gebastelten Kürbis- und Gespenstergirlanden schmückte. Dann kochte ich Kartoffeln für einen

Kartoffelsalat. Draußen wurde es dunkel. Ein bisher ungekanntes Gefühl wallte in mir auf: häusliches Glück. Ein bleibendes, permanentes Wohlbefinden, das so vieles mit einschloss: den Stapel gefalteter, rot karierter Geschirrtücher, die Schale mit Zitronen, die Narzisse in der Vase auf der Fensterbank. Dabei war das häusliche Glück so flüchtig wie ein Traum. Es beruhte auf harter Arbeit, Geld und purem Zufall, vor allem aber darauf, dass ich die an mich gestellten Erwartungen erfüllte.

In dem Film *Der Himmel über Berlin* fällt ein enigmatischer Satz, der diesen Zustand treffend ausdrückt: »Der Traum vom Haus im Haus.« Das Haus, in dem wir wohnten, existierte, aber es gab auch den Traum vom Haus, eine ideale Vorstellung von Ordnung, Zufriedenheit und Schönheit. Es ist ein erwachsener Traum, voller Stolz, Ehrgeiz und dem Willen, sich anzustrengen, von einer Welt, die sich mithilfe harter Arbeit, einem Sinn für Ästhetik und Liebe verändern lässt. Ein Traum, der von Angst durchdrungen ist: Was, wenn ich es nicht schaffe?

Im Laufe dieses Abends kamen viele andere zu mir in die Küche: Bruce, mein Baby, meine Mutter und ihr Freund, mein Vater, meine Freunde und deren Eltern. Aber ganz unabhängig davon war und blieb es meine Küche. Sie war eine einzige, große Maschine, die häusliches Glück produzierte, und ich war der Motor, der sie am Laufen halten musste.

Wir gaben eine Halloweenparty. Unsere Eltern wollten kommen, um sich Lucy im Kostüm anzusehen. Unsere Freunde würden ihre Kinder mitbringen, mit uns zusammensitzen und Süßigkeiten essen. Ich freute mich darauf.

Bruce kam aus dem Büro und bat um mehr Kaffee. Wir hatten die kleine Garage in unserem Hinterhof zum Büro umfunktioniert. Wenn wir mit unseren Redakteuren in New York sprachen, versuchten wir, dem Ganzen einen romantisch-rustikalen Touch zu verleihen: Wir nannten es Garten- oder Schreibstudio. Da wir unseren Redakteuren nicht auf den Cocktailpartys, die in unserer Vorstellung tagtäglich in New York gegeben wurden, Honig ums Maul schmieren konnten, versuchten wir, das meiste aus unserem Provinzleben herauszuholen, indem wir ihm einen ländlichen Charme verliehen.

Bruce küsste mich und teilte mir mit, ich hätte eine E-Mail erhalten: Man wolle, dass ich bis zum Ende der Woche einen Artikel umschriebe. Wir waren es gewohnt, uns einen E-Mail-Account zu teilen und die Mails des jeweils anderen zu überfliegen. Das machte das Autorendasein nicht ganz so einsam.

»Umschreiben! Wer hat das eigentlich erfunden?«, fragte ich.

»Das wüsste ich auch gern.« Bruce, ebenfalls Autor, arbeitete für eine Zeitschrift, deren Redakteure über seine Geschichten herfielen wie knurrende Hunde und sie in der Luft zerrissen, einfach so, nur zum Spaß.

Er goss ein wenig Kaffee in seinen Becher, lehnte sich an die Küchentheke und sah mir zu. Er war groß und dünn, hatte ein wundervoll zerklüftetes Gesicht und eine einzige schwarze Braue. Er sah aus wie eine zum Leben erweckte Zeichnung von Egon Schiele, die sich sehnsüchtig nach etwas verzehrt. Wie auch ich stammte er aus einer alteingesessenen Familie, soweit so etwas in Washington State möglich ist. Einige seiner Vorfahren waren norwegische Bauern aus dem Snohomish Valley, andere kroatische Fischer aus Everett. Der norwegische Bauer, schüchtern und verschlossen, überwog, aber wenn er mit mir allein war, wurde der Kroate in ihm wach.

»Halloween!«, sagte er. »Das ist der beste Feiertag des Jahres. Voller Süßigkeiten und Angst. Was gibt es Schöneres?« Er nahm eine Kartoffel in die Hand und ließ sie mit einem Japsen wieder fallen, weil sie zu heiß war.

»Pssst!«, zischte ich. »Lucy schläft noch.« Der Satz kam mir ziemlich zickig über die Lippen. Ich wachte fanatisch über den Schlaf meiner Tochter. Ehrlich gesagt war ich jedes Mal schockiert, wenn ich hörte, dass andere Mütter ein Nickerchen machten, während ihr Baby schlief. Wie konnten sie da dösen? Ich musste wach bleiben und mir Sorgen machen, wann das Kind wohl wieder aufwachte.

In unserem Haus war es nicht schwer, das Baby zu wecken. Es war ein kleiner Bungalow in Hanglage, an einer Straße, die perfekt zu Halloween passte mit ihren eng zusammenstehenden, schiefen Häusern, in denen nette, aufgeschlossene Leute wohnten, die an diesem Abend jede Menge Süßigkeiten parat hielten (obwohl Zucker ansonsten tabu war).

»Gut, ich muss wieder raus.« Er arbeitete an einem großen Feature über die Stilllegung von Dämmen.

In dem Moment, als er durch die Hintertür hinausging, kam Mom zur Haustür herein, als befänden wir uns in einer Sitcom. Glücklicherweise gab es kein eingespieltes Gelächter.

Mom kümmerte sich um den Schinken: »Oh, du hast einen mit Honig genommen, prima!« Sie nahm ihn aus dem Kühlschrank. »Auf welche Servierplatte soll der?«

Ich war in Gedanken immer noch bei dem Artikel, den ich umschreiben sollte, riss mich aber zusammen. Ich gab ihr die große weiße Platte und sah zu, wie sie den Schinken von einem fettigen Fleischklumpen in ein Hauptgericht verwandelte, indem sie ihn einfach nur auf der Platte anrichtete. Wie machte sie das bloß?

Lucy maunzte leise, und im Nu war meine Mutter die Treppe hinaufgesaust.

»Oh, meine kleine Süße!« Meine Mutter nahm das Baby auf den Arm und hob es aus dem Gitterbettchen, keine einfache Aufgabe.

Mom war sehr schlank, hatte lange Haare und ein künstlerisches Aussehen. Sie wirkte sehr zerbrechlich, wie eine Mini-Ausgabe von Vanessa Redgrave. Aber sie war ungeheuer willensstark. Hinter ihrer zierlichen Erscheinung verbarg sich eine große Zähigkeit. Sie konnte Lucy stundenlang halten, sie führte einen perfekten Haushalt, und ihr Garten, um den sie sich selbst kümmerte, sah immer so aus, als wäre Vita Sackville-West gerade da gewesen, zusammen mit einem Haufen kräftiger Gärtnerburschen.

Mit meinem rosigen Riesenbaby auf ihrer Hüfte lief Mom in ihrer raschen Art durchs Haus.

»Wo ist Larry?«, fragte ich.

»Oh, der muss heute Nachmittag arbeiten. Er kommt in Kürze nach.«

Larry ist der Freund meiner Mutter, und das seit fünfundzwanzig Jahren, obwohl Mom nach wie vor mit meinem Dad verheiratet ist. Sie haben Anfang der 1960er-Jahre geheiratet und trennten sich, als Mom Larry kennenlernte, der damals ein junger Hippie war. Seitdem sind Mom und Larry zusammen. Meine Eltern beschlossen, verheiratet zu bleiben, weil sie glaubten, das mache es für mich und meinen Bruder Dave einfacher. Und so ist es bis heute geblieben. Sie sind offiziell immer noch verheiratet. Dad lässt sich seine Post nach wie vor an Moms Adresse schicken. Mom und Dad telefonieren beinahe täglich. Sie haben ein gemeinsames Konto. Als ich einmal einer Freundin von diesem Arrangement erzählte, meinte sie: »Nun, es gibt alle möglichen Ehen.« Ich entgegnete: »Aber sie sind nicht wirklich verheiratet!«, woraufhin meine Freundin antwortete: »Oh, doch, das sind sie.«

Es war schwer, hier die richtigen Schlüsse zu ziehen: Mom und Larry sind ein Paar. Mom und Dad sind verheiratet. Folglich … Ja was eigentlich? Ich kann nur so viel dazu sagen: Vielleicht braucht meine Mutter einfach beide. Andererseits brauchte mein Dad vielleicht nur den Bruchteil einer Frau.

Familienpartys sind kompliziert. Zumindest trifft das auf meine Familie und die Familien vieler in meiner Generation zu. Mom, Dad und Larry hielten sich in der Küche auf und machten ein großes Bohei um das Baby, während die netten Eltern von Bruce ein wenig verlegen in der Gegend herumstanden. Man spürte zwar, dass sie mein komplizierter familiärer Hintergrund irritierte, aber sie behielten das auf ihre feine norwegische Art für sich, und so kamen wir alle prächtig miteinander aus.

Mein schlaksiger Dad mit seinen abstehenden Haaren und seinem wachsamen Blick wusste nicht so recht, ob er sich hoheitsvoll oder lieber relaxt geben sollte. Bei der PR-Firma, die er geführt hatte, gab man ihm den Beinamen »der Große«, aber jetzt, da er in Rente gegangen war, zog er eine entspannte Haltung vor. Er lehnte mit verschränkten Armen an der Küchenwand und unterhielt sich lebhaft mit Larry über den frühen Schnee in den Cascades. Larry, sechzehn Jahre jünger als Dad, war Kapitän. Echt. Und er sah auch so aus. Man stelle sich nur einen gut aussehenden italienischen Kapitän mit einem Vollbart und einer fein geschnittenen Nase vor. Und zwar einen, der sich ständig leise kaputtlacht. Genau das ist Larry. Larry trug Flip-Flops – von denen er sich normalerweise erst gegen Dezember trennte –, Jeans und ein kariertes Hemd.

Mein Dad und Larry benahmen sich höflich, meine Mutter war der Charme selbst. Alles war bestens. Oder vielleicht doch nicht? In letzter Zeit fühlte ich mich in Gegenwart meiner Eltern ungeduldig, ja gereizt. Sie nervten mich irgendwie. Jetzt, da ich selbst Mutter geworden war, reagierte ich unheimlich dünnhäutig auf sie. Ich kommandierte sie herum und seufzte genervt, sobald ich das Wort an sie richten musste. Hier nur ein Beispiel: Als ich den Weißwein aus dem Kühlschrank holte, um ihn auf den Tisch zu stellen, kam gerade mein Vater herein. »Kann ich ein Glas Wasser haben?«, fragte er.

»Klar. Nimm dir welches«, erwiderte ich kurz angebunden und zeigte auf den Schrank, in dem wir die Gläser aufbewahrten.

Mein Vater machte ein Gesicht wie so oft in letzter Zeit, das Gesicht eines Menschen, der ein bisschen beleidigt ist, sich aber nichts anmerken lassen will.

Mein Bruder war schon vor Jahren aus dem Familienleben ausgestiegen, als er in einer Band – den *Presidents of the United States of America* – spielte und ständig auf Tour war. Wir dachten, er würde irgendwann in den Schoß der Familie zurückkehren, aber das tat er nicht, auch nicht, nachdem er die Band verlassen hatte und ein PR-Typ wie mein Dad geworden war. Er blieb weg. Er schickte meinen Eltern mitten in der Nacht E-Mails und setzte mich ins cc. (Für einen ehemaligen Rockstar ganz schön bürokratisch.) »Es wird höchste Zeit, dass ihr euch scheiden lasst!«, schrieb er dann. Oder: »Ich habe bald Geburtstag und wünsche mir Eure Scheidung.«

Seine ständige Abwesenheit ging einher mit seinem völligen Aufgehen in seiner eigenen Familie. Er verkroch sich in seiner Frau und seinen Töchtern wie in einem großen Bettlaken. Für alles andere schien kein Platz mehr zu sein. Wir kommunizierten über E-Mail, ähnlich kleinen Flaggensignalen. Meist ging es dabei um Musik und unsere Eltern. Ich nahm, was ich kriegen konnte. Aber wenn die Familie zusammenkam, vermisste ich ihn.

Larry hatte Lucy auf dem Arm, die kicherte und ihre Hände in den Vollbart des ehemaligen Hippies steckte.

»Gib sie mir!«, bat ich.

Larry überreichte sie mir lachend.

Larry lachte über alles, das machte seinen Charme aus. Seit ich Lucy hatte, waren Larry und ich uns nähergekommen. Sie war eindeutig seine Enkelin, folglich mussten auch wir blutsverwandt sein. Das war natürlich nicht wirklich logisch, doch auf einer emotionalen Ebene lag darin eine gehörige Portion Wahrheit.

Wir setzen uns mit Bruce' Eltern auf das Sofa vor dem

Kamin. Ich liebe es, in der Übergangszeit den Kamin anzumachen. Ein Winterfeuer ist banal, aber ein Herbstfeuer hat etwas wunderbar Verschwenderisches, weil man es nicht wirklich braucht. Ich begann, Lucys Beine in ihr Bärenkostüm zu bugsieren. Sie sah bewundernd zu mir auf, als wäre ich ein Rockstar. Als ich ihr mit Eyeliner eine winzige schwarze Bärennase aufmalte, trudelten Freunde und Nachbarn ein. Dann machte Bruce mit Lucy auf dem Arm und den anderen Kindern eine kurze Süßigkeiten-Erpressungstour durch die Nachbarschaft.

Ich hörte, wie Mom sich mit meiner alten Freundin Isabel unterhielt.

»Wusstest du, dass das Hinterhaus zum Verkauf steht?«, fragte meine Mutter.

»Welches?«

»Das am Ende des Hinterhofs.«

Isabel musste lachen. »Kauft ihr es?«

»Das sollte ich wohl!«, seufzte Mom mit einem sehnsüchtigen Blick auf Lucy.

»Das finde ich gar nicht witzig!«, meinte ich.

»Das war auch kein Witz, Claire. Wäre das nicht toll? Wir könnten einen kleinen Weg zwischen beiden Häusern anlegen.«

»Das ist nicht witzig, Mom. Vergiss es.«

»Ich mache keine Witze. Vielleicht rufe ich nachher den Makler an.«

»Zieht ihr um?«, fragte mein Dad im Vorbeigehen. Sein Interesse war berechtigt, schließlich war er mit Mom verheiratet. Das Haus gehörte nach wie vor beiden gemeinsam, auch wenn er am anderen Ende der Stadt auf einem hölzernen Hausboot auf dem Lake Union wohnte.

»Nun, hast du gesehen, dass das Hinterhaus zum Verkauf steht?«

»Hm«, machte mein Dad und schlenderte von dannen, um

sich ein Sandwich zu nehmen. Sie gingen freundlich und ein bisschen distanziert miteinander um. Zwischen ihnen herrschte dasselbe Verhältnis wie zwischen langjährigen Nachbarn.

»Ich werde es kaufen!«, rief Isabel. »Ich rufe den Makler an.«

»Das kommt gar nicht infrage!«, antwortete Mom. »Das Haus gehört mir.«

Niemand würde das Haus kaufen, so viel wusste ich. Es war nur ein Vorwand, um sich über meine gesetzte Situation lustig zu machen. Claire mit einem Haus, einem Mann und einem Kind! Was für eine absurde Vorstellung.

Andererseits: Meine Mutter war unberechenbar. Vielleicht würde sie das Hinterhaus tatsächlich kaufen. Ich fühlte mich wie unter Belagerung. Das Bedürfnis der Großmütter, in der Nähe meines Babys zu sein, war übermächtig. Larry kam herein und machte noch eine Flasche Wein auf. Mein Beziehungsnetz zog sich um mich zusammen.

Ich ging mit Lucy nach oben und legte mich mit ihr aufs Bett, während sie eindöste. Die Party, die Probleme, das Leben bildeten nur noch ein leises Hintergrundrauschen.

Am nächsten Tag wollte ich mit Lucy in die Krabbelgruppe einer sehr gefragten Kita direkt in der Nachbarschaft. Ich hatte mich gleich nach Lucys Geburt dort angemeldet. Dort knüpften die Babys Kontakte zu ihresgleichen, während die Mütter die Krippe am Laufen hielten. Das Bild von Kleinkindern in Lehnsesseln, die Martinis und Zigaretten in der Hand halten und ihre Füße vom Teppich nehmen, damit ihre Mütter ordentlich staubsaugen können, drängte sich mir auf.

Trotzdem war es in North Seattle ein ungeschriebenes Gesetz, dass man eine Kinderkrippe »brauchte« wie Wasser oder Luft. Auf das Drängen anderer Mütter hin hatte ich kurz nach Lucys Geburt bei der Krippe angerufen und mit einer gequält klingenden weiteren Mutter gesprochen. Einer von denen, deren Engagement nicht verhehlen konnte, dass sie sich von ihren Kindern, ihrem Teilzeitjob und ihrem wenig hilfreichen Ehegatten überfordert fühlte. Im Hintergrund herrschte lautes Geschrei. Sie setzte uns auf eine Warteliste, warnte mich aber, es könne Monate »oder Jahre« dauern.

Jetzt, ganze neun Monate später, schob ich Lucy zu dem großen grauen Gebäude, an dem das Plastikschild mit der Aufschrift »Kommt in die Phinney-Krabbelgruppe!« laut gegen den Maschendrahtzaun schlug.

Ich hatte mich sorgfältig zurechtgemacht, trug eines meiner wirklich teuren gestreiften T-Shirts, meine am besten sitzende Jeans und ein Paar Clogs, die offizielle Fußbekleidung für überqualifizierte, bewusste Mütter. Lucy trug ein Batik-T-Shirt (da die Kita als »Kooperative« so ähnlich lief wie eine »Kommune«, wollten wir nichts falsch machen), eine Latzhose und eine handgestrickte Mütze – also genau die Art Kopfbedeckung, die meiner Meinung nach die richtige Botschaft transportierte. Ich hatte nicht vor zu verraten, dass ich sie nicht selbst gestrickt, sondern von einer Freundin geerbt hatte, die tatsächlich für ihr Kind strickte. Aber sie war eindeutig selbst gemacht, was nahelegte, dass ich Handarbeiten nicht abgeneigt war – eine ziemlich vermessene Behauptung.

Ich gehörte zu den »Drachenkindern«. Angesichts der langen Warteliste und den Erzählungen anderer Mütter betrat ich den Raum in Erwartung eines wohligen Kinderparadieses voller Holzspielzeug. Doch was ich vorfand, war ein Souterrain voller Frauen in Clogs.

Ich sah mich nervös um: Die Frauen irrten ununterbrochen ziellos im Raum herum wie Elektronen, die um ein Atom kreisen. Ich rechnete fast damit, dass sie sich wie Tänzer beim Modern Dance wild auf die Brust trommeln würden. Einige hatten Babys auf der Hüfte sitzen. Andere folgten langsam ihren Krabbelkindern. Wieder andere führten ihre Kinder, die gerade ihre ersten Schritte unternahmen, an den Händen herum. Die ihre Arme freudig in die Luft streckenden Babys sahen aus wie eifrige Gemeindeglieder beim Gospelgottesdienst.

Ein befremdliches Szenario, das den Blicken der Passanten auf der Phinney Avenue glücklicherweise gänzlich verborgen blieb. Ich setzte Lucy vor einen Korb mit Holzobst und begrüßte die Erzieherin.

Dann fielen mir die Frauen im Yogastudio wieder ein. Ich hatte mich gefragt, ob sie im Einkaufszentrum die Erleuchtung finden würden. Hier beschlich mich ein ähnliches Gefühl. Es herrschte derselbe Ernst, dieselbe Entschlossenheit und, wie ich in den folgenden Wochen herausfand, die gleiche Unsicherheit darüber, wozu das Ganze eigentlich gut sein sollte. Vielleicht wussten die anderen Frauen Bescheid. Sie sahen zumindest so aus mit ihren Tragetüchern, ihrer selbst sterilisierten Babynahrung und ihren unvermeidlichen Clogs. Die Allgegenwart der Clogs symbolisierte wunderbar unsere Unfähigkeit, uns um uns selbst zu kümmern: Wir konnten zwar Babynahrung pürieren, Brustpumpen bedienen, Windeln waschen und mit komplexen Teilzeitjobs jonglieren, aber wir konnten und wollten uns nicht die Schnürsenkel zubinden. An diesem ersten Tag ging ich schnell in der Gruppe auf und verwandelte mich in eine der Frauen, die ihrem Krabbelkind durchs Zimmer folgen. Niemand unterhielt sich wirklich, das Ganze hatte eine schon fast meditative Qualität.

Nach einer Weile setzten wir uns und sangen *The Wheels on the Bus.* Das schockierte mich aufrichtig. Niemand hatte mich vorgewarnt, dass gesungen wurde. Als Lucy noch ganz klein war, Koliken hatte und schlichtweg untröstlich war, hatte ich ihr manchmal etwas vorgesungen. Singen war der allerletzte Ausweg, wenn jedwede Verhandlung oder Sanktion erfolglos geblieben war. Das letzte Lied, das ich in aller Öffentlichkeit gesungen hatte, war *God Save the Queen* von den Sex Pistols, und zwar vor einer Gruppe höchst erstaunter Japaner in einer Karaoke-Bar in Kyoto, irgendwann zu Beginn der 1990er-Jahre. Doch ich sollte bald merken, dass Gesang im gesellschaftlichen Leben einer guten Mutter eine große Rolle spielte. Wir gehörten zu einem Schwarm sehr großer, sehr falsch singender Vögel, die vor sich hinträllerten … und damit welche Botschaft aussandten? Na, die von Liebe, Sorge und Hingabe natürlich.

Nach dem Lied wurde es Zeit, nach Hause zu gehen. Die anderen Mütter verabredeten sich zum Kaffee, doch ich war schüchtern, also verschwanden wir und liefen durch den Regen nach Hause.

Dort saß Bruce an unserem großen, vernarbten alten Holzesstisch. Alle möglichen Unterlagen waren darauf verstreut. Bruce schien nur noch zu arbeiten. Allerdings war schwer zu sagen, wie viel wir eigentlich leisten mussten. Wir waren Selbstständige, wir hatten kein Büro, keinen Chef und kein geregeltes Einkommen, mussten aber dafür eine Hypothek abbezahlen, die überhaupt nicht zu unserem Lebensstil passte.

Bruce sah auf und schaute mich völlig geistesabwesend an. Nicht etwa, weil er Augenprobleme hatte, sondern weil er so in seine Arbeit vertieft war.

Er musste sich sichtlich von seinem Artikel über Dämme losreißen: »Hi, ihr Lieben! Wie war's?«

»Es war … schräg«, sagte ich, sprachlos wie ein Vorschulkind. »Ich kapier das nicht richtig.«

»Na, was habt ihr gemacht? Was ist passiert?«

»Es war wie zu Hause. Lucy hat gespielt und ist rumgekrabbelt. Ihr gefiel der Küchentisch, aber wahrscheinlich deshalb, weil er die richtige Höhe hatte, um sich daran hochzuziehen. Oh, und wir haben gesungen.«

»Du hast gesungen? Höchstpersönlich?«

»Du brauchst gar nicht so entsetzt zu tun! Wir haben *The Wheels on the Bus* gesungen, falls es dich interessiert.«

»Wie geht das gleich wieder?«, fragte er grinsend.

Er schielte wieder auf seinen Laptop. Ich setzte Lucy auf den Tisch, um seine Aufmerksamkeit wiederzuerlangen. Sie trug stabile kleine Lederstiefel, die sie auf einem fotokopierten Artikel aus dem *Journal of the American Water Resources Association* ruhen ließ. Ihre Augen strahlten. Noch nie hatte ich jemanden so strahlen sehen.

»Und?«, fragte er, bemüht, ein Gespräch aufrechtzuerhalten. »Hast du dich mit anderen Müttern verbündet? Passt die Erzieherin auf die Kinder auf, während ihr euch amüsiert?«

»Nein, nein, so läuft das nicht. Ich habe mit Lucy gespielt und bin ihr überallhin gefolgt, und dann hatten wir eine Art Konferenz, um die Verpflegung zu planen. Anschließend bin ich wieder nach Hause. Ach so, und dann musste ich mich noch für eine Tätigkeit verpflichten, jeder muss mithelfen. Meine besteht darin, mich um die Kinder zu kümmern, wenn einmal im Monat das Vorstandstreffen stattfindet.«

»Was? Wie viele Kinder sind das denn?«

»Ich glaube, es gibt acht Vorstandsmitglieder, also sind es mindestens acht Kinder. Eine von ihnen hat, soweit ich weiß, Zwillinge.«

Er begann zu lachen. »Verstehe: Du musstest dich also auf eine Warteliste setzen lassen, um jetzt wie viel Gebühren zu zahlen? Fünfundsiebzig Mäuse im Monat? Dafür, dass es keine Kinderbetreuung gibt? Und du musst einen Job übernehmen? Willst du das wirklich machen?«

Ja, das wollte ich. Denn das machte man so. Man ließ sein Kind in eine Krabbelgruppe gehen, damit es lernte, stabile Beziehungen aufzubauen, und nicht mehr unter Trennungsängsten litt, wenn es später in den Kindergarten und dann in die Vorschule ging. Das war das Beste, das sagten alle.

Bruce konzentrierte sich wieder auf seine Arbeit, und ich wusste, dass ich seine Aufmerksamkeit so schnell nicht mehr erringen würde. Seit Lucy da war, ging er ganz anders an seine Arbeit heran. Während ich manisch Spucktücher faltete, Babynahrung zubereitete und stillte, bis ich nicht mehr stillen konnte, schien er unter einem anderen Zwang zu stehen: Geld verdienen, Geld verdienen, Geld verdienen. (Ein recht merkwürdiger Zwang für einen Umweltjournalisten, aber so war es nun mal.) Er arbeitete mit einem fast fieberhaften Glänzen in den Augen, wie ein Eichhörnchen, das Nüsse für den Winter versteckt.

Unsere Ängste zwangen uns, zu ganz anderen Menschen zu werden. Er verdiente die Brötchen, und ich war Mutter, so als wären wir Figuren in einem todlangweiligen Ionesco-Stück. Wir machten uns die ganze Zeit Sorgen und wussten oft gar nicht mehr, wie man lacht. Ich fand einen Ausgleich im Lächeln meines Babys, bei meinen Freunden und seit Neuestem im Yoga. Ich merkte nicht, dass es für Bruce dergleichen nicht mehr gab.

An diesem Abend ging ich zum Yoga. Ich ging immer abends dorthin, denn den Tag widmete ich der Arbeit, dem Erledigen aller Notwendigkeiten. Wir machten Gleichgewichtsübungen. Das richtige Gleichgewicht schien die Grundlage von allem zu sein. Wir begannen mit dem Baum. Ich verlagerte das Gewicht auf den linken Fuß, so, wie es der Lehrer erklärte. Dann legte ich meinen rechten Fuß knapp oberhalb des Knies auf die Innenseite meines linken Oberschenkels. Perfekt. Das war das erste Mal, dass ich mich beim Yoga wirklich kompetent fühlte. Es war überhaupt kein Problem. Wahrscheinlich konnte ich den ganzen Tag auf einem Bein stehen. Von nun an könnte ich so zum Einkaufen hüpfen. Ich betrachtete mich im Spiegel. Fantastisch! Noch während ich das dachte, verlor ich natürlich das Gleichgewicht. Ich drückte den Fuß wieder an meinen Oberschenkel, konzentrierte mich auf einen ruhigen Punkt und dachte an gar nichts. Alles wieder im Lot.

»Gut!«, lobte Jonathan. »Diese Gruppe scheint in einem guten Gleichgewicht zu sein.« Wir strahlten ihn an.

»Prima. Normalerweise tue ich das nicht, aber ich finde, wir sollten den Adler versuchen. Der ist eigentlich eher etwas für Fortgeschrittene.« Sofort huschte mein Blick nervös durch den Raum. Was zum Teufel war der Adler? Was, wenn den alle konnten, nur ich nicht?

Der Adler: Wir verlagerten unser Gewicht auf das rechte Bein. Wir winkelten unser rechtes Bein ein klein wenig an. Wir schlugen unser linkes Bein über das rechte, als wollten wir uns in einen Sessel setzen. Das sah anspruchsvoll aus, ziemlich anspruchsvoll. Aber das war längst nicht alles: Wir schlangen unseren linken Fuß um die rechte Wade. Und mein Fuß glitt wie von selbst dorthin, so als hätte er sich ein Leben lang nach dieser gemütlichen Position gesehnt.

Als ich zur Highschool ging, war meine »beste Freundin« ein Junge. Wir hatten nie Sex, küssten uns nicht einmal. Er stand auf Mod-Girls mit glatten, glänzenden Haaren. Ich mochte böse Jungs. Wenn wir auf dem Sofa lagen, fernsahen oder Musik hörten, nahmen wir »die perfekte Stellung« ein: Dabei ruhte sein Kinn in meiner Armbeuge, meine Schulter in seiner Achselhöhle, und einer seiner Füße zwischen meinen. Die Tatsache, dass wir nie intimere »Stellungen« ausprobierten, machte es nur schöner und entspannter.

Der Adler war ebenfalls »die perfekte Stellung«, diesmal für mich allein. Meine Güte, es ging noch weiter! Die Arme sollten mit einbezogen werden. Der rechte Ellbogen ruht in der linken Armbeuge, dann verdrehten wir beide Arme so, dass sich die Hände fassen konnten. Noch eine perfekte Stellung, meine Arme und Hände waren wie dafür gemacht. Meine Beine zitterten, aber ich presste sie fester zusammen.

»Hebt den Ellbogen«, sagte Jonathan. »Das Knie noch etwas mehr anwinkeln.«

Ich fixierte einen Punkt auf dem Boden und tat wie geheißen. Ich fühlte mich wie eine bessere, eine 2.0-Version meiner selbst. Ich sah auf. Die anderen hatten aufgegeben. Jonathan stand da und grinste. »Claire hat ihre Stellung gefunden«, lachte er. Als er das sagte, musterte ich mich im Spiegel. Ich fühlte mich vollkommen wohl in dieser Haltung, und doch wirkte ich wie jemand völlig anderes.

Ich hatte etwas herausgefunden: Es macht Spaß, jemand Neues zu werden. Man kann sich eine neue Form geben. Jetzt musste ich nur noch herausfinden, wie das draußen in meinem Leben funktionierte.

3.
Lotussitz

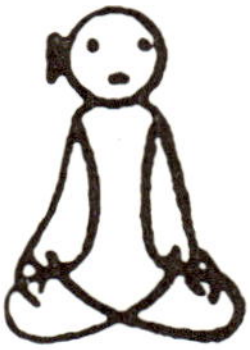

Ich besuchte noch einen Monat lang Jonathans Anfängerkurs, aber die Fortgeschrittenenkurse lockten mich. Ich wollte mich verbessern! Ein bisschen beklommen begann ich, in Frans Kurse zu gehen, die alle Schwierigkeitsgrade unterrichtete. Sie war eine schöne, dunkelhaarige Frau mit einer tollen Figur. Frans Kurse waren voll mit festen Teilnehmern. Dazu gehörten Ryan, der sich beim Skydiving den Rücken verletzt hatte; Elizabeth, die Marathons lief; Greg, dessen Frau schwanger war; Lindsey, die als Kind professionell geturnt hatte; noch eine Claire, eine schottische Masseurin, und ihr verbitterter Mann, der unter starken Rückenschmerzen litt.

Frans Kurse fanden am frühen Abend statt, und wir flüchteten aus den nassen, dämmrigen Straßen, in denen Regen die Universalsprache des Himmels war, dorthin. Während der Yogastunde brach die Nacht herein, und der Raum, in dem sie unterrichtete, fühlte sich an wie die perfekteste, versteckteste, glücklichste Oase in der ganzen Stadt.

Fran stellte uns Aufgaben und ging dann mit verschränkten Fingern von einem zum anderen. Sie drehte eine Runde nach der anderen wie ein Küstenvogel. Oder wie ein Armeeausbilder. Oft sah sie etwas, das sie richtig aufmerken ließ. »Schau!«, rief sie dann zum Beispiel. »Als du zu uns kamst, Philip, konntest du nicht flach auf dem Rücken liegen. Jetzt schaffst du eine komplette Rückwärtsbeuge. Alle mal aufhören! Schaut euch Philip an!« Also kamen wir mit geröteten Gesichtern aus unseren Rückbeugen und warfen Philip bewundernde Blicke zu, der bereits anfing zu zittern, weil er schon so lang in dieser Position verharrte.

Wie jeder gute Lehrer spulte Fran niemals ein und dieselbe Stunde zweimal ab. Manchmal kam sie mit einem ausgeklügelten Plan und ließ uns verschiedene vorbereitende Stellungen einnehmen, ohne uns zu verraten, was sie eigentlich vorhatte, und plötzlich versuchten wir uns an etwas wirklich Schwierigem, an einem Spagat oder einem Handstand. Manchmal ließ sie sich vom Wetter inspirieren und machte nur Stellungen, die ihr herbstlich oder winterlich vorkamen. Je kälter es wurde, desto mehr schien sie Vorwärtsbeugen im Sitzen zu bevorzugen. Manchmal fragte sie einfach, auf was wir Lust hätten, und führte unsere zufälligen Wünsche zu einem nahtlosen Übungsprogramm zusammen.

Ich wünschte mir immer dasselbe, aber so wie es nun mal meine Art ist, kam ich ganz umständlich darauf zu sprechen, wie ein Kind, das Kondome kaufen will. »Ich dachte, wir, äh, wir könnten es mal wieder mit dem Lotussitz versuchen?«

Ehrlich gesagt war ich besessen vom Lotussitz. Der Lotussitz war mein neuer Schwarm. Ich konnte nur noch an ihn denken. Mittlerweile habe ich mich an das Phänomen gewöhnt: Eine Yogastellung bemächtigt sich meiner, und ich verzehre mich nach ihr wie eine Liebende in einem kitschigen Gedicht. Die Stellung ist das Letzte, woran ich denke, bevor ich einschlafe, und das Erste, wenn ich aufwache. Oft ist es eine Stellung, die ich gerade erst erlernt habe. Habe ich den Bogen erst einmal raus, möchte ich sie mir vollkommen aneignen.

Der Lotussitz war wie ein immer neues Rätsel für mich: Um

ihn einzunehmen, lässt man den unteren Fuß an der gegenseitigen Hüfte ruhen und muss dann den anderen Fuß oben drüber an die andere Hüfte ziehen. Der untere Fuß beginnt zu schmerzen und es zieht unangenehm im Knöchel. Spätestens da hält man die Übung für keine gute Idee mehr. Aber dann … dann winkelt man den Fuß an, führt den magischen Trick aus, den Yogalehrer »die Hüfte weich machen« nennen, atmet bewusst ein und aus, geht noch ein paar Zentimeter tiefer in die Stellung, und dann noch einen Millimeter tiefer. Oder man bekommt zumindest eine ungefähre Vorstellung von dieser Haltung, spürt die Aufwärtsbewegung der Füße und die Abwärtsbewegung der Hüften. Die Flüchtigkeit dieses Gefühls machte die Stellung für mich so unwiderstehlich.

Meine Begeisterung für den Lotussitz hatte auch etwas mit seiner vollendeten Form zu tun: Er war symmetrisch, kompakt, elegant. Der Buddha saß im Lotussitz, und man selbst saß auch im Lotussitz. Ich will nicht behaupten, dass man sich deswegen in Buddha verwandelt, aber zumindest hatte man dieselbe Ausgangsbasis.

Ich übte und übte den Lotussitz. Na ja, ehrlich gesagt, schummelte ich. Wer glaubt, es sei unmöglich, bei einer Yogaübung zu schummeln, der irrt. Das ist nämlich ganz leicht: Fran ging mit verschränkten Fingern durch die Reihen und wiederholte immer wieder: »Haltet inne, wenn eure Knöchel oder Knie schmerzen. In diesem Fall macht nur den halben Lotussitz.« Meine Knie und Knöchel schmerzten heftig, aber ich machte trotzdem weiter. Ich liebte einfach den Anblick meiner Füße im Lotussitz. Für mich waren sie der Inbegriff der Tugend, und da war es mir egal, dass es wehtat.

Mein Baby wuchs zu etwas heran, das mehr war als ein Baby, aber noch kein Kleinkind. Es war schön, Zeit mit meiner Tochter zu verbringen, auf jeden Fall konnte ich mich mit ihr schmücken. Trotzdem machte ich gerade eine extrem freudlose Phase durch. Ich war einfach nur müde. Ich habe einmal einen Artikel über eine große, künstliche Welle in einem überdachten Spaßbad in Japan gelesen. Das Bad war so konstruiert, dass die Welle niemals verebbte. Sie schlug ständig an den Strand. Genauso fühlte sich die Erschöpfung an: wie eine große, mächtige Welle, die sich endlos bricht und jederzeit bereit ist, einen in die Tiefe zu reißen.

Wo ich auch hinsah, entdeckte ich Augenringe. Wenn ich mich mit meinen Freundinnen traf, ging es dabei meist weniger um unser Vergnügen. Von wegen Ausgehen! Wir schafften es kaum, uns auf einen Kaffee zu treffen, denn was sollte das Baby währenddessen tun? Man wurde auch kein besserer Mensch dadurch. Stattdessen trafen wir uns tagein, tagaus an dem flachen, von Algen erstickten Green Lake. Er ist in Wahrheit farblos, ich kenne keinen See mit einem unpassenderen Namen. Aber sein knapp fünf Kilometer langer, asphaltierter Rundweg war für Spaziergänge wie geschaffen. Man traf sich dort mit einer Freundin und war so erschöpft, dass es fast egal war, mit welcher. Wir verschwammen alle zu einer einzigen Frau, und manchmal hatte ich das Gefühl, sie alle nicht mehr auseinanderhalten zu können. Alle waren frischgebackene Mütter. Alle arbeiteten Teilzeit und hatten interessante, kreative, anstrengende Jobs. Alle trugen Cordhosen und hippe, wenn auch vollgesabberte Kapuzenpullis. Alle hatten Frisuren, die mal einen richtig guten Schnitt gehabt hatten, jetzt aber immer mehr herauswuchsen. Alle waren ausnahmslos verheiratet und beklagten sich über ihre Männer in einem leicht ironischen Tonfall, der bezeugte, wie gut sie es in Wirklichkeit hatten. Schließlich räumte er jeden Abend die Spülmaschine ein, spielte noch in einer Band und war vor allem kein Baby.

Ich war jederzeit bereit, mit jeder meiner Bekannten spazieren zu gehen, Hauptsache, ich kam aus dem Haus. Aber ich hatte drei beste Freundinnen, und die waren meine liebste Spazierbegleitung.

Ruthie war zierlich, kämpferisch und vollkommen in ihren kleinen Sohn verknallt. Sie hatte riesige Augen und eine feine Nase. Wenn sie ein Kleid und Wimperntusche trug, nannten wir sie »Contessa«, aber das kam nun eher selten vor.

Lisa, die als Erste in unserer Runde Kinder bekommen hatte, war schlank und blond und auf eine nordische Art schön. Während wir dem Alkohol zusprachen und an unseren Karrieren bastelten, hatte Lisa geheiratet und schon im zarten Alter von dreiundzwanzig ein Kind bekommen. Wir fanden das verboten. Es gab ein ungeschriebenes Gesetz, nach dem man vor Ende zwanzig keine Ehe einging und vor dreißig keinen Nachwuchs in die Welt setzte. Lisa hatte mittlerweile vier fantastische, grünäugige, bezopfte Kinder, und wenn sie einen zerstreuten und erschöpften Eindruck machte, konnte ihr das niemand verdenken.

Isabel, unsere kinderlose Freundin, war eine große, schräg-elegante Künstlerin, die minimalistische Zeichnungen und Skulpturen anfertigte. Alles an ihren Werken bestand aus Linien, mehr gab es nicht zu sehen. Sie ging nach wie vor auf Rockkonzerte und besaß noch männliche Freunde. Sie und ihr glamouröser Punkrocker/Progammierer-Freund bereisten Länder wie Portugal und Orte wie Marfa, Texas, außerdem hingen sie mit XY aus der YZ-Band ab. Sie war schon immer cooler gewesen als wir, aber jetzt, da wir Kinder hatten, spielte sie in einer komplett anderen Liga.

Ruthie, Lisa, Isabel, ich und unsere Männer gehörten derselben verlorenen Generation an. Ich habe fast ein Jahrzehnt lang studiert. Seminare und Reisen wechselten sich mit Rockkonzerten, stumpfsinnigen Jobs, überteuerten Brunches, wilden Pokernächten, mit noch mehr Rockkonzerten, noch mehr stumpfsinnigen Jobs und Aufenthalten am Strand ab. Wir hielten unverrückbar daran fest, mindestens zehn Jahre lang. Wir gingen ganz in unserem freizeitorientierten, erlebnishungrigen Leben auf. Das ist nicht weiter ungewöhnlich für unsere Generation, und so gesehen brauche ich auch nicht näher darauf einzugehen. Es genügt, wenn ich sage, dass ich fast zehn Jahre lang von Liebe gelebt habe. Damit meine ich nicht die Liebe eines Mannes, sondern die Liebe meiner Freunde, jener bunten Mischung, die man sich in seinen Zwanzigern zusammensucht. Unsere Gruppe bestand aus Künstlern, Musikern und Tischlern. Wenn wir uns trafen, beseelte uns ein böser Humor, gepaart mit der Bereitschaft, uns sofort alles zu verzeihen. Eine perfekte Kombination, und so machten wir uns ständig übereinander lustig, um uns dann wieder in Frieden zu lassen. Das war Liebe.

In unseren Zwanzigern taten wir also genau das, was wir wollten. Ich war nicht immer glücklich, und es war nicht immer leicht, aber ich traf die Entscheidungen. Alle meine Probleme waren selbst kreiert, dasselbe galt für meine Freizeit, meinen Job, meine karg eingerichteten Wohnungen. Ich war frei und bewegte mich in einer selbst gewählten Umgebung: in Clubs, Seminarräumen, Cafés und Pokerhöhlen. Meine Freunde und ich gehorchten jahrelang dem Diktat der Coolness (oder versuchten es wenigstens). Wir lebten, wie Cat Power so schön singt, in Bars. Jahrelang verdienten wir mit irgendwelchen Jobs Geld, damit wir nebenbei Kunst machen, schreiben oder einfach nur Rockkonzerte besuchen konnten.

Als die Kinder kamen, vollzogen wir eine komplette Kehrtwende: Wir gingen nicht mehr aus, hörten auf zu trinken, besuchten keine Konzerte und keine Vernissagen mehr. Ganz einfach, weil wir dazu keine Energie mehr hatten. Ich musste zusehen, wie mir mein altes, hippes Leben entglitt. Ich hatte geglaubt, es wäre mein Zuhause, doch es stellte sich als ein

Schiff heraus, auf dem ich nur eine Weile hatte mitfahren dürfen. »Adieu!«, rief ich und winkte ihm vom Ufer aus nach. »Wir sehen uns in fünfzehn Jahren wieder, wenn du zurückkommst und mein Kind mitnimmst. Adieu!«

Ein verantwortungsvoller Mensch sein zu wollen, war für mich und meine Freunde etwas Neues: Und wie alle frisch Bekehrten befolgten wir die neuen Regeln mit glühendem Eifer. Unsere Ideale änderten sich von Grund auf. Wir waren wie ein Orchester, dessen Mitglieder alle im selben Moment anfingen, ein neues Stück zu spielen.

Heute traf ich mich mit Ruthie. Ich fuhr auf den Parkplatz und wuchtete mein Riesenbaby aus seinem Kindersitz, ohne mir den Rücken zu ruinieren. Lucy bekam langsam weiche blonde Löckchen, die sich um ihr Gesicht ringelten. Sie sah fast übertrieben süß aus, und ich hielt kurz inne, um sie zu bewundern, bevor ich die Straße überquerte, um Ruthie zu treffen.

Ich kannte Ruthie seit gut zehn Jahren, und jedes Jahr überraschte sie mich aufs Neue: Früher sang sie in einer Punkrockband namens *Charm School*. Jetzt arbeitete sie für eine Organisation, die Tiere auswildert, und konnte durchaus mal mit einem Bärenjungen zu einer Verabredung auftauchen: »Ich muss ihn nur kurz abgeben, das dauert nicht lange.« Sie, die schon immer Vegetarierin gewesen war, fing plötzlich an, Fleisch zu essen, weil ihr die Selbstgerechtigkeit ihrer vegetarischen Untergebenen so auf die Nerven ging. Sie war wie Versailles: ein Zimmer nach dem anderen voller unerwarteter Details.

Ruthie und ich fanden gemeinsam heraus, was es bedeutet, Mutter zu sein. Ruthie schien eine natürliche Begabung dafür zu haben. Ihr Sohn, mittlerweile ein Kleinkind, schlief noch immer mit seinen Eltern in einem Bett. (In North Seattle war das sogenannte »Co-Sleeping« der Inbegriff einer vorbildlichen Elternschaft.) Sie stillte auf Kommando, lief James hinterher, wenn er durchs Haus watschelte, und gab ihm Biosnacks. Nach den Maßstäben unseres Viertels war Ruthie eine fantastische Mutter. Und sie war glücklich dabei. Ihr Sohn war anderthalb Jahre älter als Lucy, und ich beobachtete Ruthie genau, um zu sehen, ob ich es ihr gleichtun konnte. Bisher allerdings vergebens.

Alles war grau: der Himmel, das Wasser, die Äste. Ruthie passte perfekt dazu mit ihrer grauen Mütze auf ihrem dunklen Haar. James saß in einer Kraxe auf ihrem Rücken und winkte fröhlich.

Ruthie und ich umarmten uns. Wie immer begrüßte sie mich mit »Hi, Claire« in einem Tonfall, als wäre ich das Beste, was ihr an diesem Tag begegnet wäre. Dann pilgerten wir los wie reuige Büßer, einmal um den grauen See. James zog Ruthie an den Haaren, aber ihr »Autsch!« klang freundlich. Sie schien nach wie vor ganz überwältigt davon zu sein, welch wundervolles Geschöpf sie hervorgebracht hatte.

»James steht total auf Jimmie Dale Gilmore.«

Ich musste lachen. »Wie bitte?«

»Ich habe ihm Musik von ihm vorgespielt, und er hat gestrahlt und getanzt. Das Kind hat einen guten Geschmack.«

Unsere ganze Clique hatte sich eines Abends kollektiv in den schrägen Countrysänger Jimmie Dale Gilmore aus Austin, Texas, verknallt, als er in Ballard im alten Backstage aufgetreten war. Und jetzt hörte ihn James, James mit seinem kahlen Köpfchen und seinem unsinnigen Geplapper. So war das: Alles, was gut war, selbst unsere Musik, unsere Schwäche für den Texaner, wurde von unseren Kindern usurpiert. Ich fand das nicht fair.

Wir liefen ein Stück und blieben stehen, als der Wind Lucys Decke erfasste und fortzuwehen drohte.

»Henry und ich überlegen, noch eines zu bekommen.«

»Noch eines was?«, fragte ich und stopfte die Decke fest.

»Äh, noch ein Kind natürlich.«

»Ah, so eines! Du kennst meine Meinung dazu. Ich habe ein Kind. Wieso sollte ich mir noch eines anschaffen? Gut, lass uns weitergehen. Ignorier ihr Weinen einfach, vielleicht schläft sie ein.«

»James braucht ein Geschwisterchen. Ich will nicht, dass so ein blödes Einzelkind aus ihm wird.« Wir lachten. Mein Ex-Freund war ein Einzelkind. Er machte oft selbst Witze darüber.

»Dafür haben sie alle ein sehr gutes Selbstbewusstsein«, fiel mir ein, als ich an das Riesenselbstbewusstsein meines Ex dachte.

Doch da gab es eindeutig nichts mehr zu diskutieren: Wenn James etwas brauchte, würde er es auch bekommen. Wahrscheinlich brauchte Lucy ebenfalls ein Geschwisterchen. Der Gedanke gefiel mir ganz und gar nicht. Ich hatte schon mit einem Kind das Gefühl, an meine Grenzen zu stoßen.

»Äh, musst du nicht aufhören zu stillen, um wieder schwanger zu werden?« So müde Ruthie auch war, wollte sie James doch so lange stillen, wie James gestillt werden wollte.

»Soweit ich weiß, ist das nicht der Fall. Ich werde es ausprobieren.«

Ich grübelte. »Wo soll das Baby schlafen?«

»Henry meint, wir sollen uns ein King-Size-Bett anschaffen. Dann können wir zu viert darin schlafen.«

»Was? Ist das dein Ernst?«

»Ja«, sagte sie fest entschlossen. »Wir können James schließlich nicht einfach rauswerfen.«

Ich fand das nur noch schräg. Ich kannte Leute, die ihre Kinder bei sich im Bett schlafen ließen, aber ich schaffte es gerade noch, meinen Mann darin zu ertragen, geschweige denn mein Kind.

»Was, wenn du im Schlaf auf eines draufrollst?«

»Das passiert einem nicht. Man weiß einfach, wo man ist.«

Ich dachte eine Weile darüber nach, und wir liefen schweigend weiter. Ruthie wusste, dass ich darüber nachdachte. Würde Lucy eines Tages kriminell werden, weil sie nicht bei uns schlief? Machte ich einen Riesenfehler?

So verlief jeder unserer gemeinsamen Spaziergänge: Wir drehten eine Runde um den Green Lake, und auch unsere Gespräche drehten sich im Kreis. Als Erstes sprachen wir über unsere Babys. Dann ging es um die Arbeit, wobei wir unter Umständen auch mal auf die Welt da draußen zu sprechen kamen. Doch dann redeten wir unweigerlich wieder über unsere Babys.

Wir erreichten die Phase, in der es um die Arbeit ging. Ruthie überlegte gerade, ihren Job aufzugeben. Sie würden auch mit Henrys Einkommen zurechtkommen. Man bot ihr sogar eine Gehaltserhöhung, damit sie blieb. Ich dagegen hatte meinen ersten Auftrag von der *New York Times* bekommen, eine kurze Buchkritik über einen obskuren Roman. Ich hatte lange darauf hingearbeitet, Rezensionen für immer größere Zeitungen geschrieben, damit ich irgendwann einen Auftrag von der *Times* bekäme. Und meine Strategie war aufgegangen. Diese Entwicklungen lagen jenseits unserer kühnsten Träume, aber aus irgendeinem Grund schienen sie längst nicht so interessant oder wichtig zu sein wie Lucys feste Fütterungszeiten oder James' nicht vorhandene feste Fütterungszeiten, sodass unser Gespräch zu Schlaf und Milch zurückkehrte.

Als wir wieder zum Parkplatz kamen, begann es zu regnen. Wir verabschiedeten uns. Ruthie fuhr in ihrem kleinen Jeep auf und davon, ein Wirbelwind an Selbstsicherheit. Ruthie gab wirklich alles, sie war eine echte Mutter.

Hin und wieder traf ich mich mit Isabel oder einer anderen kinderlosen Freundin zum Spazierengehen, und dann kam es mir so vor, als führte ich einen Pfau an der Leine aus. »Sieh sie dir nur an!«, dachte ich. Die kinderlose Freundin, die von ihrem Trip nach Vietnam oder Zihuatanejo erzählte, die dieses zu jenem auf einer Grillparty gesagt hatte und sich seit Neuestem für bewässerungsarmen Landschaftsbau oder Roller Derby interessierte. Während sie erzählte, starrte ich sie einfach nur an, insgeheim neidisch, aber auch irgendwie überlegen. Ich hatte keine Interessen mehr, ich hatte ein Baby.

Während ich nicht wusste, ob ich meine Mutterrolle wirklich ausfüllte, wusste Bruce nicht, ob er seiner Rolle als Ernährer gerecht wurde. Diese Unsicherheit zeigte sich, sobald er zum Arbeiten in sein Café ging.

Im Café wimmelte es meist nur so von Beratern, Leuten mit zu viel Freizeit und Freelancern. Für Bruce war jeder Besuch dort eine Belastungsprobe. Es gab große Tische und viele Steckdosen, an denen man seinen Computer anschließen konnte, und natürlich andere Menschen. Aber wenn er aus dem Café zurückkam, war er stets völlig niedergeschlagen.

Als Freelancer für Printmedien fühlte er sich schier umzingelt von diesen »Neue-Medien-Idioten«, die den Wert seiner Arbeit nicht zu schätzen wussten. Er fühlte sich wie in einer offenen Feldschlacht mit ihnen, und was ihn doppelt und dreifach ärgerte, war, dass sie es nicht einmal bemerkten.

Am Tag nach meinem Spaziergang mit Ruthie ging Bruce ins Café, während ich zu Hause arbeitete. (Unser Budget reichte nur für einen Laptop.) Das Baby hütete Joelle, unsere Babysitterin. Wir beteten Joelle an. Sie sang in einer Band, hatte einen schrägen Sinn für Humor, war aber gleichzeitig so zuverlässig und bodenständig wie eine Bauerntochter. Alle liebten sie, bis auf unsere Mütter, die sie misstrauisch beäugten. Wieso durfte Joelle Zeit mit Lucy verbringen, die sie viel lieber mit ihnen verbringen sollte? (Ganz einfach deswegen, weil Joelle von unserem Geld abhängig und somit verlässlicher war.) Joelle war im Grunde ein eher depressiver Mensch, der gern Witze riss. Damit passte sie perfekt zu uns.

Ich hatte sie mit Lucy auf dem Sofa zurückgelassen, wo sie ihr aus einem Buch vorlas, und arbeitete gerade an einem Artikel, als ich eine Mail von Bruce bekam:

Wer sind diese Arschlöcher? Wo kommen die auf einmal alle her?
B

Ich saß noch immer an einer Antwort, als schon die nächste Mail eintraf:

Folgende Satzfetzen habe ich in den letzten zehn Minuten gehört: Aufmerksamkeitsschwelle erreichen, Software-Metriken, den Datenverkehr erhöhen. Hilfe!!!!!

Ich suchte nach ein paar beruhigenden Worten, als die nächste kam:

Jetzt redet der eine von seiner dreimonatigen Auszeit in einem buddhistischen Kloster nach seinem Job bei Microsoft. Diese Deppen sitzen hier in ihren 200-Dollar-Jeans und fühlen sich auch noch moralisch überlegen dabei!
B
PS: Ich liebe dich.

Ach du meine Güte! Das lenkte mich ab, und ich musste doch meinen Artikel fertig schreiben, bevor Joelle ging. Ich schloss mein Browser-Fenster und beschloss, in der nächsten Stunde keine E-Mails mehr zu lesen.

Zwölf Minuten später kontrollierte ich meinen Posteingang:

Das ganze Geld scheint direkt zu ihnen zu fließen, dabei scheinen sie nicht das Geringste zu **tun**. Früher einmal konnte man entweder für Geld arbeiten oder kreativ sein. Irgendwie schaffen es diese Jungs, gleichzeitig einen auf Bohème und Kohle zu machen.

Ich schloss meinen Browser erneut, schrieb endlich meinen Artikel fertig und ging ins Haus, um etwas zu Mittag zu essen. Ich briet mir gerade eine Quesadilla, als Bruce hereinkam und seinen Rucksack auf den Küchenboden warf. »Schau dir meine Stirn an!« Er zeigte mit seinem langen, knotigen, schönen Zeigefinger auf seinen Kopf.

»Trage ich ein großes A wie Anfänger auf der Stirn? Bin ich der Loser der Stadt?«

»Möchtest du eine Quesadilla?«

»Ja, gern. Ich muss mich einfach nur zehn Minuten auskotzen. Vor diesem Laden stauen sich die Ducatis. Und jeder hat einen brandneuen Laptop. Weißt du, diese Leute kommen alle aus dem Osten. Sie waren auf einer liberalen Elite-Universität und finden Seattle süß, aber zu klein und zu weit ab vom Schuss. Sie lassen sich dazu herab, hier zu leben. Früher standen sie auf Bier aus Mikrobrauereien, heute sind es exklusive Whiskey-Abfüllungen.«

»Du ereiferst dich ja richtig.«

»Und ob ich das tue! Ich bestreite meinen Lebensunterhalt als Autor. Was toll ist! Aber ich muss mich mit Leuten messen, die eine Stange Geld haben. Das ist so lächerlich! Jedes Mal, wenn ich einen Kaffee trinken gehe, fühle ich mich wie ein Versager!«

»Du bist kein Versager. Du kannst von deiner Arbeit leben. Hier ist deine Quesadilla, da ist Avocado drin.«

Als ich Bruce kennenlernte, arbeiteten wir bei derselben Zeitung. Als wir kündigten, war Bruce richtig euphorisch: Er hatte einen Vertrag mit einer überregionalen Zeitschrift und ein Büro im Hinterhof, was wollte man mehr?

Vielleicht war es die Einsamkeit, die ihm zusetzte, vielleicht der Druck, das Geld für seine Familie verdienen zu müssen. Aber er wurde immer launischer. Ich gab mein Bestes, um ihn aus diesen Tiefs rauszuholen, indem ich ihn liebevoll ermunterte – und ihm Quesadilla machte.

Als wir an diesem Abend (auf meinen Wunsch hin) in den Lotussitz gingen, blieb Fran vor Elizabeth stehen, die die Position perfekt eingenommen hatte, wobei sich ihr blondes Haar um ihr Gesicht mit den geschlossenen Augen ringelte. Sie sah großartig aus: gelassen, mit einer Art innerem Leuchten, in sich gekehrt, Buddha-artig (falls Buddha Wettkampfmarathonläufer oder Firmenanwalt gewesen wäre). Normalerweise verrenkt man sich nicht den Kopf, um andere Teilnehmer anzustarren. In einem sind sich Yoga und meine Großmutter einig: Man soll sich nie mit anderen vergleichen. Doch ich ertappte mich stets dabei zu starren, und oft fiel mein Blick auf Elizabeth, die so schlank und energiegeladen wirkte wie die Bogenschützin Artemis.

Fran schloss die Augen, wie immer, wenn sie tief nachdachte. »Der Lotussitz ist eine gefährlich Haltung«, erklärte sie langsam. »Weil er die perfekte Yogahaltung ist. An sie denken die Menschen bei Yoga als Erstes, wenn ihr versteht, was ich meine.« Sie lächelte, entblößte blendend weiße Zähne, während ihre dunklen Wimpern noch immer ihre Wangen beschatteten. Keiner zeigte beim Lächeln so sehr die Zähne wie Fran, ganz so, als würde sie Luft essen. »Wenn wir versuchen, unsere Körper in eine Form zu pressen, ist das gefährlich. Dann hören wir auf, in uns hineinzuspüren und lassen uns von Äußerlichkeiten beeinflussen. Das kann zu Verletzungen und im schlimmsten Fall zu Unzufriedenheit führen.«

Während ich mit verdrehten Knöcheln, verknoteten Hüften und gerunzelten Brauen im Lotussitz saß, versuchte ich zu begreifen, was Fran da sagte, auch wenn es für mich keinerlei Sinn ergab. Gleichzeitig kontrollierte ich mich im Spiegel. Ich wollte wissen, ob ich ansatzweise wie Elizabeth aussah. Ich sah ziemlich gut aus, ziemlich yogamäßig.

»Schließt die Augen«, befahl Fran. »Hört auf, in den Spiegel zu sehen. Spürt einfach in die Haltung hinein.« Mist! Woher wusste sie, dass ich in den Spiegel sah? »Eines der acht Glieder des Yoga ist Pratyahara«, dozierte sie. »Das bedeutet sich zurücknehmen, sich zurückziehen. Der Herbst ist die ideale Jahreszeit, um Pratyahara zu üben, denn das Jahr geht zur Neige.« Hatte ich schon erwähnt, dass Fran ein Faible für Jahreszeiten hat? »Während ihr heute die kommenden Yogahaltungen einnehmt und dann wieder in die Welt zurückkehrt, übt Pratyahara. Versucht, in euch hineinzuspüren, statt euch von äußerlichen Kriterien leiten zu lassen. Versucht es zumindest.«

Meine Grundhaltung Fran gegenüber war folgende: »Wenn du es sagst.« Sie war meine Lehrerin, sie war lustig, klug, schön und konnte Spagat. Also vertraute ich ihr. Ihre Worte in Sachen Innerlichkeit waren mir genauso unzugänglich wie eine fremde Währung. Die Münze, die mir Fran reichte, hätte sowohl etruskisch wie finnisch sein können. Ich hatte keine Ahnung, wie ich sie verwenden sollte. Aber ich ging davon aus, dass sie irgendeinen Wert hatte. Und bis ich den herausfand, würde ich weiterhin so tun als ob.

4.
Krähe

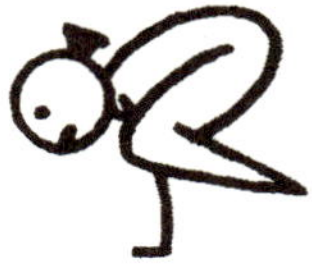

Ihr jungen Frauen nehmt alles so ernst«, klagte meine Mutter. »Ihr macht es euch so unnötig schwer. Als unsere Kinder klein waren, haben wir uns nicht so viele Sorgen gemacht. Wir haben uns einfach amüsiert.«

Ich backte gerade einen Bananenkuchen für Lucy, die am nächsten Tag ihren ersten Geburtstag feiern würde. Selbst gebackener Kuchen war gesünder als gekaufter, und Bananen waren gesünder als Schokolade.

»Und wie ihr euch amüsiert habt!«, antwortete ich, und zerdrückte Bananen in einer großen Schüssel. Ein erstaunlich angenehmer Duft nach alter Lunchbox erfüllte den Raum. »Du warst so reif wie eine Zwölfjährige, als du uns bekommen hast. Du hast Partys gefeiert, dich betrunken und all so was, denn das macht man, wenn man jung ist. Ich bin alt.«

Mom hatte meinen Bruder mit vierundzwanzig bekommen und mich mit sechsundzwanzig. Ich dagegen war im Vorjahr dreißig geworden und spürte die Last meiner Jahre.

Es fiel mir in letzter Zeit immer mehr auf, dass ich in allem anderer Meinung war als meine Mutter, so als wäre ich wieder in der Pubertät.

Doch sie ließ nicht locker. »Ich sage ja nicht, dass wir uns nur amüsiert haben. Aber wir haben nicht alles so todernst genommen.«

»Ich nehme nicht alles todernst«, sagte ich beleidigt. Wenn nicht sogar todernst.

Lucy zog sich an einem Stuhl hoch und sah uns erwartungsvoll an.

»Möchtest du helfen?«, fragte ich. »Das ist dein Kuchen. Für deinen morgigen Geburtstag!«

Ich stellte sie auf einen Stuhl, und sie drosch mit dem Holzlöffel auf den Teig ein.

»Fein, wie du Teig rührst, Lucy«, säuselte meine Mutter mit ihrer Omastimme. »Weiter so!« Ihr Blick war ganz weich, als sie Lucy ansah, und sie strahlte. Sie sah dabei aus wie eine Hexe, die vorhat, gleich das köstliche, dralle Kind zu verspeisen.

»Mom, jetzt lob sie doch nicht die ganze Zeit! Du verziehst sie noch.«

»Ach«, entgegnete meine Mutter. »Aber du lobst sie doch auch die ganze Zeit, mein Schatz.«

»Oh, na ja.« Ich musste lachen. »Sie ist eben einfach großartig.«

»Die Beste«, meinte meine Mutter.

Wir sahen Lucy eine Weile beim Teigrühren zu, bis mich meine übliche Ungeduld packte. Ich nahm dem Baby den Löffel aus der Hand und kümmerte mich wieder um den Kuchen. Mom setzte sich mit Lucy auf den Fußboden und plauderte mit ihr, während sie ein paar Bauklötze aufeinandertürmten.

Ich sah nervös zur Tür. Hoffentlich kam Bruce nicht herein. In letzter Zeit hatte es irgendwie immer Spannungen gegeben, wenn ich mit Mom und meinem Mann in einem Raum war. Ich hatte dann das Gefühl, mich zerteilen zu müssen, so als wüsste ich nicht, zu welcher Familie ich gehöre. Seit Neuestem schien Bruce meine Familie immer unerträglicher zu finden, er verlor schnell die Geduld mit Mom. Er war generell empfindlicher und ungeduldiger als früher. Jeder, der zur Tür hereinkam, schien ihn um seine kostbare Arbeitszeit zu bringen.

Ich setzte mich mit der Zeitung auf den Boden und las. Ab und zu warf ich einen Blick auf meine Mutter, die mit meiner Tochter spielte. Irgendwie wurde ich das Gefühl nicht los, dass Mom mit Lucy angab, so als wollte sie mir sagen, dass sie alles besser wisse und dass ich mir doch ein Beispiel an ihr nehmen solle. Aber wahrscheinlich bildete ich mir das bloß ein.

Während sie mit bunten Bauklötzen einen Turm bauten, kam ich nicht umhin zu denken: »So perfekt warst du auch wieder nicht!«

Im Wohnzimmer unseres Hauses in Laurelhurst steht ein Foto von meiner Mutter: Ihr dunkles Haar ist zu zwei seitlichen Zöpfen gebunden. Wenige Jahre später begann sie, es zu blondieren. Ihre Sonnenbrille ist schwarz und schwer, sie ruht auf ihrer Nasenspitze. Wir schreiben das Jahr 1969. Sie befindet sich im Bildvordergrund und macht die Krähe.

Die Krähe ist eine irgendwie abgefahrene, aber doch schöne Haltung. Aus der Hocke wird das gesamte Körpergewicht auf die Hände verlagert, sodass sich die Füße vom Boden heben. Dafür muss man einige vorbereitende Übungen absolvieren. Mom hat sie vermutlich alle gemacht, um diese Haltung einnehmen zu können. Sie ist in die Hocke gegangen, hat ihre Hände vor sich auf dem Boden gespreizt, die Ellbogen stark angewinkelt und ihre Knie auf die Oberarme gelegt. Sie hat das Gewicht von den Füßen auf die Arme verlagert. Die Füße in die Luft gestreckt. Und jetzt tut sie es, sie fliegt! Ihr Gesichtsausdruck ist triumphierend, ja fast ein wenig überheblich. Betrachtet man ausschließlich ihr Gesicht, könnte man meinen, sie sei eine geniale Falschspielerin, die gerade einen Kartentrick vollführt hat.

Im Bildhintergrund lehnt mein schlaksiger Vater an einem Tisch. Seine Arme sind verschränkt, die Beine gestreckt. Er sieht sich das Ganze wohlwollend an, bleibt aber unbeeindruckt. Und er hat bestimmt nicht vor, es ihr gleichzutun.

Dieses Foto sagt alles, was man über die Siebzigerjahre wissen muss. Meine Mutter hob ab, und mein Vater blieb auf dem Teppich.

Als ich klein war, suchten alle Mütter das Weite. Gretchens Mutter besorgte sich ein Kostüm und einen Job. Jennys Mutter fing an, zu viel Weißwein zu trinken, und pflegte dann mit Jennys und Petes Babysitter über verlängerte Wochenenden wegzufahren. Natalies Mutter ließ sich trotz ihres – aus unserer Sicht – fortgeschrittenen Alters mit einem Studenten ein. Meine Mutter, die in der Krähenhaltung selbstbewusst zum Flug ansetzte, hob bei einer Grillparty ab. Ausgerechnet! Aber Grillpartys waren in den Siebzigern schwer angesagt. Mein Bruder, meine Mutter und ich gingen hin, weil alle anderen auch hingingen. Mein Dad behauptet heute, ebenfalls dabei gewesen zu sein. Ich kann mich nicht daran erinnern, aber vielleicht will ich das gar nicht.

Meinem Bruder und mir war gesagt worden, wir würden auf eine Hippie-Party gehen. Wir interessierten uns für Hippies. Sie trafen sich an der Fifteenth Avenue auf einem räudigen Rasenstück, das an die University of Washington grenzte. Dieser Rasen hieß bei uns nur Hippie-Hügel, und wir flehten unsere Eltern regelmäßig an, daran vorbeizufahren. Die Hippies mit ihren langen Haaren und ihren meist violetten Kleidern sahen lustig aus. »Hippie!«, riefen wir, sobald wir einen entdeckten, so als wären wir Naturforscher. Und jetzt gingen wir auf eine Party mit lauter Hippies!

Wir parkten den Wagen und folgten den Menschenmassen zum Lagerfeuer.

»Hi!«, grüßte ein junger Mann mit langem kastanienbraunen Haar und einem Vollbart, der so gar nicht zu seinen rosigen Pausbacken passen wollte. Im Grunde sahen alle, die wir trafen, ein wenig … na ja, wenn nicht gerade dick, dann doch gut genährt aus. Kräftig. So viele Hippies an einem Fleck zu erleben, war etwas ganz anderes, als ein paar davon über die Stadt verteilt zu sehen. Eine irgendwie haarige Angelegenheit. Drei Männer mit nacktem Oberkörper und eine taffe junge Frau mit langen geflochtenen Zöpfen standen am Ende des Grillspießes, auf dem ein ganzes Ferkel geröstet wurde, drehten ihn und tranken Bier aus der Flasche.

Mom, die stets auf gutes Benehmen achtete, fragte nach dem Gastgeber und erfuhr, dass er krank im Bett liege. Sie ging, um ihn zu begrüßen, und Dave und ich entdeckten ein paar Freunde. Wir liefen runter zum Strand und taten, was wir auch sonst taten: auf Baumstämmen balancieren, uns die Hosen nass machen, mit Holzschwertern kämpfen, Freddy O'Brien hänseln. Wir verbrachten den Tag in den Wäldern und am Strand wie kleine Wilde. Keinem von uns war das nackt glänzende Ferkel am Spieß geheuer. Es sah aus wie ein Ungeheuer. Unser Hauptziel bestand darin, nichts davon essen zu müssen. Von meiner Mutter keine Spur, das war optimal. Irgendwann machte ich mich aber dennoch erschöpft und hungrig auf die Suche nach ihr. Ich sah, dass die anderen Mütter, Rita, Margaret und Patty, neben dem Feuer saßen und ganz ins Gespräch mit ihren neuen Freunden, den Hippies, vertieft waren.

»Wo ist meine Mom?«, fragte ich.

Sie sahen mich über die Ränder ihrer Weingläser hinweg an. »Hat irgendjemand Donna gesehen?«, fragte Margaret in ihrer typisch fahrigen Art und nahm mich auf den Schoß. Ich schmiegte mich an sie und streichelte geistesabwesend ihr krauses Haar.

Ich blieb eine Weile bei ihr. Margarets Mann, Don, spielte Bob-Dylan-Songs auf seiner Gitarre, und die Leute sangen leise mit. Die Sonne ging langsam in der Bucht unter und schimmerte durch die Bäume. Irgendwann lief Rita ins Haus, um Wein zu holen, und steckte den Kopf wieder aus der Tür. »Claire! Deine Mom ist hier.«

Ich ging hinein. Das letzte Sonnenlicht fiel in den großen, holzgetäfelten Raum. In einer Ecke stand ein Hochbett. Meine Mutter saß am Rand und unterhielt sich lebhaft. Das Bett war völlig zerwühlt. Unsere Laken zu Hause waren blütenweiß, gebügelt und ordentlich. Die hier waren ein wildes Durcheinander aus Orange, Aquamarinblau und Grün. Jemand lag unter den Laken, mit einem sonnenverbrannten Gesicht hinter einem buschigen Bart. Die Aufmerksamkeit meiner Mutter galt nicht mir, stattdessen wandte sie sich ihm zu wie eine Pflanze zur Sonne: »Schätzchen, das ist Larry, unser Gastgeber«, sagte meine Mutter mit ihrer Benimm-dich-höflich-und-sag-guten-Tag-Stimme. Ich sagte »Hallo«, und er sagte ebenfalls »Hallo«. Sein Bart war furchteinflößend, und seine Augen waren grün. Ich ging wieder zu den anderen Müttern. Es schien Stunden zu dauern, bis Mom endlich herauskam.

Ich steckte Lucys pralle Ärmchen und Beinchen in ihr Geburtstagskleid aus schwarzweiß kariertem Taft. Goldene Löckchen ringelten sich in ihrem Nacken. Sie begrüßte ihre Gäste an der Haustür: Lisa war mit ihren vier Kindern und ihrem neunmalklugen Mann Steve gekommen, Isabel und ihr Mann, Ruthie mit Henry und James. Bruce' Eltern waren ebenfalls anwesend. Natürlich auch Mom und Larry sowie Dad und mein Bruder mit seiner Frau und ihrem Baby. Jeder meint etwas ganz Bestimmtes, wenn er »Alle waren da« sagt, und das waren meine »alle«.

Ich sah zu, wie meine Eltern hin und her liefen. Sie waren wirklich reizend um alle bemüht, setzten sich zu den Lahmen und Blinden beziehungsweise zu den Langweiligen und Schwierigen, hörten zu und plauderten. Mein Bruder saß auf einer Lederottomane, die Ellbogen auf die Knie gestützt, und unterhielt sich mit Isabel über ihre Kunst. In unserer Kindheit hatten mein Bruder und ich sämtliche wichtigen Erlebnisse miteinander geteilt. Wir waren zwischen unseren Eltern hin- und hergependelt, immer gemeinsam. Er war ein paar Jahre älter als ich und hatte schon früh eine ganz eigene, ernste und gleichzeitig verschmitzte Persönlichkeit entwickelt. Er nahm sich ernst, aber nicht zu ernst. Damals dürstete ich nach seiner Aufmerksamkeit, er war genauso unentbehrlich wie all die anderen Sachen, die ich brauchte, wenn ich von A nach B fuhr: Unterwäsche, Bücher, Schulsachen, Bruder.

In letzter Zeit fragte ich mich immer öfter: Was war damals eigentlich passiert? Nicht nur Mom und Dad hatten sich getrennt. Anfang der Siebziger schienen sich sämtliche Eltern zu trennen. Und es waren vor allem die Frauen, die gingen. Rückblickend betrachtet war es ein regelrechter Exodus: Frauen in abgeschnittenen Jeans, Kostümen, Kaftanen, mexikanischen Hochzeitskleidern und in Spaghettiträgertops, die auf und davon liefen. Manche gingen auf Partys. Andere zur Arbeit. Manche lebten in Kommunen. Wieder andere zogen in ein Haus, das sich kaum von dem unterschied, das sie soeben verlassen hatten. Es gab nur einen einzigen prägnanten Unterschied: Darin lebte ein neuer Mann.

Warum flohen sie? Warum flohen sie alle auf einmal? Zwischen 1967 und 1977 verdoppelte sich die Scheidungsrate in den Vereinigten Staaten. Natürlich ließen sich auch Männer scheiden, aber Männer sind schon immer auf und davon gelaufen. Jetzt gingen auch die Frauen.

Manche Menschen werden einfach zur falschen Zeit geboren, zu spät für das eine und zu früh für das andere. Wer sich Ende der Sechziger und Anfang der Siebziger als junge Mutter wiederfand, musste zwangsläufig das Gefühl haben, alles zu verpassen. Diese jungen Mütter sahen sich auf die Sandbank der Ehe gespült, während sich im Fluss um sie herum eine unbekannte

Strömung entwickelte. Die Feministinnen, die Hippies, die Demonstranten, die kulturelle Elite, sie alle propagierten, dass es in Ordnung wäre auszusteigen. Geht einfach, ihr wollt es doch nicht anders! Und die Mütter wollten es auch wirklich. So wie alle anderen sehnten sie sich ebenfalls nach Spaß, Freiheit, einem Sinn im Leben. Befreiung hatte nun mit Bewegung zu tun. Man musste irgendwohin aufbrechen. Das Problem waren die Kinder. Wie sollte das bitte schön funktionieren? Angenommen, man ging nach San Francisco, Marrakesch oder an einen der anderen viel beschworenen Orte, kamen die Kinder dann mit? Oder ließ man sie zurück? Nahm man einen Babysitter mit oder was?

Die Frage »Was wird aus den Kindern?« klingt kleinlich, ist aber in Wirklichkeit fundamental. Die jungen Mütter beantworteten sie, so gut sie konnten. Sie verließen ihre Männer und nahmen die Kinder mit. Sie liefen mit bärtigen, stinkenden Freunden davon oder blieben zu Hause, machten das Abendessen, tranken zu viel Wein und träumten von den Partys, die sie verpassten. Häufig war keine Lösung zufriedenstellend.

Als Kind so aufzuwachsen hieß, mit Kompromissen aufzuwachsen, mit Enttäuschungen, Experimenten, und das in Gegenwart merkwürdiger Männer. Es hieß aber auch, in einer optimistischen Atmosphäre aufzuwachsen. Die jungen Mütter hatten das Lied der Freiheit vernommen und versuchten, danach zu tanzen.

In Generationen zu denken mag albern sein, aber manchmal bringt es die Dinge auf den Punkt: Wir reden von der spezifischen Mentalität während der Großen Depression, von der Generation der Babyboomer. Wir machen uns heute Sorgen um unsere Kinder, die von einer digitalen Kultur überflutet werden. Und ich frage mich einfach, was passiert, wenn eine Generation wie wir mit einem solchen Kommen und Gehen aufwächst, mit Eltern, die frei sein wollen und Freiheit mit Umherziehen verbinden. Dass unsere Eltern sich ganz bewusst für ihre Revolten und Umzüge entschieden haben, machte die Sache für uns Kinder nicht leichter: Unsere Mütter und Väter **wollten** diesen radikalen Umbruch. Er brach nicht über sie herein wie ein Krieg oder die Große Depression. Paradoxerweise hatten wir Kinder dabei aber rein gar nichts zu bestimmen. Wir wurden in dieses Leben geworfen, ohne uns jemals dafür entschieden zu haben. Kinder sind bekanntlich konservativ. Stellt man sie vor die Wahl, zu gehen oder zu bleiben, gehen sie am liebsten nirgendwohin. Sie möchten nicht das Geringste verändern, nie.

Also: Was wurde aus uns, den Kindern der ersten Generation mit hohen Scheidungsraten? Natürlich bin ich nicht die Erste, die sich diese Frage stellt. Anfang des 21. Jahrhunderts erschienen zwei Studien über die Kinder aus der ersten Scheidungsgeneration. Zunächst kam Judith Wallersteins Buch *Scheidungsfolgen – Die Kinder tragen die Last* heraus. Wallerstein hatte 131 Kinder und ihre Familien aus Marin County, Kalifornien, befragt. Marin County ist eher dafür bekannt, dass es von der sozialen Norm abweicht. Und doch sorgte Wallersteins kleine Studie über eine eher atypische Bevölkerungsschicht für eine Sensation. Denn was war die überraschende Folge dieser Scheidungen? Gestörte Kinder!

Zumindest behaupteten das die Medien. Wallerstein fand heraus, dass Kinder aus Scheidungsfamilien größere Schwierigkeiten hatten, Liebesbeziehungen aufzubauen. Als Erwachsene hatten sie mehr Drogen- und Alkoholprobleme und waren häufiger geschieden als Kinder aus intakten Familien. Ihre scharfsinnige Untersuchung, wie Kinder eine Scheidung verarbeiten, wurde auf eine kurze Schlagzeile reduziert: Scheidungen sind schlecht für Kinder. Das Buch wurde ein Bestseller. Konservative Gruppierungen machten sich Wallersteins Erkenntnisse zunutze, die Botschaft des Buches wurde zu ihrem Schlachtruf. Linke reagierten ablehnend. Katha Pollitt legte überzeugend dar, Wallersteins Studie sei »pseudowissenschaftlich«.

Drei Jahre später erschien *Scheidung. Die Perspektiven der Kinder* von E. Mavis Hetherington, einer Psychologieprofessorin an der University of Virginia. Ihr Buch erforschte eine etwas größere Bevölkerungsgruppe in einem größeren Gebiet, die über einen etwas längeren Zeitraum hinweg beobachtet wurde, und kam zu Erkenntnissen, die kurz zusammengefasst besagen: Scheidungen sind nicht so schlimm.

Meine eigenen Anmerkungen zum Thema sind weniger quantitativer als qualitativer Natur, vielleicht sogar eher narrativ. Ich habe Folgendes festgestellt: Unsere Gedanken und Gefühle zum Thema Scheidung drehten sich im Großen und Ganzen um unsere Mütter. Unsere Väter standen irgendwie am Rand, sie waren nicht Teil des emotionalen Szenarios. Einige von uns waren wütend auf ihre Mütter, andere amüsierten sich über sie. Ich selbst schwankte zwischen diesen beiden Polen hin und her. Unsere Mütter machten einfach, was sie wollten! Wir fanden das unfassbar, uns wurde ganz schwindelig davon. Unsere Mütter hatten unsere Familien zerstört, unsere Väter verlassen und dachten nur an sich selbst. So lautete unsere Version der Geschichte.

Als mein Bruder und ich dann selbst Eltern wurden, schränkten wir unsere Möglichkeiten ein, und wir lebten ein Leben innerhalb unserer eigenen vier Wände. Unsere Mutter hatte unsere Familie zerstört, und so etwas würden wir unseren Kindern niemals antun.

Mein Bruder hielt ein und derselben Frau die Treue, er kannte sie bereits zu Highschool-Zeiten. Mit Anfang zwanzig wurden sie ein Paar und heirateten wenige Jahre später. Sie gingen von Anfang an regelrecht ineinander auf und gehörten zu jenen Pärchen, die eine Party frühzeitig verlassen, um miteinander allein zu sein. Dave kann man nur als vorbildlichen Ehemann bezeichnen: Er unterstützt seine Frau, wo er kann, er liebt ihre Kunst und ihre Einstellung zur Kindererziehung ebenso wie ihre Schuhe. Er ist der Typ Mann, der ihre Witze erzählt, und ein Vater, der alles richtig machen will. Das bedeutete, dass er sich an dieselben Regeln hielt wie ich, ja sogar mehr als ich. Es bedeutete Biowindeln und schickes Holzspielzeug aus Europa. Jahrelang hatte er dunkle Ringe unter den Augen, weil er seine Töchter bei sich und seiner Frau im Bett schlafen ließ. Er war der stolze Benutzer eines Babytragetuchs. Und weil er nun mal Dave war, sah das auch noch supercool an ihm aus.

Mein Bruder, ich und viele andere Kinder von davongelaufenen Müttern hatten beschlossen, dass unsere Familien an erster Stelle kamen, wir selbst waren nachrangig. Wir nahmen uns vor, stets verantwortungsvoll zu sein. Wir würden verheiratet bleiben, koste es, was es wolle, und Biomilch trinken. So sollte unser Leben aussehen. Mein Bruder und ich wurden zu eifrigen Verfechtern des Familienlebens.

Er meinte es durchaus ernst mit seiner Forderung, meine Eltern sollten sich scheiden lassen. Seit er selbst eine Familie gegründet hatte, schien ihn unsere merkwürdige Familienkonstellation zu stören. Er und seine Frau hatten eine wunderschöne Kernfamilie gegründet, und, im Rückblick betrachtet, schien er nur noch zu sehen, wie durchgeknallt unsere Familie gewesen war. Zwei Dads! Und unsere Eltern waren nach wie vor verheiratet! Total irre! Manchmal rief er mich an, damit auch ich unsere Eltern unter Druck setzte. Ich konnte mich aber nicht so recht dazu aufraffen. Ich wollte einfach nur, dass sich alle gut verstanden. Dieses Bedürfnis siegte sogar über den Wunsch, das zu tun, was mein Bruder wollte, ein Bedürfnis, das ebenfalls sehr stark ausgeprägt war.

Die Exzentrik meiner Familie – jener merkwürdigen Gruppierung, die meine Mutter geschaffen hatte, und in die Larry und mein Vater eingewilligt hatten – wurde von mir nicht infrage gestellt. Ich versuchte, darüber nachzudenken, wenn mich mein Bruder auf seine ruhige, rationale Weise unter Druck setzte. Aber irgendwie machte etwas in mir jedes Mal dicht, wenn ich an meine Kindheit dachte. Ich hatte überhaupt keine Lust, darüber nachzudenken.

Ich betrachtete meinen Bruder. Er war wütend, das wusste ich, allerdings nicht auf mich. Aber warum machte mich seine Wut dann so nervös?

Es wurde Zeit, *Happy Birthday* zu singen. Ich hob meine kostbare kleine Lucy auf ihren Hochstuhl und ging den Kuchen holen. Ich zündete die Kerze an. Bruce begann zu singen, und ich betrat das Esszimmer. Das Kerzenlicht blendete mich ein wenig. Wie meine Familie aussah, als ich mit dem Kuchen ins Zimmer kam? Keine Ahnung. Ich hatte nur Augen für meine Tochter, für ihre strahlenden Augen, ihre klatschenden Hände.

Bei der Krähe nutzte all meine Mühe nichts. Ich mochte Haltungen, die man hält, wie der Name schon so schön sagt. Ich mochte es, mich in eine Position hineinzubegeben und sie so perfekt und so lange wie möglich zu halten. Fran erklärte uns, dass es beim Yoga nicht um Perfektion ginge, sondern um einen Prozess. Beim Yoga komme es allein auf den Versuch an, erklärte sie. Das klang ja alles gut und schön, aber ich war süchtig nach dem Gefühl, eine Haltung zu beherrschen: Das Dreieck. Den Krieger. Den Lotussitz. Den Halbmond. Ich wünschte, noch länger darin verweilen zu können, und zwar stundenlang, sie ganz auszufüllen wie Kuchenteig die Backform.

Soweit ich das beurteilen konnte, gab es einfach keine Möglichkeit, die Krähe richtig zu machen. Wenn Fran »Krähe« rief, taperte ich quer durch den Raum zu dem Stapel mit den Decken und legte mehrere davon auf meine Matte, für den Fall, dass ich umkippen sollte. Ich hatte eine ziemlich große Angst davor zu fallen. Dabei lag die Wahrscheinlichkeit dafür mehr oder weniger bei null, da ich mich nie traute, die Haltung tatsächlich einzunehmen.

»Bei der Krähe geht es nicht um Stillstand«, rief uns Fran ins Gedächtnis. »Die Krähe ist eine Haltung, bei der es um die Balance geht, darum, spielerisch das Gleichgewicht zu halten.«

Spielerisch, aha. Ich sah mich um. Die anderen begaben sich in die Haltung, kippten um, lachten und wurden ganz rot im Gesicht. Ich dagegen bereitete alles sorgfältig vor. Ich strich meine Decken glatt. Ich hockte mich auf die Matte, den Rücken so fest und gerade, als hätte ich einen Stock verschluckt. Ich spreizte meine Hände auf der Matte, fächerte meine Finger auf und drückte jeden einzelnen davon in den Boden. Das ist bei Umkehrhaltungen oder Gleichgewichtsübungen, ja sogar beim Herabschauenden Hund wichtig: Der Druck muss gleichmäßig auf die ganze Hand verteilt werden, was sich überraschend schwer bewerkstelligen lässt. Also konzentrierte ich mich darauf, es richtig zu machen. Ich verlagerte mein Gewicht nach vorn, meine Knie drückten gegen meine Ellbogen. Und … das war's auch schon.

Das war der Punkt, an dem ich die Füße von der Matte hätte nehmen müssen, aber sie blieben, wo sie waren. Ich konnte sie keinen Millimeter heben, ganz einfach, weil ich nicht wollte. Ich wollte am Boden bleiben.

Meine Mutter dagegen war geflogen. Ich glaube, als Kind hatte ich Angst, sie könnte davonfliegen.

5.
Taube

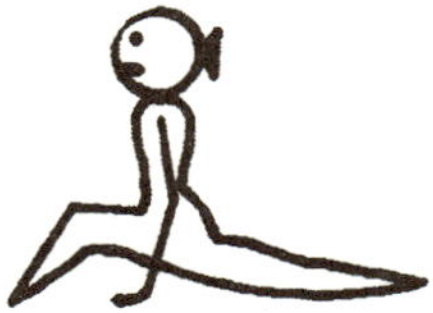

Ich sah aus wie jemand, der einen skurrilen Unfall hatte: Während ich im Sitzen mein linkes Bein nach hinten streckte und mein angewinkelter rechter Fuß unter mir festsaß, drückte ich die Hüfte nach vorne. Beine sind nicht für eine solche Position gemacht. Beine schreiten aus, werden elegant übereinandergeschlagen, tragen schicke Seidenstrümpfe oder werden zu irischen Volkstänzen geschwungen. Sie tun alles Mögliche, aber nicht das.

»Im Ernst?«, hätte ich Fran gern gefragt, als wir zum ersten Mal in die Taube gingen. »Bist du dir sicher?«

Aber jetzt, nachdem ich die Taube seit ein, zwei Monaten machte, hatte sich meine Einstellung geändert. Ich merkte, dass es sich weniger um eine Haltung als vielmehr um eine Art Höhlenerkundung handelte. Ich ging in mich und entdeckte alles Mögliche. Jedes Mal, wenn ich diese Position einnahm, drang ich ein Stück weiter in meine Hüftmuskeln vor. Und jedes Mal schien ich dort weitermachen zu können, wo ich vorher aufgehört hatte, um meine Expedition wieder ein Stück voranzutreiben, noch etwas tiefer zu bohren.

Meine Körperwahrnehmung hatte sich verändert. Meine Hüften entpuppten sich als unerforschtes Territorium, ähnlich wie Joseph Conrads Kongo. Natürlich hatte sich dort, genau wie im Kongo, schon immer jede Menge abgespielt. Ich hatte bloß nicht darauf geachtet. Meine Hüften führten ihr eigenes Leben. Seit ich Mutter war und das Baby den ganzen Tag mit mir herumschleppte, wurden sie zudem stark belastet.

Heute hatte uns Fran vorgewarnt, dass wir ziemlich lange in dieser Haltung verharren würden. Während wir dasaßen wie seltsam verrenkte Opfer eines Totalschadens, redete sie von irgendwelchen geheimnisvollen *Koshas*.

»Unser Selbst ist von dem umhüllt, was die Yogis Koshas nennen«, erklärte Fran. »Wir können sie uns als eine Art Körperhülle vorstellen. Ich werde sie euch nacheinander beschreiben und möchte, dass ihr sie dabei einzeln durchgeht und überlegt, ob ihr sie lokalisieren könnt oder nicht, ob sie euch bei dieser Haltung behilflich sein können oder ob euch die Haltung hilft, sie zu erspüren. Die erste Hülle oder Schicht heißt Annamaya-Kosha. Das bedeutet wortwörtlich ›Nahrungshülle‹. Sie entspricht unserem sichtbaren, physischen Körper. Als Nächstes kommt Pranamaya-Kosha, die ›Atemhülle‹. Wenn man sich Prana als Energie vorstellt, ist es die Energiehülle.«

Die Taubenhasser (von denen es übrigens unzählige gibt) unter uns begannen unruhig zu werden und die Stirn zu runzeln. Fran sprach ungerührt weiter.

»Die nächste Hülle heißt Manomaya-Kosha. Das ist die Hülle des Selbst, der Identität. Sie ist auch die Hülle der emotionalen Abläufe. Dann kommt Vojnamaya-Kosha. Diese Hülle hat etwas mit dem Intellekt, der Urteilskraft und Weisheit zu tun. Wir begehen oft den Fehler, diese beiden Hüllen für das innerste Selbst zu halten, vor allem im Westen. Aber es gibt noch eine weitere Hülle: Anandamaya-Kosha, die Hülle der Glückseligkeit.«

Hülle der Glückseligkeit. Ich bewahrte das Wort auf wie ein Eichhörnchen die Nuss in der Backentasche, um später damit herumzuspielen. Fran fuhr fort: »Die Hülle der Glückseligkeit ist das wahre Selbst, jenes Selbst, das dem Göttlichen am nächsten kommt. Es ist stets gegenwärtig und am aktivsten, wenn wir schlafen. Wenn wir alle acht Glieder des Yoga üben, kommen wir ihr näher. Und jetzt löst euch aus der Taube.«

Während ich meine Beine entknotete, dachte ich über Frans Worte nach. Sie hörten sich vollkommen wahr und gleichzeitig absolut falsch an. Irgendetwas an der Vorstellung einer Hülle der Glückseligkeit, einer göttlichen Hülle innerhalb eines Menschen, ergab durchaus einen Sinn. Ich konnte mir vorstellen, dass sie existierte, und sei es nur als schöne, schräge Metapher. Aber genauso fest war ich davon überzeugt, nichts dergleichen zu besitzen. Das war eindeutig etwas, das anderen vergönnt war, wie Louis-Vuitton-Taschen oder eine aufgeräumte Gewürzschublade.

»Lest die Yogasutras«, empfahl Fran nicht zum ersten Mal. »Sie sind nicht gerade leicht verständlich, aber vielleicht entdeckt ihr etwas für euch Interessantes.«

Eines der Probleme beim Yoga ist, dass es keinerlei Bibel gibt. Keinen Urtext, kein Wort Gottes. Ganz einfach, weil Yoga eine Technik ist, Gott kennenzulernen, ja vielleicht sogar, zu Gott zu werden. Für eine Technik existiert keine Bibel, sondern ein Handbuch oder mehrere Handbücher.

Ich hatte hohe Erwartungen, als ich meine Erkundung nach den Sutren begann. Ich recherchierte sie im Internet und verließ mich dabei zugegebenermaßen überwiegend auf Wikipedia. So erfuhr ich, dass die Sutras im 2. Jahrhundert v. Chr. von einem gewissen Patanjali zusammengestellt worden waren. Sie bilden ein Wissenskompendium in Form von Merksätzen, das alles in sich vereint, was die Yogis bis dahin entwickelt hatten. »Fantastisch!«, dachte ich. Aphorismen. Vielleicht besaßen sie ja eine Oscar-Wilde'sche Prägnanz. Ich marschierte mit Lucy los, um mir eine Ausgabe zu kaufen.

Mit einem Kaffee vom Café Allegro in der Hand schlenderte ich zu Magus Books. Ich drückte die Glastür auf und betrat einen riesigen Raum. Die Regale waren bestimmt dreieinhalb Meter hoch, und darüber kam noch eine Gewölbedecke, unter der die Staubflocken tanzten, als wären sie materialisierte Gedanken. Es war, als träumten die Bücher, und ihre Träume stiegen kaum sichtbar bis an die Decke.

Ich schaute schnell in meiner Heimat, der Belletristikabteilung vorbei. Sie befand sich am hinteren Ende der Buchhandlung. Ich war nicht wirklich mit der Abteilung »Fernöstliche Religionen« vertraut, keine Ahnung, wo die Sutras stehen mochten. Vielleicht doch bei den Ratgebern? Oder bei der Sportliteratur? (Yoga, ein ewiges Rätsel!) Solche Bücher las ich normalerweise nicht. Wenn ich etwas wissen will, gehe ich direkt an die Quelle, zu den Romanen. Denn die handeln von Gefühlen. Religiöse Literatur oder Ratgeber sind bloße Schaubilder, aber Romane zeigten das große Ganze.

Widerwillig wagte ich mich in die riesigen Weiten der Sachbuchabteilung vor. »Fernöstliche Religionen« befand sich in der Mitte eines hohen Regals und erforderte die Benutzung eines zylindrischen Tritthockers. Ich legte Lucy neben mir auf den Boden und daneben wiederum einen Stapel Bücher. Die *Bhagavad Gita*, *Der Prophet* von Khalil Gibran, das *I Ging*, die *Upanishaden*. Aber kein *Yogasutra*. Ich sah ein Fach tiefer nach. Dort stand ein Pamphlet, das eher einem Haufen zusammengeklammerter Seiten glich und weniger einem Buch. Ich zog es hervor. Das Papier war dick und vergilbt. Die Buchstaben hatten sich tief ins Papier geprägt, das Ding war bestimmt nicht in den Vereinigten Staaten gedruckt worden. Ich schlug die Seite mit dem Impressum auf: Bangalore, 1972.

Es gab keinerlei Einführung, kein Vorwort, kein Geleitwort. Nur die Sutras, die durchnummeriert waren. Was genau war eigentlich ein »Sutra«?

Nummer 1: »Nun die Disziplin des Yoga.« Ich musste lachen, denn es klang, als würde ein Showmaster die nächste Nummer anmoderieren. Ich las weiter.

Nummer 2: »Yoga ist jener innere Zustand, in dem die seelisch-geistigen Vorgänge zur Ruhe kommen.« Ich wusste von den *Asanas* bei Fran, dass man beim Einnehmen anspruchsvoller Haltungen auch den Geist trainiert, zur Ruhe zu kommen, Geduld zu haben und schwierige Situationen zu meistern.

Weiter zu Nummer 3: »Dann ruht der Sehende in seiner Wesensidentität.« Das klang wenig wahrscheinlich, und von da an wurde es immer absurder.

Je mehr ich las, desto verstaubter kam mir Patanjalis *Yogasutra* vor. Das haben Worte so an sich, wenn sie so losgelöst von der Welt und von einer konkreten Bedeutung stehen, dass sie sich gar nicht mehr wie Worte anhören. Ich kam mir vor, als würde ich Kant lesen. Ich blätterte das Pamphlet durch und suchte nach etwas, das meine Aufmerksamkeit fesselte und mir etwas über mich selbst verriet.

Ich wollte, dass mich die Sutras emotional ansprachen wie ein Roman und mir die Welt behutsam anhand von Beispielen erklärten. Ich wollte mich darin verlieren wie in der Fiktion eines anderen Lebens. Aber so ein Buch war das nicht. Das war kein Roman. Eskapismus unmöglich. Das war nicht einmal ein Buch, verdammt, sondern ein überwiegend ziemlich verrücktes Traktat. Das galt zum Beispiel auch für das Sutra 3.39: »Durch die Beherrschung des aufsteigenden Atems wird der Yogi fähig, durch Wasser, Schlamm oder Dornen zu gehen, ohne davon berührt zu werden, und er kann (den Körper) verlassen.« Hätte ich ein Gedicht lesen wollen, hätte ich in einer anderen Abteilung gesucht.

Die Merksätze waren in der Tat kurz und lasen sich wie Aphorismen, aber die Leseerfahrung war eine ganz andere als bei Oscar Wilde. Es war, als würde ich Brot oder Gras lesen – ein Ding der Unmöglichkeit.

Trotzdem blätterte ich noch eine Weile darin, immer auf der Suche nach Wörtern, die einen Sinn für mich ergaben. Ich kannte die Philosophie des Yoga nur vom Hörensagen, und als ich die einzelnen Kapitel überflog, entdeckte ich Sachen wie die acht Glieder, ein Begriff, den ich schon mehrmals gehört, aber manchmal mit dem achtfachen Pfad des Buddhismus verwechselt hatte. (Vielleicht ist das die Art, wie wir uns fremden Religionen annähern. Wir mögen solche, die aus Listen bestehen. Nicht umsonst greifen wir auch zu Ratgebern, die versprechen, uns in zehn Schritten zu einem neuen Ich zu verhelfen. Das ist gar nicht mal so unlogisch, denn wer eine neue Religion ausprobiert, neigt auch dazu, sich optimieren zu wollen.)

Ich blieb an den acht Gliedern hängen, in der Hoffnung, sie würden die Anleitung enthalten, nach der ich suchte. Sie klangen schon konkreter. Ich fand einen Keks in meiner Handtasche und gab ihn Lucy, damit sie was zum Herumbeißen hatte.

Das erste Glied bestand aus den *Yamas*, den ethischen Richtlinien des Yoga: Nichtverletzen, Wahrhaftigkeit, Nichtstehlen, Enthaltsamkeit, Nichtgier (Besitzlosigkeit). Sie klangen ausnahmslos machbar und vernünftig, bis auf die eine natürlich, die überhaupt nicht infrage kam. Ich hielt kurz inne – warum sollte ich auch nur ansatzweise eine Religion für mich in Erwägung ziehen, die mir etwas abverlangte, das ich niemals tun würde?

Das zweite Glied bestand aus den *Niyamas*, die etwas frommer waren: Reinheit, Zufriedenheit, Askese, Selbststudium, Verehrung des Göttlichen.

Das dritte Glied waren die *Asanas*, das vierte *Pranayama*, die yogische Atmung. Das fünfte bestand aus *Pratyahara*, der Innenschau, die Fran mir bereits nahezubringen versucht hatte, und das sechste war *Dharana* oder Konzentration. Das siebte war Meditation und das achte *Samadhi* oder Ekstase.

Ich sah die Regeln schwarz auf weiß vor mir, hatte aber nicht vor, sie zu befolgen. »Mein Bewusstsein zur Ruhe kommen lassen« ist leichter gesagt als getan. Außerdem mochte ich die Vorgänge in meinem Bewusstsein. Damit bestritt ich meinen Lebensunterhalt. Ich wollte sie nicht zur Ruhe kommen lassen. Ich wollte etwas dazulernen und mir vielleicht eine Putzfrau zulegen. Bewusstlosigkeit würde mir bei keinem von beidem weiterhelfen.

Wie immer beim Yoga war da diese merkwürdige Distanz. Diese Sätze klangen wie Regeln, waren aber unmöglich zu befolgen. Die acht Glieder wollten nicht gelesen, sondern erkundet, ja gelebt werden.

Ich kaufte das Buch trotzdem mit meiner Kreditkarte und zahlte an der großen Holztheke. Ich kehrte noch einmal um, um meinen Kaffee zu holen, den ich im Regal vergessen hatte. Er schmeckte bitter und sehr vertraut. Dann setzte ich Lucy auf meine andere Hüfte und ging.

Mich beunruhigte meine, wie ich fand, wenig authentische Herangehensweise ans Yoga. Ich fühlte mich wie ein Idiot, weil ich einen Yogakurs belegte, ohne die Philosophie dahinter zu kennen. Ich merkte, dass ich sofort ein schlechtes Gewissen bekam, sobald ich jemandem indischer Abstammung begegnete.

Ich war schließlich Buchkritikerin. Ich brauchte noch mehr gedruckte Informationen, denn sie waren das Mittel meiner Wahl.

Ich las mehr über Patanjali, von dem nur wenig bekannt ist. Er wird in der Regel ein Weiser genannt (was klingt, als wäre er ein Avatar in einem Rollenspiel). Er verfasste den ersten Text über die Lehre von Yoga, und das vor fast zweitausend Jahren. Dabei hat er Yoga keineswegs erfunden, sondern nur Lehren zusammengefasst, die schon zu damaliger Zeit uralt waren. Das *Yogasutra* steht am Anfang des sogenannten klassischen oder *Raja*-Yoga. Es ist auf jeden Fall der einzige Text, der als orthodox bezeichnet wird.

Patanjali berief sich auf eine jahrhundertealte mündliche Überlieferung und Mythologie, aus der mit der Zeit jene Tradition hervorging, die er festhielt. Diese Texte tragen nicht nur das Etikett »Yoga«, sondern sind ein fester Bestandteil der altindischen Literatur.

Nach einigen Recherchen erfuhr ich, dass der früheste Text, in dem Yoga erwähnt wird, die *Bhagavad Gita* ist. Die Gita – wie coole Eingeweihte sie nennen – ist wiederum nur ein Teil der riesigen *Mahabharata* – angeblich das längste Epos überhaupt, auch wenn sich das schwerlich beweisen lässt: Bestimmt hat irgendein gestörter Möchtegernbombenleger in Wyoming oder ein Hüttenbewohner im entlegensten Winkel Grönlands ein noch längeres verfasst.

Die *Bhagavad Gita* war genauso leicht aufzutreiben wie ein Thriller von James Patterson: nichts, was man wirklich gern lesen möchte, aber sobald man davon gehört hat, begegnet man ihm überall. Ich hatte sogar schon ein Exemplar in meinem Regal stehen. Wie das bloß dahin gekommen war?

Das *Mahabharata* erzählt die Geschichte des Kriegers Arjuna, der sich nicht recht zum Töten überwinden kann. Krishna, der sowohl Arjunas Wagenlenker als auch sein Gott ist, unterhält sich lange mit Arjuna darüber, wie man Gott dient. Die *Bhagavad Gita* ist diese Unterhaltung, in der auch die Denkschule des Yoga erstmals umfassend erklärt wird. Krishna erklärt Arjuna, dass Yoga eine Form der Gottesverehrung ist und dass Arjuna Gott auch dienen könne, wenn er töte, weil er dann Karma beziehungsweise das Yoga des Handelns praktiziere.

Es klingt verwirrend, dass Yoga mit seiner Lehre des Nichtverletzens in seinem Ursprungstext für das Töten wirbt, aber das ist wieder typisch Yoga. Je mehr ich las, desto überwältigender und undurchschaubarer erschien mir mein Unterfangen. Allein, dass es im Yoga so viele Traditionen gab: *Hatha*-Yoga, *Karma*-Yoga, *Raja*-Yoga, *Bhakti*-Yoga, jainistisches Yoga usw. Angesichts meiner Unkenntnis der indischen Geschichte fühlte ich mich total ungebildet. Die zentrale Lehre der Philosophie des Yoga war ohne diese Vorkenntnisse nicht zu erschließen. Aber ich war mit meiner Verwirrung nicht allein: Sogar Arjuna sagt zu Krishna: »Meine Intelligenz ist durch deine zweideutige Unterweisung verwirrt.« Ich las mir das Gespräch zwischen Krishna und Arjuna durch. Ich las es wie ein Kind, das einen Erwachsenenroman liest und dabei vor allem nach unanständigen Stellen Ausschau hält. Ich suchte nach Zitaten, in denen es um die Haltungen geht. Das war das Yoga, das ich kannte und verstand, ein Ausgangspunkt, von dem aus ich mich in diese merkwürdige, uralte Geschichte hineinbegeben konnte. Ich fand nichts dergleichen. Es gab eine kurze Passage über das Sitzen und Meditation. Hier verstand ich wenigstens, worum es ging. Ich stieß auch auf allgemeinverständliche Aussagen, wie zum Beispiel diese hier: »Du hast das Recht, deine vorgeschriebenen Pflichten zu erfüllen, doch die Früchte deiner Handlung stehen dir nicht zu. Halte dich niemals für die Ursache der Ergebnisse, die deinen Aktivitäten entspringen, noch trachte danach, deine Pflicht nicht zu erfüllen.« Man kann eine Ewigkeit in der Taube bleiben, nach ihrem tieferen Sinn suchen, aber warum eigentlich? Lernte man nicht vielmehr aus der Suche an sich? Genügte das nicht? Ging es nicht genau darum? Wenn man darauf hoffte, die Hüfte perfekt öffnen zu können, hoffte man vergebens. Dieses Ziel würde man niemals erreichen. Stattdessen sollte man lieber versuchen, seine Pflichten zu erfüllen.

Wie eine Musterschülerin versuchte ich mich als Nächstes an der Sekundärliteratur. Ehrlich gesagt hatten mich die Originalquellen ganz schön eingeschüchtert. Westliche Anhänger, so hoffe ich, würden mir die Geschichte des Yoga vielleicht aus einer leichter verständlichen Perspektive erklären können.

Als ich versuchte herauszubekommen, welches die angesehensten und wichtigsten Bücher über Yoga sind, stieß ich immer wieder auf zwei Namen, die den führenden westlichen Yogaschülern gehören: Es handelt sich um Mircea Eliade, einen rumänischen Philosophen, der sich in der ersten Hälfte des 20. Jahrhunderts jahrzehntelang mit Yoga beschäftigt hat, und um Georg Feuerstein, einen Indologen, den man nur als äußerst produktiv beschreiben kann. Über Eliade und Feuerstein kam ich auf weniger bekannte Forscher, und schon steckte ich bis über beide Ohren in indischer Geschichte und hinduistischer Philosophie.

Folgendes habe ich von diesen Forschern gelernt: Wer Yogahaltungen einnimmt, braucht sich nicht einzubilden, Yoga zu praktizieren. Viele westliche Gelehrte waren sogar empört darüber, dass Millionen Westler *Asanas* machen, und erklärten seitenlang, dass *Hatha*-Yoga etwas ganz anderes ist als *Raja*-Yoga.

Raja-Yoga ist das Yoga, das Hindus bereits seit Jahrhunderten praktizieren. Dahinter steht eine ebenso flexible wie rigide Theologie, die rein gar nichts mit dem zu tun hat, was sich in unseren Yogastudios abspielt. *Raja*-Yoga ist das Bestreben, Gott zu erfahren oder ein klares Bewusstsein zu erlangen. Aber wer ist dieser Gott, und welches Bewusstsein ist gemeint? Das ist schon etwas schwieriger zu erklären.

Was mit Gott und dem Selbst gemeint ist, ist bei westlichen Religionen leicht zu verstehen (zumindest für Westler). Die westlichen Religionen sind dualistisch: Es gibt Gott, und es gibt uns. Im besten Fall können wir gottgefällig leben.

Ob die Philosophie des Yoga dualistisch ist, ist dagegen umstritten. Einerseits ist Yoga nicht dualistisch, weil Gott kein Gegenüber, sondern in einem, ja in allem ist.

Es gibt zu viele yogische Traditionen, um im Einzelnen aufzeigen zu können, wie es jeweils um den Dualismus bestellt ist. Aber was Patanjalis klassisches oder *Raja*-Yoga angeht, kann man immerhin so viel sagen, dass es ebenfalls einen Dualismus kennt, nämlich den zwischen Materie und Geist. Das klingt einfach und könnte auch von einem christlichen Pfarrer stammen, wird aber beim Weiterlesen komplizierter, wenn man begreift, dass auch das gute alte Bewusstsein als »Materie« gilt. Das Denken. Das Ego. Die Vernunft oder wie immer man das auch nennen will. Das Denken fällt in dieselbe Kategorie wie andere Materie. Im Yoga gilt alles als Materie, worauf sich ungeteilte Aufmerksamkeit richten kann.

Das Denken selbst wird zu etwas, dem man Beobachtung, ja Aufmerksamkeit schenkt. So wie einem Hund oder einer Tasse. Das Denken muss mithilfe von Übungen überwunden werden wie alles Irdische. Diese Überwindung oder Transzendenz ist die Aufgabe des Yogi, durch sie erfährt er Gott.

Gleichzeitig widersetzt sich das Denken der Transzendenz mehr als ein Hund oder eine Tasse. Das Denken ist das Problemkind des Yoga. Es kann zum Hindernis werden. Wir Westler nähern uns Gott gern mit den Mitteln der Vernunft, während uns Yoga in vielerlei Hinsicht zeigt, dass Denken hinderlich sein kann, um Gott zu erfahren.

In den yogischen Texten wimmelt es nur so von Kategorien und Beispielen, wie das Denken den Übenden daran hindert, das Selbst zu überwinden. Wenn Patanjali sagt, dass Yoga jener innere Zustand ist, in dem die seelisch-geistigen Vorgänge zur Ruhe kommen, meint er, dass uns Denken nicht weiterbringt, ja uns sogar schaden kann.

All dem entnahm ich Folgendes: Laut den Gelehrten machte ich gar kein Yoga. Ich absolvierte *Asanas*, deren Ursprünge im Dunkeln liegen. Immer wieder las ich, dass wichtige Yogaschüler in der indischen Geschichte gar keine *Asanas* absolviert hätten und die *Asanas* ein Tummelplatz für Scharlatane, Glücksritter und Außenseiter seien. Wer sich auf die *Asanas* konzentriere, wiche vom klassischen Pfad des Yoga ab.

Während ich mich auf meiner Matte in der Taube befand, dachte ich: »Was tue ich da eigentlich, wenn ich mich im Yogastudio abmühe?« Ich dachte an Krishna, der mich anwies, meine Pflicht zu erfüllen. Mir blieb nichts anderes übrig, als zu glauben, eine Pflicht falsch zu erfüllen sei immer noch besser, als sie gar nicht zu erfüllen. Ich war sehr neugierig, wie weit ich mich in die Taube hineinbegeben konnte, wie verspannt ich war und ob sich diese Verspannung ein wenig legen würde. Ich war fest entschlossen, diese Pflicht auch weiterhin zu erfüllen.

Auch wenn mir das damals noch gar nicht so klar war, beschloss ich in diesem Moment, mich nicht mehr darum zu kümmern, das »richtige« Yoga zu lernen, sondern einfach damit fortzufahren, auf meine Lehrer zu hören und meine Übungen nach bestem Wissen und Gewissen zu absolvieren. Und genau dadurch begann ich, die Früchte des Yoga zu ernten. Demut, Vertrauen, der Wissenstransfer vom Lehrer auf den Schüler, Unvollkommenheit, das Loslassen des Egos – all das würde mich vor mir selbst retten, auch wenn es mir ebenso wenig vertraut war wie der blaugesichtige Krishna. Man kann nicht tiefer in etwas vordringen und dabei stets wissen, was man tut.

6.
Stellung des Kindes zum Ersten

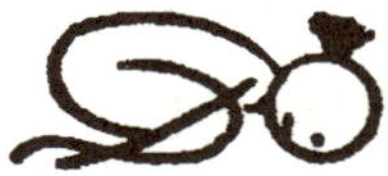

Ich zog mich in die Stellung des Kindes zurück. Welch komische Haltung das doch ist, dachte ich. Man faltet sich selbst zusammen, sondert sich von der Außenwelt ab und ist vollkommen selbstgenügsam. Also das genaue Gegenteil von einem Kind! Wir sehen in ihm lieber ein freies, umhertobendes, aufnahmebereites Geschöpf, das hüpft, drauflosmarschiert, tanzt oder die Arme nach uns ausstreckt. Mein Kind tat alle diese Dinge. Außer es tat sie gerade nicht.

Kinder sind oft ganz anders, als wir sie haben wollen. Sie sind keine Freigeister, keine sorglosen, ja nicht einmal glückliche Geschöpfe. Sie können deprimiert, traurig und träge sein. Auch sie sind erschöpft und reizbar.

Bevor mein Mann und ich heirateten, verliebten wir uns in ein kleines Mädchen, das wir auf einem kurzen Hawaii-Trip kennenlernten. Wir wohnten in einer Anlage an der verschlafenen Westküste von Kauai, an einem Ort, an dem so gut wie nichts los war. Man konnte eine Ewigkeit auf die braunen Wellen starren und sich in der Ferne Japan vorstellen. Der Anblick eines riesigen Palmwedels war schon Aufregung pur. Die Anlage war klein und bestand aus über das Gelände verstreuten Holzcottages, die im Vergleich zu den Banyan-Bäumen winzig aussahen. Im Haus gegenüber wohnte ein etwa vierjähriges Mädchen mit seinen Eltern. Sie tanzte morgens aus dem Haus und begrüßte uns, während wir Kaffee trinkend auf der Veranda saßen. Sie hatte langes braunes Haar, das ihr in Locken auf den Rücken fiel. Bestimmt besaß sie auch Kleider, doch wir sahen sie nur im Badeanzug.

Sie benahm sich genauso, wie Erwachsene Kinder gern mögen: Sie tanzte auf dem Rasen, steckte sich Blumen hinters Ohr und verkündete feierlich, Meerjungfrau zu werden, wenn sie einmal groß wäre. Wir nannten sie »Der Kobold«.

Eines Morgens kam der Kobold nicht aus seinem Haus getanzt. Nun, vielleicht war sie abgereist. Wir waren ein wenig enttäuscht, aber so ist das nun mal an einem Ferienort, da häufen sich die stillen Abschiede. Nachdem wir eine ganze Kanne Kaffee geleert hatten, gingen wir zum Strand. Als wir am Haus des Kobolds vorbeikamen, sahen wir, dass sie quer über den Verandastufen lag. Ihr Kopf war zur Seite geneigt.

»Guten Morgen«, begrüßte sie Bruce.

Sie ließ sich von den Stufen rollen und sah uns unbewegt an. »Geht weg!«, antwortete sie. Langsam und traurig kletterte sie die Treppe wieder hoch und ringelte sich ganz klein zusammen.

In der Stellung des Kindes.

Danach hatten wir einen ganz anderen Eindruck vom Kobold.

Wir wünschen uns, dass Kinder Leichtigkeit und Lebensfreude ausstrahlen, weil wir uns so unserer eigenen Kindheit erinnern wollen. Wir möchten glauben, dass wir eine heile Kindheit hatten. Als ich klein war, wollten die Erwachsenen, dass ich ein fröhlicher Kobold war, gelöst und heiter. Aber vor allem wollten sie, dass ich glücklich war.

Mit sechs hatte ich noch kein eigenes Fahrrad, genauso wenig wie meine besten Freundinnen Bridget und Marie. Ihre Mom war Margaret, die beste Freundin meiner Mutter. Unsere Omas – die Mutter meiner Mutter und die von Margaret – waren ebenfalls beste Freundinnen.

Auf Margarets Schoß war immer noch ein Platz frei, obwohl sie sechs Kinder hatte. Bridget und Marie lebten ein paar Blocks weiter in Laurelhurst, unserem grünen Viertel mit den strengen Häusern im Tudorstil, mit Ziegelbauten und großen Fachwerkhäusern auf eleganten Rasenflächen. Wir liefen zwischen unseren Häusern hin und her, immer auf der Suche nach noch mehr Spielzeug und besseren Süßigkeiten. Sobald wir die Reserven an einem Ort erschöpft hatten, zogen wir weiter. Meine Mom konnte launisch sein, ihre Mom gestresst, und so pendelten wir hin und her.

Zum Süßwarenladen nahmen wir immer eine Abkürzung, die an Wiesen, Teichen und Wäldchen vorbeiführte, in denen die älteren Jungs Playboy-Hefte zurückließen.

Wir liefen los, während die Sonne auf uns herabbrannte.

»Es wird Zeit, dass wir uns ein Fahrrad aussuchen«, sagte Marie. Marie war die Älteste, also durfte sie zuerst aussuchen. »Meines ist lila mit Glitzer und hat einen Bananensattel.«

Gleich darauf meldete sich Bridget zu Wort: »Meines ist rotweißblau (in den Siebzigern galt das als Farbe) und der Sattel hat ein Sternenmuster. Es hat auch einen Bananensattel«, fügte sie noch hastig hinzu.

Das waren die begehrtesten Fahrräder. Ich musste lange nachdenken. »Himmelblau. Glitzer. Ein Bananensattel. Und ein Korb mit Blumen.« Das war ein wenig schwach, aber was sollte ich machen? Lila und Rotweißblau waren schon weg, alles andere war minderwertig. Heutzutage haben natürlich alle Kinder aus der Mittelschicht Fahrräder. Doch auch wenn man sich das heute nur schwer vorstellen kann, musste man damals warten, bis die älteren Geschwister ihrem entwachsen waren, bis man darauf fahren durfte.

Wir liefen bergauf, also fuhren wir nicht auf unseren eingebildeten Rädern, sondern schoben sie. Unsere Dads waren in der Arbeit und arbeiteten. Unsere Moms waren zu Hause und rauchten. Unsere Brüder waren in den Wäldern und betrachteten aufgeweichte Pornos. Wir glaubten, dass es immer so bleiben würde.

Ich habe folgende Erinnerung: Mein Dad strich zu Hause die Terrassentüren des Wohnzimmers. Es war ein sonniger Samstagnachmittag, einer von den Tagen, an denen man faul auf dem Sofa liegt und Comics liest. Mein Dad trug seinen Anglerhut, ein fleckiges, abgetragenes Ding, und meine Mom beugte sich aus der Küchentür, um ihn zu küssen. Rückblickend muss dieser Kuss ungewöhnlich gewesen sein, weil mein Herz einen Freudensprung machte. Ein Kuss! Für mich war er etwas Bemerkenswertes.

Keine Ahnung, wie viel Zeit dann verging – es können Jahre oder auch Tage gewesen sein –, aber eines Tages war mein Dad fort. Wie weggezaubert. Er war nicht mehr da, um mich »Dairy Queen« zu nennen, wenn ich Butter direkt aus der Butterdose aß. Seine Schlaksigkeit, seine Sanftheit, seine Größe, seine Verschlossenheit, seine Zurückhaltung und sein Lächeln hatte er mitgenommen, genau wie seine anderen Eigenschaften, die für unseren Haushalt unverzichtbar waren. So unverzichtbar wie Milch oder saubere, gefaltete Wäsche: Dinge, die ich brauchte und bei denen ich nie auf die Idee gekommen wäre, irgendwann darauf verzichten zu müssen.

Er rief mich an. Das war neu und aufregend, genau wie der Kuss. Mein Dad am Telefon, im Telefon. Doch dort gehörte er nicht hin. Ich saß an dem kleinen Holztisch in der Küche und nahm den Anruf entgegen wie eine Erwachsene.

»Wo bist du?«, fragte ich.

»Ich wohne vorübergehend im Hotel«, antwortete er mit seiner ruhigen, leicht heiseren Stimme.

»Oh.« Ich kam nicht auf die Idee, ihm zu sagen, dass ich ihn vermisste. Aber er schon. »Ich vermisse dich.«

Ich dachte kurz darüber nach und fragte dann: »Was hast du zu Mittag gegessen?«

Als er noch bei uns wohnte und mein normaler Vater war, fragte ich ihn jeden Tag beim Abendessen, was er zu Mittag gegessen habe, während er in der Stadt im Büro gewesen war. Er schmückte das jedes Mal zu einer kleinen Geschichte aus: Er war in einem schicken Restaurant gewesen, mit dem Chef seiner PR-Agentur. Er hatte ein Schinkensandwich und einen Keks am Schreibtisch gegessen. Er hatte einen neuen Schnellimbiss entdeckt. Er gehört zu den Menschen, die freundlich auf alles eingehen. Vielleicht hatte ihn meine Mutter deshalb verlassen. Oder hatte er sie verlassen? Keine Ahnung. Ich wollte auf jeden Fall wissen, was er zu Mittag gegessen hatte.

»Ich war mit einem Kunden aus und habe Hühnchen bestellt.«

»Okay.«

Wir sagten »Ich liebe dich« – es war das erste von Hunderten, ja Tausenden von am Telefon ausgesprochenen »Ich-liebe-dichs« –, dann legten wir auf.

Das einzige Hotel, das ich mir vorstellen konnte, war das direkt am Highway 99, am Battery Street Tunnel. Auf seinem Dach befand sich eine leuchtende Neonreklame in Form einer Palme, und es war von kastenförmigen Ziegelbauten umgeben. Es sah schäbig aus, sogar in meinen Augen, und das beunruhigte mich.

Anders als von mir erhofft, kam mein Dad nicht wieder.

Es wurde Sommer, und wie jeden Sommer mieteten wir gemeinsam mit Bridgets und Maries riesiger Familie und anderen ein Ferienhaus. In meiner Erinnerung hält jeder dort, sogar die Zweijährigen, ein Weinglas in der Hand. Wir fuhren jedes Jahr an einen anderen Ort. Die Details waren anders, aber im Großen und Ganzen verlief der Urlaub immer gleich: Es gab einen großen Raum mit Stockbetten für die Kinder, die Erwachsenen tranken jede Menge Wein und sangen, jeden Abend gab es ein Lagerfeuer, jeden Tag wurde heftig um das Spielzeug in der Cornflakespackung gestritten, und ganze Tage wurden auf Luftmatratzen im eiskalten Wasser des Puget Sound verbracht. Und jedes Mal gab es eine Mutprobe zu bewältigen. In diesem Jahr fuhren wir nach Bainbridge Island. Wir wohnten in einem Haus, das wir »Potzblitz« nannten, warum, weiß ich nicht mehr. Wir entdeckten einen Dammbalken, der höher war als wir, und sprangen herunter. Das war die Mutprobe dieses Sommers. Mein Dad kam zu Besuch und machte ein Foto von mir, wie ich mit wehendem Haar durch das silbrige Sonnenlicht fliege.

In diesem Sommer fuhren wir in regelmäßigen Abständen nach Port Gamble, um den grünäugigen Mann mit dem Bart zu besuchen, den wir auf dem Grillfest kennengelernt hatten. Er war vierundzwanzig. Meine Mutter war zweiunddreißig, eine Mutter mit einem großen Haus, einem Garten und einer irischen Haushälterin, die heimlich aus den Likörflaschen im obersten Regal der Speisekammer trank. Mein Vater war vierzig. Die drei waren altersmäßig wie Dominosteine hintereinander aufgereiht und warteten darauf umzufallen. Larry war nett und schweigsam. Sein Haus war nicht immer voller Hippies. Es gab dort nur einen: ihn. Er versprach, dass er uns »das nächste Mal« – das nächste Mal? – mit zu *Crazy Eric's Drive-in* nehmen würde. Dort sei es ganz toll, denn dort gäbe es die besten Milkshakes. Und die fettigsten Fritten.

Meine Mom nahm uns zum Markt auf der Bainbridge Island Street mit. (Typisch Siebziger: In meiner Kindheit wimmelte es nur so von Straßenmärkten.) Auf dem Straßenmarkt glasierte ich eine winzige Tonschale. Ich erbettelte ein schwarzweißes Kätzchen, das vor dem Town & Country Market verschenkt wurde, und nannte es Daisy. Es war die fieseste Katze überhaupt. Eines ist mir mit der Zeit klar geworden: Wenn dir deine Mutter eine Katze schenkt, kannst du davon ausgehen, dass sich deine Eltern trennen werden. Sorry, Kids! Daisy fraß Bienen und zerkratzte meine Arme, so fies war sie. Larry kam und holte uns in seinem kleinen Porsche ab. (Noch so etwas Typisches aus den Siebzigern: Sportwagen waren ein Symbol für Freiheit, ganz einfach, weil darin kein Platz für Kinder war.) Er hatte Liebesperlen dabei! Wir gingen ins *Crazy Eric's*. Es dürfte nicht weiter verwundern, dass ich zu viele Fritten aß und sein Auto vollkotzte.

7.
Festgehaltener Winkel

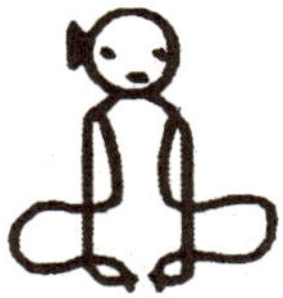

Lucy saß in ihrem Hochstuhl und kaute auf einem Apfelstückchen. Sie trat mit dem Fuß gegen den Stuhl und plapperte vor sich hin. Ihr T-Shirt war von Apfelstückchen übersät. Ich hatte es wieder einmal nicht geschafft, ein sauberes Lätzchen aufzutreiben. Grüner Schleim verstopfte ihr Nasenloch, und sie hustete vereinzelt, während sie aß und plapperte. Bruce arbeitete im Hinterhofbüro. Wenn ich aus dem Fenster schaute, sah ich, wie er sich über den Computer beugte und mit seinen schwarzen Brauen wackelte. Ich stellte mich auf die hintere Veranda und winkte heftig. Höchste Zeit, von der Arbeit nach Hause zu kommen!

Ich ließ Bruce und Lucy in der gemütlichen Küche mit dem roten Linoleumboden zurück, den wir verlegt hatten, weil uns in der Umweltberatung gesagt worden war, dass Linoleum nachhaltig und ungiftig sei.

Ich hatte Frans Kurs am frühen Abend verpasst und wollte zur darauffolgenden Entspannungsstunde bei Jonathan gehen. Als ich dort ankam, war die Beleuchtung im Yogastudio gedämpft. Jonathan pflegte die Lampen abends zu dimmen.

Wir machten die typischen Bewegungen zur Einführung. Dann nahmen wir ganz langsam eine Reihe von Haltungen ein: den Krieger I und II, den hohen und den tiefen Ausfallschritt, die Vorwärtsbeuge. Wir machten Vorwärtsbeugen und eine sanfte Version der Brücke, wir stemmten uns vom Boden ab in eine kleine Rückwärtsbeuge. Die Bewegung tat gut. Für mich fühlte es sich nicht an wie eine Flucht, ich spürte nur, wie entspannend es war, sich zu bewegen und an nichts zu denken. Entspannend fand ich auch, dass dies ein Raum war, den ich nicht putzen musste. Es war, als würde ich für eine gute Stunde in einem Hotel absteigen. Irgendwie aufregend: Ich werde diesen Boden niemals saugen. Ich werde diese Fußleisten niemals abstauben. Nie.

Gegen Ende der Stunde bat uns Jonathan, den Festgehaltenen Winkel einzunehmen. Er nannte uns die Sanskrit-Bezeichnung: *Baddha konasana*. Die Haltung war kinderleicht: Man setzt sich mit gegrätschten Knien hin, während sich die Fußsohlen berühren. Es tat gut, Sohle an Sohle zu spüren, ein Gefühl kurz vor dem Kitzeln.

»Das ist eine der Haltungen, die die Yogis zum Meditieren nutzten. Den Festgehaltenen Winkel oder den Lotussitz. Die anderen *Asanas* dienten dazu, den Körper zu kräftigen oder zu entspannen, damit sie möglichst lange in der Meditationshaltung verharren konnten.«

Jonathan sprang auf und lief quer durch den Raum zum Lichtschalter. Er dimmte das Licht so weit herunter, bis nur noch zwei stecknadelgroße gelbe Punkte zu sehen waren. Das konnte richtig unheimlich werden: Wenn wir die Toter-Mann-Stellung einnahmen, schienen die Schatten zum Leben zu erwachen. Es war unheimlich still. Jeder, der einmal einen Horrorfilm gesehen hat, weiß, dass eine solche Stille nichts Gutes verheißt. Wenn wir dann in diesem stillen Halbdunkel dasaßen, fühlte es sich manchmal so an, als meditierten wir unter dem Bett, wo sich die Monster verstecken.

Als die Helligkeit der einer mittelalterlichen Trinkhalle glich, setzte sich Jonathan wieder und sagte: »Heute Abend werden wir nicht den Toten Mann machen, sondern stattdessen versuchen, wie die Yogis in der Sitzhaltung zu bleiben. Bleibt einfach im Festgehaltenen Winkel. Wenn das nicht funktioniert, nehmt eine andere bequeme Sitzposition ein.«

Wir zappelten ein bisschen, bis wir alle bequem saßen oder zumindest ansatzweise.

Als wir damit fertig waren, erklärte Jonathan: »Still zu sitzen kann beim Yoga mit das Schwierigste überhaupt sein. Wenn ihr feststellt, dass sich eure Gedanken überschlagen, konzentriert euch einfach auf die Atmung. Ihr müsst auf keine bestimmte Art atmen, es reicht, wenn ihr den Atem beobachtet. Versucht nicht, ihn zu kontrollieren. Versucht nicht, ihn zu vertiefen. Beobachtet nur, wie er ein- und ausgeht und schaut, ob euch das hilft, den Geist zur Ruhe kommen zu lassen.«

Ich war schlecht gelaunt. Ich war gekommen, um einen Workout zu machen. Ich wollte mich verbessern. Und das würde bestimmt nicht dadurch geschehen, dass ich hier herumsaß.

Wir saßen eine Weile da. Lange genug, um Jonathans Aussage zu beweisen. Sitzen fällt schwer, ich hab's verstanden! Ich schielte auf die Uhr. Es fehlten noch zehn Minuten bis zum Ende der Stunde! Erwartete er von uns, dass wir so lange stillhielten? Jonathan saß da und sah fast schon unverschämt gelöst aus, so als könnte er die ganze Nacht meditieren. Ich zwang mich, erneut die Augen zu schließen.

Vorher hatte Jonathans Stimme die unheimlichen Schatten in Schach gehalten, aber je länger ich schweigend dasaß, desto näher kamen sie. Ich versuchte zu atmen, all das zu beachten, was man beachten soll, wenn man meditiert. Aber irgendetwas kam aus meinem Unterbewusstsein hoch. Und ehe ich mich's versah, weinte ich. Tränen liefen mir über das Gesicht. Ich verlor die Fassung. Ach du meine Güte! Ich öffnete ein Auge. Niemand sah zu mir herüber.

Was war das denn? Ich wusste nicht, warum ich weinte. Ich fragte mich, warum, und weinte noch eine ganze Weile weiter. Dann schoss mir ein Bild in den Kopf, von Lucy und ihrem verstopften Näschen, eine harmlose Erkältung. Ich schluchzte noch mehr. Jedes Mal, wenn ich sie schniefen sah, jedes Mal, wenn ich ihr die Nase putzte, wurde ich wieder an ihre katastrophale Geburt und die darauffolgenden Monate erinnert.

Es war ein grauer Dezembermorgen. Ich war im neunten Monat schwanger, und es war der Tag vor dem errechneten Geburtstermin. Ich stand auf, schlüpfte in meine zeltartigen Gewänder und trank meine Tasse Kaffee. Bruce und ich saßen am Tisch und lasen die *New York Times*, als ich den ausgiebig dokumentierten überwältigenden Stuhldrang verspürte. Also rief ich Chick, meinen Arzt, an. Es ist gut, einen Arzt zu haben, den man Chick nennen kann. Er meinte mit seiner rauen, ruhigen Stimme, dass wir lieber ins Krankenhaus fahren sollten. Ich legte auf und sagte zu Bruce, es sei so weit.

Wir lasen folgende Werte auf dem Oximeter unseres Babys:

72
69
88
77
80
62

Das Baby, das noch keinen Namen hatte und wahrscheinlich nicht überleben würde, war in der Gebärmutter unter Stress geraten und hatte viel Kindspech eingeatmet. Mit anderen Worten: Seine Lunge hatte sich mit seinen eigenen Ausscheidungen gefüllt, während es sich noch im Mutterleib befand. Die Geburt, ein Kaiserschnitt, war jetzt wie viele Tage her? Zwei? Drei?

Wir lebten jenes verborgene Leben, das sich normalerweise unbemerkt von uns abspielt, das Krankenhausleben. Wir saßen auf der Neugeborenen-Intensivstation und sahen zu, wie unser Baby nach Luft rang, kurz und scharf einatmete und Luft in das bisschen Lunge sog, das nicht verstopft war. Unsere Tochter war ganz aufs Atmen konzentriert und doch sehr schlecht darin. Sie war eine defekte Maschine mit nur einer Funktion: Atmen. Sie musste sich damit abmühen, versagte aber nie ganz.

Die Werte waren schlecht. Wir warteten darauf, dass das Oximeter 90 anzeigte oder unrealistische 95, was laut den Schwestern der niedrigste Wert einer normalen Sauerstoffversorgung war. Wir lasen weiterhin 82. Und 77. Dann stieg der Wert auf 87, und ich rief aufgeregt nach der Schwester. Leise erklärte sie: »Das ist nicht hoch genug« und legte eine Hand auf meine Schulter.

Wir starrten und starrten: auf das Baby, die Maschine. Niemand sagte die Worte, die wir hören wollten: »Sie wird es schaffen.«

Sie lag in ihrem Brutkasten, rang in mikroskopischen Atemzügen nach Luft und fuchtelte mit ihren Fäusten in der Luft herum. Wir nannten sie »Braveheart«. Das Baby kämpfte sichtlich um sein Leben. Man sah ihm den Überlebenswillen förmlich an. Man spürte, dass unsere Tochter, hätte sie eine Fahne getragen, diese hochgehalten hätte. Sie war der Beweis für etwas, das unbeweisbar scheint, der Existenz der Lebenskraft. In ihr war das Leben etwas so genau Bestimmbares wie Chlorophyll in einem Blatt: grün und notwendig.

Zeit war ein Kontinent, den wir durchquerten. Irgendwann am Morgen des zweiten Tages betrat meine Mutter das Zimmer und fand mich auf dem Boden des Bads vor. Dort saß ich, schlug mit dem Kopf gegen die Wand und wiederholte immer wieder: »Ich habe solche Angst.« Das zumindest erzählt sie mir, ich selbst kann mich nur bruchstückhaft daran erinnern. Meine

Erinnerung ist lückenhaft, wie zufällig zusammengewürfelt. Irgendwann am unendlich langsam vergehenden dritten Tag nahm Bruce einen Stift und schrieb »Lucy« in das noch freie Feld auf dem Etikett, das für den Namen des Babys vorgesehen war und am unteren Ende ihres durchsichtigen Plastikgehäuses hing. Lucy, knapp vorbei an »Lucky«, glücklich.

Bruce und ich hielten zusammen. Wenn andere über das Baby sprachen, kamen wir uns vor, als lauschten wir einer schlechten Coverversion, so unmelodiös, deprimierend und falsch klang alles. Nur Bruce und ich waren völlig hoffnungslos und dann wieder voller Optimismus. Wir teilten eine furchtbare Gewissheit, die Gewissheit, dass das Baby es auf jeden Fall schaffen, und die, dass es auf jeden Fall sterben würde.

Zu meiner großen Verzweiflung wurde ich aus dem Krankenhaus entlassen. Ich wurde von meinem Kind getrennt und musste am anderen Ende der Stadt schlafen. Zu Hause machte ich mich deshalb gleich an meine neue Aufgabe: Milch abpumpen. Eine Frau der La-Leche-Liga hatte sich neben meinem Krankenhausbett materialisiert und mir gesagt, dass ich alle drei Stunden abpumpen müsse, sonst würde die Milch nicht einschießen. Ich gehorchte. Das Krankenhaus gab mir eine elektrische Pumpe mit, und wenn ich sage, dass ich mit einer fast religiösen Inbrunst Milch abpumpte, dann ist das nicht übertrieben: Das war das Einzige, was ich für das Baby tun konnte, und ich verhielt mich vorbildlich. Denn dann würde meine Tochter vielleicht überleben. Eine Alternative kam nicht infrage.

Meine Mutter kümmerte sich um mich, wenn ich Milch abpumpte. Sie, die penibel Adrette, war merkwürdigerweise schon immer sehr von Körperfunktionen fasziniert. Ihr war als Einziger in unserem Haushalt die Brustpumpe nicht peinlich. Ich selbst konnte das Wort kaum aussprechen. Sie plauderte mit mir, während ich pumpte, eilte dann mit den gefüllten Glaszylindern zum Kühlschrank und sorgte dafür, dass diese zu den voraussichtlichen Fütterungszeiten im Krankenhaus bereitstanden. Sie lobte mich, wenn ich die Menge erhöhte, bemerkte den immer geringeren Anteil der Vormilch und tat, nachdem sie den Ertrag meiner beiden Brüste miteinander verglichen hatte, kund: »Die Rechte ist der Champion!«

Am Sonntag nach Lucys Geburt zeigte das Oximeter folgende Werte an:

88

77

89

90

91

91

92

92

95

95

95

»Sie wird es schaffen«, meinte eine rothaarige Schwester, die von diesem Moment an meine Lieblingsschwester war.

Schließlich stillte ich Lucy, während ich in einem Schaukelstuhl hinter dem Vorhang der Neugeborenen-Intensivstation saß. An jenem Abend backte ich Chocolate-Chip-Cookies für die Schwestern der Intensivstation.

Muss ein Baby wie Lucy länger im Krankenhaus bleiben, darf man es nicht einfach mit nach Hause nehmen. Man muss erst an einem Meeting teilnehmen. Unseres fand in einem fensterlosen Raum mit einem Haufen anderer verängstigter Eltern statt, die ihre Mickerlinge nach Hause holen wollten. Die Schwester, die die Besprechung leitete, erklärte eine Weile, wie wir unsere komischen Winzlinge pflegen sollten. Als sie aufs Stillen zu sprechen kam, unterbrach sie sich und sah zu mir und Bruce hinüber.

»Sind Sie das Paar, das mit einem Sauerstoffgerät entlassen wird?«

»Äh, nicht dass ich wüsste«, quetschte ich heraus. Ich wollte diese Unterhaltung im Keim ersticken.

Die Schwester warf einen Blick auf ihr Klemmbrett und dann wieder auf uns. »Lucy? So heißt doch Ihre Tochter?«

»Ja, das ist sie.«

»Sie müssen im Anschluss noch hierbleiben. Dann gehen wir noch ein paar Details durch.«

Jedes graue Gesicht in dem grauen Raum wandte sich zu uns um, zu den Leuten, die ein Sauerstoffgerät mitbekamen. Meine Gedanken überschlugen sich. Würde sie stets auf das Sauerstoffgerät angewiesen sein? Stimmte etwas nicht mit ihr, das man uns bislang nicht gesagt hatte? War ihre Lunge dauerhaft geschädigt? Nach der Besprechung versicherte uns die Schwester, dass es nur eine vorübergehende Sicherheitsmaßnahme sei. Was bedeutete »vorübergehend«? Zu welcher Sicherheit?

Wir nahmen Lucy mit nach Hause und kamen uns vor, als würden wir sie entführen. Ein Schlauch war an ihrer Nase befestigt, der mit dem Sauerstoffgerät verbunden war, das ihr wie ein Schatten überallhin folgte. Wir fanden den Schlauch wunderbar. Wir fanden das Sauerstoffgerät reizend. Wir waren zu Hause, zufrieden, verängstigt und verliebt.

Wir hatten strikte Anweisungen bekommen: Lucy musste mindestens fünf Monate lang in Quarantäne bleiben. Es war Grippesaison, und sie durfte sich auf keinen Fall erkälten. Wir durften sie nirgendwohin mitnehmen.

Der erste Tag zu Hause war ungewöhnlich warm für Dezember. Meine Mutter kam zu Besuch, hielt sie und passte auf sie auf, während ich sie in einer kleinen Plastikwanne wusch, wobei ich ihr erst vorsichtig den Schlauch entfernte und ihn dann nach dem Abtrocknen wieder mit Klebeband befestigte. Meine Freunde kamen mit etwas zu essen, mit Kindern und Blumen vorbei. In unseren alten Bungalow in Phinney Ridge schien die Sonne. Wir rissen die Haustür auf und ließen angenehm frische Luft von draußen herein. Im Kamin brannte ein Feuer, sodass von überall Licht kam, wir waren überflutet von Licht. Chick kam vorbei, um nach mir zu sehen. Er ging durchs Haus und ließ die Szene auf sich wirken. Dann nahm er mich beiseite und bemerkte: »Das ist nicht gerade das, was wir unter Quarantäne verstehen.« Ich hatte mir unter Quarantäne so etwas wie eine sechs Monate währende Party vorgestellt, aber es sollte nicht sein. Nur Großeltern waren erlaubt, wir durften Lucy nirgendwohin mitnehmen, nur mit ihr spazieren gehen. Chick schickte alle fort, und damit begann unsere Isolation.

Als ihr Sauerstoffgerät abgeholt wurde, fühlte sich das genauso gut – ja sogar noch besser – an als der Tag ihrer Geburt. Wenn ich mich schlafen legte, stellte ich ihre Wiege auf die von der Tür abgewandte Seite des Bettes. Sollte sie mir irgendjemand oder irgendetwas (wieder) wegnehmen wollen, müsste er oder es erst an mir vorbei.

Kam Besuch, der sie sehen wollte, hielten wir sie hinter dem Esszimmerfenster hoch. Als ich es im Haus nicht mehr aushielt, nahm ich sie mit auf ausgedehnte Spaziergänge. Es gab bald nicht mehr viele Blocks in Seattle, die ich noch nicht kannte. Ich erkundete sie stundenlang zu Fuß. Ich wurde dünn, und sie wurde dick.

Dann war die Quarantäne vorbei. Langsam begann ich zu vergessen.

Jonathan holte uns ins Hier und Jetzt zurück. Ich wischte mir schweigend die Tränen ab.

Während alle anderen die Knie anzogen, blieb ich noch in der Haltung, ein ungewöhnlicher, kleiner Verstoß gegen die Regeln. Ich dachte an Lucys Quarantäne, daran, was sie Bruce und mich gelehrt hatte. Ich war darauf gedrillt worden, alles hundertprozentig richtig zu machen. Noch mehr als meine Freunde hatte ich Grund, alle Regeln genau zu befolgen. Als ich auf das Oximeter starrte, alle drei Stunden Milch abpumpte und jede freie Minute im Krankenhaus verbrachte, war ich eine Art Vertrag eingegangen, der da lautete: Ich mache alles richtig, dafür wird jegliches Unheil von uns abgewendet. Meine Vorstellung vom Muttersein basierte darauf.

All das war jetzt ein Jahr her. Und jetzt lebte diese kleine Person bei mir, die noch kein Kleinkind, aber auch kein Säugling mehr war. Mit einer Erkältung, die mich beunruhigte: Musste ich mir Sorgen machen? Wie viel Sorgen sollte ich mir machen? Tag für Tag hielt ich die Schatten ihrer Geburt in Schach, denn wie sollte ich sonst funktionieren? Aber die zehn Minuten Stille inmitten all der Fremden in diesem Raum hatten genügt, sie wieder heraufzubeschwören. Ich hatte Angst um meine Tochter, wenn sie nieste. Wenn sie schniefte. Wenn sie atmete. Ich hatte solche Angst, dass ich manchmal selbst vergaß zu atmen.

Während ich in diesem dunklen Raum saß und mich daran erinnerte zu atmen, stellte ich fest, wie unecht mein Verhalten als Mutter war: Ich benahm mich resolut und fröhlich, hatte aber die ganze Zeit Angst. Was ich fühlte, hatte nichts mit dem zu tun, wie ich mich nach außen hin gab.

Und deshalb meditieren wir nicht gern. Deshalb sitzen wir in unserer Kultur nicht schweigend da. Genau deshalb. Denn wer weiß, was da alles in uns lauert?

In der *Bhagavad Gita* hatte ich gelesen: »Besser jedoch als Wissen ist Meditation, und besser als Meditation ist der Verzicht auf die Früchte der Arbeit, denn durch solche Entsagung kann man inneren Frieden erlangen.«

Ich beherrschte weder Konzentration noch Meditation und erst recht keine Entsagung. Ich lebte in einem Zustand, der das Gegenteil von Entsagung war. Laut den Sutras konzentriert sich die Wahrnehmung bei der Meditation auf ein Objekt, der Meditierende versenkt sich darin und erlebt eine Art Flow. Doch ich konnte mich nicht versenken. Sobald es still wurde, kam meine Angst und Trauer wieder hoch wie ein auftauchendes Seeungeheuer. Es war schrecklich, dass dieses Untier ständig unter der Oberfläche lauerte.

Langsam stellte ich die Knie auf. Meine Lenden schmerzten, da ich die Beine so lange gegrätscht hatte. »Namaste«, sagte ich. Jonathan lächelte mich an. Es gefiel ihm, wenn sich die Leute nicht an die Regeln hielten, das war mir bereits aufgefallen.

Ich ging nach Hause, und Bruce kam mir an der Haustür entgegen. Das Baby saß hinter ihm auf dem Wohnzimmerboden.

»Hi!«, begrüßte er mich. »Wie war's?«

»Es war seltsam. Ich dachte wie besessen an Lucys Geburt und bin mitten im Yogastudio in Tränen ausgebrochen.«

Ich nahm sie in meine Arme.

»Hm. Denkst du noch oft daran zurück?«

»Ich fürchte schon. Ich habe immer noch Angst, jemand könnte sie uns wegnehmen.«

»Welcher normale Mensch würde sie uns wegnehmen? Auf dem Herd steht noch ein Topf mit Spaghetti, falls du welche magst.«

Wir waren eng zusammengerückt, unsere Riesenangst war der Kitt. Ich hatte geglaubt, das ginge ewig so weiter, aber anscheinend war ich die Einzige, die sich noch fürchtete. Also hing ich mir wieder mein fröhliches Mäntelchen um. Das fiel mir leicht, denn Lucy trug einen lavendelfarbenen Schlafanzug. Gleichzeitig fiel es mir schwer, weil ich an meine Angst erinnert worden war. Ich saß im Schaukelstuhl in ihrem kleinen Zimmer unterm Dach und las ihr etwas vor, bis sie einschlief.

8.
Kopfstand

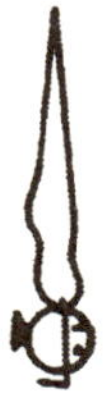

An Thanksgiving besuchten Bruce, Lucy und ich meine Mutter, genau wie zahlreiche meiner Cousins. Ich habe so viele Cousins ersten Grades, dass ich sie nicht an den Fingern abzählen kann, sondern meine Zehen auch noch zu Hilfe nehmen muss, ein riesiges, höchst praktisches Netzwerk. Wie dem auch sei, auf jeden Fall erzählte ich meinem Cousin Brad, dem Feuerwehrmann, dass ich mit Yoga begonnen hatte. Mit seiner üblichen Unverblümtheit antwortete er: »Yoga ist doch nur Gymnastik für Leute mit einer schlechten Koordination.«

»Das klingt, als würdest du das für etwas Schlechtes halten.«

Mein Cousin hatte einen wunden Punkt getroffen: Ich fragte mich immer noch, um was es bei Yoga eigentlich ging. War es nichts weiter als eine sanfte Methode, Bewegungsdeppen wie mich in Form zu bringen? Für mich stellten diese über Jahrtausende hinweg verfeinerten Haltungen eine Art sicheren Hafen dar. Ich wusste zwar nicht, was Yoga eigentlich bedeutete, aber es war klar, dass es sich für eine Person mit schlechter Koordination wie mich einfach himmlisch anfühlte.

Zumindest glaubte ich das, bis Fran verkündete, dass wir einen Kopfstand machen würden. Ich hatte dermaßen Angst, dass ich wie ein Zombie quer durch den Raum ging, meine

Matte zur Wand schleifte und mich auf meinen Kopfstand wie auf eine Exekution vorbereitete. Mit Sicherheit würde ich mir den Hals brechen.

Als wir unsere Matten richtig hingelegt hatten, zeigte uns Fran, wie man den Kopfstand vorbereitet.

Nach wie vor wie benebelt befolgte ich die Anweisungen. Der Kopfstand war keine Haltung wie der Krieger, das Dreieck oder der Lotussitz. Das waren gängige Haltungen, die nur im Yoga vorkommen. Der Kopfstand dagegen gehörte zur normalen Welt, er war eine einfache Fahrkarte zurück in die Grundschule, etwas für kleine Mädchen ohne Speckröllchen um die Taille, die sich auch von einer Kletterstange zur anderen schwingen können. Ich betrachtete Kletterstangen nur aus der Ferne und saß lieber unten und las ein Buch. Es gefiel mir nicht da oben.

Trotzdem würde ich den Kopfstand versuchen. Ich kniete mit dem Gesicht zur Wand auf meiner Matte, verschränkte die Hände und stützte meine Unterarme auf den Boden. Ich hob den Po zum Herabschauenden Hund und lief mit den Füßen nach vorn, bis mein Schwerpunkt genau über meinen Armen lag. Ich stieß mich vom Boden ab. Meine Beine fühlten sich an, als würden sie fünfhundert Kilo das Stück wiegen. Immer wieder stieß ich mich vom Boden ab. Ich hatte ein Geheimnis: Ich wollte die Füße nicht wirklich vom Boden lösen.

»Claire.« Fran tauchte neben mir auf. »Ich weiß, dass du das schaffst«, meinte sie leise.

Es war so einfach. Ich hatte nur darauf gewartet, dass sie so etwas zu mir sagte. Sie stand mit hochgekrempelten Hosenbeinen da. Die krempelte sie immer hoch, wenn sich etwas Aufregendes in ihrem Kurs tat. Keine Ahnung, warum. Sie stand da wie eine wohlwollende Beobachterin, und ich ging wieder in den Herabschauenden Hund, lief mit den Füßen zur Wand, zog meinen Bauch eng an die Wirbelsäule, stieß mich vom Boden ab und ging in den Kopfstand.

»Den Bauch auch weiterhin einziehen!«, rief Fran freudig. »Streck die Füße hoch und lass die Hüften nicht zusammenfallen. Den Nacken entspannen und atmen.«

Ich tat wie geheißen und spürte, wie meine Beine in den Himmel ragten, wo sie noch nie zuvor gewesen waren.

Vielleicht hatte mein Cousin recht: Vielleicht war Yoga nur ein sicherer Hafen für Turnhallenversager. Aber hier war ich und fühlte mich wie neugeboren, wie jemand, der einen Kopfstand machen kann. Für mich bedeutete das eine wesentliche Veränderung. Keine so tiefgreifende wie zu heiraten oder ein Kind zu bekommen, aber so, wie meinen Namen zum ersten Mal unter einem gedruckten Text zu lesen. Und das innerhalb eines Augenblicks, indem ich mich einfach nur mit einem schweren Bein vom Boden abstieß. Etwas war anders.

Wir befanden uns in einem merkwürdigen Zustand geschäftiger Isolation. Die typischen Merkmale des Familienlebens – der Rückzug in die eigenen vier Wände, das immer unpolitischere Bewusstsein, der Abschied vom Großstadtleben – trafen auch auf uns zu. Wir blieben zu Hause, kümmerten uns um das Baby und arbeiteten an unseren Texten. Es verging kein Tag, an dem Oma oder Opa nicht vor der Tür stand oder wir bei ihnen zu Besuch waren. Ab und an fuhren wir für einen Tag weg, aber dann wurde telefoniert. Unser Leben fand in gewisser Weise öffentlich statt, da wir ständig beobachtet, vielleicht sogar beurteilt wurden. Gleichzeitig lebten wir sehr zurückgezogen. Wir waren sehr häuslich, pendelten zwischen Hinterhofbüro und Küche hin und her.

In jener Woche verbrachten wir einen typischen Tag zu Hause. Gegen Mittag erwartete ich meinen Vater. Ich bekochte ihn gern einmal die Woche.

Am Vormittag versuchte ich, ein wenig zu arbeiten, während Lucy ein Schläfchen hielt, und gleichzeitig ein Mittagessen für

Dad vorzubereiten. Schließlich setzte ich mich mit einer Tasse Kaffee und dem Buch, das ich zwei Tage später rezensiert haben sollte, an den Küchentisch. Mir blieb nur eine Stunde Zeit. Ich war auf Seite 13, als es klingelte. Ich raste quer durchs Haus, sah meine Mom vor der Tür stehen und machte auf.

»Lucy schläft«, zischte ich ohne jede Begrüßung.

»Huch! Ich wollte dir nur diesen Brief bringen. Er sah wichtig aus.« Manchmal bekam Mom Post für mich an ihre Adresse. »Hast du Zeit für einen Kaffee?«

Ich betrachtete den Brief in ihrer Hand. Es war nett von ihr, ihn vorbeizubringen.

»Klar. In einer Stunde kommt Dad zum Mittagessen.«

Ich machte ihr eine Tasse Kaffee, und wir setzten uns an den Küchentisch. Sie griff nach meinem Buch. »Was liest du da?«

»Für eine Rezension.«

»Oh. Dein Garten sieht schön aus. Hast du schon mal daran gedacht, die Malve zu versetzen? Sie wuchert dir fast den ganzen Vorgarten zu.«

Ich sah sie an, als wäre sie geisteskrank. Ich versuchte zu arbeiten und hatte ein einjähriges Kind. Ich verpflanzte keine Malven.

»Ich werde diese Malve nicht versetzen.«

»Na ja, aber du könntest sie zurückschneiden. Und ein paar Rosmarinbüsche mehr wären auch schön, so als Einfassung für das vordere Beet.«

Ich war genervt und dachte: Sie glaubt, dass ich Zeit für so was habe. Sie glaubt, dass ich Geld für so was habe. Nur weil sie auf so was Wert legt, meint sie, auch ich müsste Wert darauf legen.

Wir redeten eine Weile über meinen Garten und tauschten dann den neuesten Klatsch über meine Cousins aus. Sie wartete eindeutig darauf, dass das Baby aufwachte, was es auch tat. Sofort raste meine Mom davon wie eine Rakete und nahm

Lucy aus ihrem Bettchen. Sie gab ihr gerade am Küchentisch die Flasche, als Bruce hereinkam, um sich Kaffee zu holen.

»Hallo, Bruce«, grüßte meine Mom mit einer Stimme, die sie für schwierige Kandidaten in petto hatte.

»Hi, Donna«, grüßte Bruce, ohne sie anzusehen.

»Wie läuft's mit der Arbeit?«, fragte meine Mutter.

»Gut, gut«, antwortete Bruce und schielte zur Tür, zum Zeichen, dass er sofort wieder in sein Büro zurückkehren wollte: »Ich muss weiterarbeiten!«

Meine Mom ließ innerlich die Rollläden runter, und ihre Haltung drückte ohne Worte aus: »Warum redet er nicht mit mir?« Bruce eilte zur Hintertür und erwiderte ebenso wortlos: »Die erwarten tatsächlich, dass ich Smalltalk mache, obwohl ich bis über beide Ohren in Arbeit versinke! Ich versuche hier, unseren Lebensunterhalt zu verdienen! Ich habe keine Zeit für so was.« Meine Blicke wanderten nervös zwischen den beiden hin und her.

Meine Mom knuddelte Lucy im Wohnzimmer, als mein Dad kam. Mom verschwand widerwillig, ich setzte Lucy in ihren Hochstuhl, und mein Dad und ich aßen zu Mittag. Er wurde schwerhörig, und wie das in solchen Fällen häufig ist, redete er, und ich hörte zu. Das forderte ein hohes Maß an Aufmerksamkeit. Schließlich ließ ich ihn mit Lucy und ein paar Bauklötzen auf dem Boden sitzen und räumte den Tisch ab. Kurz darauf schlurfte Dad davon und nahm mein letztes bisschen Energie mit. Ich versuchte, Lucy zu einem Schläfchen zu bewegen, gab es aber auf und las ihr wieder einmal eines der Bücher vor, die ich bis an mein Lebensende auswendig können werde. Währenddessen kam Bruce' Dad mit seinem Truck vorbei und brachte eine Schachtel mit Süßigkeiten für Lucy vorbei. Ich war sofort genervt. Wer bringt einer Einjährigen Bonbons mit? Bruce kam, um erneut Kaffee zu holen. Ich starrte ihn an: »Das ist dein Dad! Rede mit ihm! Ich bin nicht für ihn zuständig, schließlich ist er nicht mein Vater!« Bruce starrte zurück: »Ich bin mitten bei der Arbeit! Das ist nicht mein Problem! Ich muss arbeiten! Die Hypothek abbezahlen, die Hypothek!«

Ich plauderte ein wenig mit seinem Vater, der wirklich reizend ist. Als er gerade zur Tür ging, klingelte das Telefon. Es war Mary, Bruce' Mutter. Sie hatte ein paar neue Bücher für Lucy, ob sie die am folgenden Tag vorbeibringen dürfe? »Natürlich«, sagte ich, während ich sie in Gedanken zwischen der vormittäglichen Krippe und der nachmittäglichen Babysitterin einschob. Es wäre schön gewesen, ein paar Minuten allein mit Lucy zu verbringen. Aber Mary verlangte schließlich nichts Übermenschliches, nur ein paar Minuten mit der Kleinen.

Es kann wunderbar sein, von liebenden Großeltern umgeben zu sein, die regelmäßig vorbeischauen. Aber wenn sie das jeden Tag tun, jeden einzelnen Tag … Zählt man dann noch die Geburtstage, Muttertag, das Ostereiersuchen, zwei Thanksgiving-Feiern und Saint Patrick's Day dazu, merkt man, dass man ein Problem hat.

Am übernächsten Tag schaffte ich es endlich, mich meinem Buch zu widmen. Ich war gerade im Büro, trank Kaffee, las E-Mails und versuchte, mich ans Schreiben zu machen, als Isabel anrief, um sich zu vergewissern, dass ich ihre Vernissage am Donnerstagabend zur Kenntnis genommen hatte. Sie hatte eine Einzelausstellung. »Natürlich komme ich. Wir kommen alle. Lucy hat ein neues Kleid, das ausgeführt werden muss.«

»Ich könnte auch gut ein neues Kleid gebrauchen! Vielleicht kann ich es mir ausleihen. Sag mal, fährst du heute in die Stadt, um an der WTO-Demo teilzunehmen? Meine Mom geht heute Nachmittag hin, und ich werde sie begleiten.«

Ich hatte davon im Radio gehört. Ich wusste nicht recht, was die WTO war oder warum ich dagegen sein sollte. Wenn jemand behauptet, man bliebe nach der Geburt eines Kindes ganz die Alte, darf man das keinesfalls glauben!

»Oh Mann, ich habe davon gehört. Wahrscheinlich sollte ich hingehen.«

»Das solltest du wirklich. Louisa«, Isabel pflegte ihre Mutter beim Vornamen zu nennen, »meint das auch.«

»Ich habe einen Abgabetermin, und um die Zeit muss der Babysitter gehen.«

»Na, dann bring dein Dickerchen doch mit. Setz sie doch einfach in den Kinderwagen!«, entgegnete Isabel mit dem ahnungslosen Pragmatismus Kinderloser. (Ein Pragmatismus, mit dem sie meistens recht haben. Wir sollten öfter auf sie hören.)

»Vielleicht. Aber wahrscheinlich eher nicht.«

»Es wird dir leidtun.«

Es tat mir auch leid. Als Bruce und ich an jenem Abend im Fernsehzimmer saßen, sahen wir Bilder von den WTO-Demos. Einwohner unserer Stadt wurden an die Wand gestellt und verhaftet. Aber ich war zu Hause. Ich demonstrierte nicht, und ich schrieb nicht. Ich sah fern wie jemand aus Omaha oder Brüssel, so als würden sich die WTO-Proteste meilenweit weg zutragen. Dabei geschah das alles nur wenige Kilometer weit weg, in Straßen, die ich in- und auswendig kannte. Wir waren beide Journalisten und berichteten nicht darüber, wir nahmen nicht teil, wir sahen nur fern.

Am nächsten Vormittag gegen elf aß Lucy ihr Mittagessen, während ich die *New York Times* las, da tauchte Lisa auf, nur noch ein Strich in der Landschaft und wahnsinnig hübsch, das helle Haar zurückgebunden. Sie trug ihr viertes Baby im Tragetuch. Ihre anderen Kinder waren in der Schule.

»Meine Güte, warum schließt du immer die Haustür ab?«, fragte sie, trat die Hintertür weit auf und betrat meine kleine Küche, die sie kaum zu fassen schien.

»Bruce hat was gegen unverschlossene Türen«, erklärte ich.

»Wir schließen unsere nie ab. Hi, Lucy.« Sie nahm ein Stück von Lucys Toast und aß es. Ihr Baby Sam griff nach dem Toast, aber sie hielt es außerhalb seiner Reichweite. »Möchtest du was essen? Echt? Gut, dann warte, bis ich sitze.« Seufzend nahm sie mir gegenüber Platz, zog ihre Brust hervor und drückte Sams merkwürdigen Kopf dagegen. Alles andere verblasste, als Sam zu trinken begann. Die Welt blieb einfach für einige Minuten stehen.

Lisa starrte kurz aus meinem Fenster, wo es nichts zu sehen gab, nur die Fenster des Nachbarhauses. In jedem Freundeskreis gibt es eine Lisa: diejenige, die als Erste heiratet, als Erste schwanger wird und den anderen den Weg ins Erwachsenenleben und zur Elternschaft weist.

Gleichzeitig muss diejenige, die den Weg weist, sich alles selbst beibringen. Sie macht alle Fehler, muss so furchtbare Worte wie »Mastitis« lernen und dann Jahre warten, bevor sie ihr Wissen an ihre Freundinnen weitergeben kann.

Die Rolle passte zu Lisa. Sie war eine ältere Schwester und aufgrund ihres Selbstvertrauens, ihrer Schlagfertigkeit und ihrer heldenhaften Fruchtbarkeit auch für uns eine Art ältere Schwester geworden.

Ich hob Lucy in ihren Hochstuhl und begann, sauber zu machen. Es dauerte nicht lange, bis ich meine Küche aufgeräumt hatte. Lisa sah mir dabei zu und erzählte mir von einem Streit mit ihrer Schwester, die bald heiraten würde. Sie verstummte mitten in ihrer Geschichte und seufzte, als sie mir zusah. »Meine Güte, das hier ist wirklich ein Ein-Kind-Haushalt!«

Ich warf ihr einen bösen Blick zu und missbilligte die Unterstellung, dass ich meine Küche nur sauber hielt, weil ich bloß ein Kind hatte. Animositäten waberten ständig zwischen uns hin und her, aber auch zwischen mir und allen anderen Müttern. Ich beurteilte Lisa und jede andere Mutter, die in meine

Nähe kam. Alles, was andere taten und ich nicht, war meiner Ansicht nach exzessiv und bestimmt gestört. Meine festen Überzeugungen in Erziehungsfragen waren eine Art Schutzpanzer, der meine Unsicherheit im Zaum halten sollte.

Bruce schien die elterlichen Pflichten leichter zu nehmen. Er kaufte nicht ausschließlich Biomilch. Er hatte sich gegen Stoffwindeln ausgesprochen. Und dass das Baby zu uns ins Bett durfte, kam auch nicht infrage. Für mich waren das politische, moralische und ethische Grundsatzfragen. Für ihn nur Unbequemlichkeiten.

Meiner Erfahrung nach haben Ideologien nur wenig mit dem wahren Leben zu tun. Die politischen Bewegungen meiner Jugend waren für mich irgendwie zu abstrakt. Mir fehlte die politische Vorstellungskraft (oder die Betroffenheit), sie mit meinem Leben in Zusammenhang zu bringen. Sie hatten nichts mit dem zu tun, was ich aß, wo ich schlief, was ich den ganzen Tag über tat. Politik schien mir dazu da zu sein, um darüber zu reden. Sie betraf Menschen auf der anderen Erdhalbkugel, nie aber einen selbst. Das gilt so lange, bis man ein Kind bekommt. Dann werden Ideologien plötzlich ganz konkret: Das Private wird zwangsläufig politisch, ob es einem nun gefällt oder nicht. Das beginnt schon in der Schwangerschaft: Geht man zu Kentucky Fried Chicken oder isst man Bulgur? Dann kommt die Geburt: Hausgeburt oder Krankenhaus? Stillen oder Fläschchen geben? Weiterarbeiten oder zu Hause bleiben? Das Baby schreien lassen oder zu sich ins Bett holen? Kinderwagen oder Tragetuch? Fernsehen oder kein Fernsehen?

Normalerweise stellt uns das Leben selten vor solche Konflikte, erst recht vor keine, die dermaßen mit philosophischen Überzeugungen verbunden sind. Die meisten Eltern, die ich kannte, bauten auf eine Methode, die alle diese Probleme lösen und jede Frage beantworten sollte, nämlich auf *Attachment Parenting:* »Erziehung durch Zuneigung«. Es gab noch viele andere Erziehungskonzepte, aber in North Seattle waren sie so gut wie unbekannt. Hier gab es *Attachment Parenting* und damit basta.

»Erziehung durch Zuneigung«, also jene Form der Erziehung, bei der man das Baby im eigenen Bett schlafen lässt, es stillt, sobald es anfängt zu weinen, und das Kind am eigenen Körper mit sich herumträgt, hatte die Mütter und Väter fest im Griff. Erschöpfte, clogbesohlte Mütter mit ungewaschenen Haaren stolperten mit ihren vor die Brust geschnallten Babys in die Cafés und hatten ein schlechtes Gewissen, weil sie immer noch Kaffee tranken. Keine der Mütter in bestimmten Postleitzahlbereichen hatte in den letzten Jahren durchgeschlafen. Wir rannten alles Mögliche über den Haufen, so übermüdet waren wir. Im Grunde war es erstaunlich, dass wir Auto fahren durften und, wenn wir es taten, keine Unfälle bauten. Man bekam wirklich die Krise.

»Erziehung durch Zuneigung« rief einem ständig ins Gedächtnis, dass die anderen Mütter besser waren. Egal, wie fertig ich mich fühlte, andere Mütter opferten sich noch mehr für ihre Kinder auf. Obwohl ich »Erziehung durch Zuneigung« nicht praktizierte, hatte sie mich doch fest im Griff, sie umfing mich wie eine Wolke. Schon der Name war eine Unverschämtheit, weil er nahelegte, dass andere ihren Kindern keine Zuneigung entgegenbrachten. Deshalb verabscheute ich die Erziehung-durch-Zuneigung-Mütter und verdächtigte sie, mich zu verurteilen.

Lisa praktizierte selbstverständlich »Erziehung durch Zuneigung«. Sie war eine Erziehung-durch-Zuneigung-Mutter par excellence. Zum Glück war sie wenigstens launisch. Ihre Unverblümtheit war beruhigend. Sie verurteilte mich nicht schweigend, wenn ich Lucy in den Laufstall stellte, und sie warf mir auch keinen missbilligenden Blick zu, wenn ich dem Kind die Flasche gab. Nein, sie sagte einfach, was sie dachte.

Lisas Baby, das sich auf dem Schoß seiner Mutter langweilte, fing an zu weinen und gab ein durchdringendes, weithin hörbares Quäken von sich.

»Dummmerchen!«, wandte sich Lisa an das Baby. »Du lächerliches, blödes kleines Dummmerchen.« Sie stand auf und manövrierte ihr Kind geschmeidig um ihren Körper wie ein tricksender Baseballspieler. Mit ihren langen Armen und Beinen schien Lisa mehr Orte zu haben, an denen man ein Baby unterbringen kann, als andere Leute.

»Hast du schon gehört, dass die Unruhen weitergehen?«, fragte ich.

»Welche Unruhen?«

»Die gegen die WTO.«

»Oh, ich glaube, ich habe davon im Radio gehört, als ich die Kinder zur Schule fuhr.«

»Würdest du nicht auch gern dabei sein? Einfach nur um zu sehen, was los ist?«

»Ich muss Sarah von der Vorschule abholen«, erklärte sie schlicht.

»Ja, ich werde wahrscheinlich auch nicht hingehen. Kommst du morgen auf Isabels Vernissage?«

»Eher nicht. Vielleicht alleine. Ich will die Kinder nicht mit in die Stadt nehmen, das ist Stress pur.«

»Wir werden auf jeden Fall hingehen. Lucy hat ein neues gestreiftes Kleid, das sehr künstlerisch aussieht.«

»Lucy ist lächerlich!«, antwortete Lisa und küsste Lucys blonden Lockenschopf. »Sie ist das lächerlichste, perfekteste kleine Mädchen, das es gibt.«

Nun, in diesem Punkt hatte sie recht.

»He, willst du was echt Cooles sehen?«, fragte ich. Nervös ließ ich mich auf den Boden fallen. Ich verschränkte die Hände vor der Wand und spreizte die Ellbogen. Mit einem Knoten im Magen hob ich meinen Po wie für den Herabschauenden

Hund. Ich lief mit den Füßen nach vorn, und jetzt kam der entscheidende Moment. Ich stieß mich einmal vom Boden ab und plumpste laut zurück auf den Boden. Ich stieß mich erneut vom Boden ab und staunte, dass ich oben blieb. Ich blieb im Kopfstand, während Lisa klatschte.

Ich kam wieder runter, und sie sah mich bewundernd an. »Lass mich mal probieren.«

Sie reichte mir das Baby, verschränkte ohne zu zögern die Hände, stützte sie auf den Boden und stieß sich mit den Füßen ab. Sie machte einen Kopfstand an der Wand.

»Hihi«, kicherte sie. »Das macht Spaß.«

Die Innenstadt war gesperrt. Der Bürgermeister hatte befohlen, das Stadtzentrum zu sperren. Im Fernsehen hatte er die Bürger gebeten, der City fernzubleiben.

Wir fuhren nervös die Bell Street hinunter, das Baby im Kindersitz auf der Rückbank des Volvos, und parkten vor den lächerlichen gelben Polizeiabsperrbändern. Es war verrückt, ein Baby hinter die Absperrungen mitzunehmen. Aber noch verrückter wäre es gewesen, sich an die Absperrung zu halten und die Vernissage einer Freundin zu verpassen.

Es war früher Abend, aber schon stockdunkel, so wie es in Seattle im Dezember nun mal ist. Dann verwandelt sich die Stadt in einen einzigen zugigen, schlecht beleuchteten Parkplatz. Also muss sie sich im Winter glamourös geben. Im Winter gab es Lesungen und Filmfeste, man trug schwarze Wollmäntel, verbrachte verregnete Nachmittage in Bars und spielte Karten. Nichts davon kann man tun, wenn man ein Baby hat. Außer vielleicht einen Mantel tragen. Aber der muss in die Reinigung, wenn er vollgekotzt wird, also kann man das auch vergessen.

Wir waren von diesem glamourösen Seattle umgeben, hatten es aber ganz vergessen, da wir kaum noch ausgingen. Jetzt wuchteten wir das Baby aus dem Kindersitz in den Kinderwagen und schoben ihn unter dem Absperrband durch, hinein in die schwarze Nacht der autofreien Innenstadt. Die Straßen waren leer. Es war komisch, mitten auf der Second Avenue zu laufen, und so blieben wir lieber auf dem Bürgersteig.

Hinter dem großen Glasfenster der Galerie war der urbane Winterglamour ausgestellt, den wir vergessen hatten. Der Raum wimmelte von Menschen mit rosigen Wangen, die sich bemühten, eine Atmosphäre zu schaffen. Man sah Kleider, hochhackige schwarze Stiefel und ironisch gemeinte Nadelstreifenanzüge. Man sah aufwändige Frisuren und Lippenstift. Man sah Leute, die ausgingen, hinaus in die Welt, und sie passten perfekt zum Anlass.

Ich nahm das Baby aus dem Kinderwagen und presste sein gut gepolstertes Gewicht an meine Brust. Ich betrat den Raum, woraufhin mir der an Hund erinnernde Geruch nasser Wolle entgegenschlug. Strahlende Gesichter begrüßten mich, als ich die Runde machte und mir die Arbeiten ansah.

Isabel umarmte Bruce und mich, und ihr hochgewachsener Punk-Rock-Ehemann schenkte uns sein breites Halloweengrinsen. Ich lief herum, begrüßte Leute und lächelte. Es war toll, mal wieder rauszukommen. Ich entdeckte Isabels Mutter. »Hi, Louisa!«

»Hallo, Claire«, grüßte mich Louisa. Sie sah aus wie eine Bibliothekarin aus einem Kinderbuch: freundlich, aber streng. »Wir haben dich am Mittwoch vermisst. Und, wie geht es der kleinen Lucy?«

»Gut.« Ich sah auf Lucy hinunter. Ihr Gesicht strahlte mich an wie ein kleiner Mond. Sie lag geborgen in meinen Armen. Ihr Vater ging schweigend umher, als einer der wenigen, die sich die Kunst ansahen.

»Wie war's? Die WTO-Demo? Ich nehme an, ihr wurdet nicht verhaftet?«

»Oh, es war toll, so viele Menschen auf der Straße zu sehen. Da sah die Welt für mich gleich schon ein ganzes Stück besser aus, all die jungen Leute. Es war toll, so viele dort zu sehen … Natürlich bin ich verschwunden, bevor die Polizei kam. Ich bin einfach in den Bus gestiegen und weggefahren.«

Die Vorstellung, in der Innenstadt von springerstiefelbewehrten Jugendlichen oder Sturmtruppen begrüßt zu werden, war lächerlich gewesen. Louisa war tapferer als ich, eine merkwürdige Erkenntnis.

Ich sah Louisa vor mir, mit ihrem schönen silbernen Haar, das um ihren Kopf schwebte wie Ostergras. Ich dachte an Lisa, die zu Hause saß und ihrem Baby die Brust gab. Ich fühlte mich so merkwürdig zwischen beiden hin- und hergerissen.

Es war für mich normal geworden, mich dem Großstadtleben zu entziehen und nur noch ans Füttern, die Schlafzeiten und den Babysitter zu denken. Meine Welt hatte sich auf wenige Zimmer unseres Hauses verengt, und das war in Ordnung so. Ich hatte das Recht, meine ganze Energie in mein Haus, meinen Garten, mein Kind und meinen Mann zu investieren, oder etwa nicht? Aber als ich Louisa nun vor mir sah, mit ihren lebhaft funkelnden Augen, stellte ich das plötzlich infrage. Ich stand da und hörte zu, wie sie mir von der Demo erzählte. Ich setzte Lucy auf den Galerieboden, sie spielte mit meinen Schnürsenkeln und quengelte ein wenig. Bruce stieß zu uns, lehnte sich an mich und hörte ebenfalls zu.

Und dann ging ich nach Hause und vergaß das Ganze.

Lisa dagegen verließ nun immer öfter das Haus. Nachdem sie nach einem Mal bereits Kopfstandveteranin war, ging sie ins Fitnessstudio, um dort Yoga zu machen. Nach der ersten Stunde kam sie ganz begeistert zurück.

»Du hast mir nie erzählt, wie viel Spaß das macht. Es ist so lustig. Komm mit! Ich habe die beste Lehrerin!«

Typisch Lisa! Ich begleitete sie und fühlte mich wie ein Snob, als wir unsere Matten durch Wälder aus Trainingsgeräten trugen. Wir betraten einen quasi rundum einsehbaren Raum. Ich sorgte mich ein bisschen, ob uns wohl die Jungs draußen feixend zuschauen würden. Das war nicht der Fall, aber trotzdem: Während ich die Gebetshaltung einnahm, was mir als Atheistin schon schwer genug fiel, konnte ich sie mir da draußen lebhaft vorstellen, Kerle in verschwitzten grauen T-Shirts mit Uni-Logo und großen weißen Sportschuhen. Im Fitnessstudio fühlte ich mich wie eine zimperliche Streberin.

Was mir außerdem auffiel, war der pikierte Gesichtsausdruck der anderen Schüler. Die Stimmung schien zu sein: Ich habe von Yoga gehört und wollte es mal ausprobieren, aber das ist echt zu abgefahren. Jede Menge ironische Ausrufe wie »Ha, als ob ich so was könnte!«. Natürlich gab es auch im Yogastudio ständig Neuanfänger, aber sie wirkten nicht genervt. Sie waren nervös, unsicher und enthusiastisch.

Aber Lisa und ein paar andere hier waren ebenfalls begeistert bei der Sache. Ich hatte gar nicht gewusst, dass sie sich dermaßen konzentrieren konnte. Die Lehrerin war gut, sanft, gründlich und klar. Lisa beobachtete unermüdlich jede ihrer Bewegungen.

Danach schien Lisa nur noch im Yoga zu sein. **Im** Yoga. Eine interessante Präposition. Yoga war zu einem Ort, zu einem Ziel für sie geworden, an das es sie unwiderstehlich zog. Die Kinder blieben bei Steve, bei einem halbwüchsigen Babysitter oder bei mir, und Lisa floh.

Ich versuchte, mit Yoga in den Griff zu bekommen, was bei mir nicht stimmte. Diese Angst, die ich nicht begriff und die aus dem Nichts zu kommen schien. Für Lisa war Yoga eine Fluchtmöglichkeit aus dem Haus, hinaus in die Welt. Sie war begabt und mit Begeisterung dabei. Im Yoga war Lisa keine Mutter mehr, sondern jemand anderes. Und die Erfahrung, ein

Körper im Raum zu sein, eine Figur im Drama eines Fitnesskurses, ein Yogi (ein Wort, das sie häufig benutzte) zu werden, war für sie schlichtweg unwiderstehlich. Wie konnte ihr Zuhause da noch mithalten?

9.
Stellung des Kindes zum Zweiten

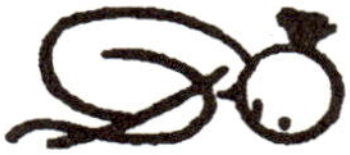

1973 bestand unser Leben plötzlich nur noch aus Fährfahrten über den Puget Sound, denn als der Sommer vorüber war, beschloss meine Mutter, mit meinem Bruder und mir auf Bainbridge Island zu bleiben. »Alles bestens«, beruhigte uns unsere Mutter. »Euer Vater und ich haben uns getrennt, aber wir sind nicht geschieden. Wir sind immer noch eine Familie, wir leben nur nicht mehr zusammen.« Wir zogen in ein graues Haus im grauen Manitou Beach. Ich kann mich nicht daran erinnern, dass jemals die Sonne hervorgekommen wäre. Meine Mutter richtete das Haus gemütlich ein. Wir rösteten Kürbiskerne, saßen am grauen Küchenfenster, spielten Karten und schauten auf die graue Bucht hinaus. Man konnte die Skyline von Seattle auf der anderen Seite sehen, und ich wusste, dass dort mein eigentliches Zuhause lag.

Ms Roberts, meine Lehrerin in der ersten Klasse, hatte Hamsterbacken und eine schwarze Mod-Frisur. Ich übertreibe nicht, wenn ich sage, dass ich in meiner ganzen Kindheit nie mehr so stolz war als in dem Moment, als mir Ms Roberts ins Zeugnis schrieb, ich sei »fröhlich«. Ich verstand nicht recht, was meine Mutter meinte, als sie sagte, Dad und sie seien nicht geschieden, sondern nur getrennt. Ich verstand nicht, wie man eine Familie sein soll, wenn man in verschiedenen Häusern lebt, auf verschiedenen Landmassen. Ich verstand rein gar nichts. Aber eines kapierte ich, nämlich, dass ich fröhlich zu sein hatte, das war unmissverständlich klar. Vielleicht wusste Ms Roberts das gar nicht. Oder aber sie sah in mir ein tragisches Scheidungsopfer, wer weiß.

Als mir Ms Roberts das ins Zeugnis schrieb, war ich sechs Jahre alt. Ich wohnte mit meinem Bruder und meiner Mutter zusammen und hatte meinen Vater verloren. Auf dem Weg zur Bushaltestelle mussten mein Bruder und ich immer an einem Altersheim vorbeilaufen. Alte Menschen liefen dort in Bademänteln über den Rasen. Wir hatten feste Sitzplätze im Bus. Meiner lag hinter einem Mädchen, das sich nie die Haare wusch, und es roch genauso muffig, wie ich mich fühlte.

Am Wochenende fuhren wir mit der Fähre nach Seattle, um meinen Vater zu besuchen. Meine Mutter ließ uns ziehen wie die Tauben: Wir überquerten den Sund allein, und mein Vater holte uns auf der anderen Seite ab. Nach wie vor erzählten sie uns, sie wären verheiratet.

Meine Mutter deckte vor dem Kamin für meinen Bruder und mich. »Wir essen heute am Feuer«, erklärte sie strahlend. »Das macht Spaß, der Tapetenwechsel wird uns guttun.« Hatten wir nicht bereits genug Tapetenwechsel?

Mom lief im Wohnzimmer auf und ab und machte die meisten Lampen aus. Das Kaminfeuer wurde angezündet und das Abendessen auf dem Couchtisch serviert. Wir setzten uns zum Essen auf den Boden. Auf den Boden! Für meine Mutter war das wirklich radikal.

Neben unseren Tellern standen kleine Schälchen mit gedünsteten Tomaten. Zumindest behauptete unsere Mutter das. Sie sahen aus wie Blutklumpen.

»Nur einen Bissen«, lockte sie.

»Nein.«

»Einen winzigen kleinen Bissen.«

Ich stach mit meiner Gabel in ein faseriges, feuchtes angebliches Tomatenstück, schob es vorsichtig zwischen meine Lippen und erbrach mich dann quer über den Tisch. Mein Bruder tat sofort dasselbe, wie jemand, der spontan eine Frage beantwortet, ohne darüber nachzudenken. Einen Moment lang kam ich mir vor wie in einem Horrorfilm: das dunkle Zimmer, das rote Feuer, die Kotze.

Nachdem wir alles von uns gegeben hatten, fühlten wir uns großartig! Wir putzten uns die Zähne in dem winzigen gefliesten Bad, lehnten uns aneinander und kicherten, während meine Mutter den Tisch aufräumte, spülte und uns Butterbrote und Milch auf den Küchentisch stellte, als wären wir Kätzchen.

Diese Geschichte veränderte sich im Laufe der Zeit in meiner Erinnerung. Lange fand ich sie einfach nur komisch: Wir kotzten halt. Dann interpretierte ich das Geschehene so, dass mein Bruder und ich unsere Körper sprechen ließen, um unsere wahren Gefühle kundzutun: Wir waren im wahrsten Sinne des Wortes außer uns. Ich hatte mich erst kurz zuvor in Larrys Auto übergeben, und jetzt war es wieder so weit. Irgendetwas in mir wollte raus, egal wie. Wir durften nicht sagen, dass unsere Eltern geschieden waren, schließlich bestanden sie drauf, dass dem nicht so wäre. Also mussten wir unsere Gefühle anderweitig loswerden.

Aber es gibt noch eine andere Geschichte: die Geschichte meiner Mutter, die das Kaminfeuer anzündet, den Couchtisch deckt, die Lampen dimmt und die Kinder zu einem ganz besonderen Vergnügen einlädt. Wenn ich an diese Geschichte denke, an die Geschichte meiner Mutter in dem grauen Haus in Manitou Beach, die versucht, etwas Neues, Schönes, Lustiges zu kreieren, bricht mir ein wenig das Herz.

Wir saßen an einem langen Tisch, der wie alle Tische auf der Fähre mit dem Boden verschraubt war. Die Fähre pflügte schnell, leise und massiv durchs Wasser, so wie immer. Dave initiierte ein Fußballspiel: An beiden Tischenden stellte er zwei kleine Dosen mit Kondensmilch auf, und zwar in einem Abstand von etwa fünfzehn Zentimetern. Das waren die Tore. Dann rollten wir eine weitere Dose Kondensmilch quer über den Tisch und versuchten, Tore zu schießen. Wir langweilten uns in der wetter- und zeitlosen Zone der Fähre.

Meine Mom las in ihrem Buch, rauchte oder redete mit uns. Oder aber sie staunte über die Genialität meines Bruders. Wir fuhren nach Hause. Wir zogen zurück nach Laurelhurst. Wir hatten mit Manitou Beach abgeschlossen. Das Experiment war gescheitert.

Als wir zurückkamen, waren Bridget und Marie in eine Stadt südlich des Puget Sound gezogen. Niemand schien mehr dort zu sein, wo er hingehörte. Obwohl wir wieder zurück waren, war nichts wie vorher.

Mein Dad zog merkwürdigerweise in das Haus in Manitou Beach, und dann weiter nach Westen, nach Lemolo Bay auf der Kitsap-Halbinsel, in ein winziges Haus unter einem amerikanischen Erdbeerbaum, direkt an einer fantastisch flachen Bucht, die perfekt dazu geeignet war, Steine über das Wasser springen zu lassen. Die Erinnerung an unsere Monate in Manitou Beach verblasste zu einer Handvoll Bilder: der graue Strand, an dem die Wellen gegen den Dammbalken schlugen; der Weg zur Bushaltestelle, immer in der Hoffnung, die verrückten Alten wären nicht da; das Gefühl, etwas loswerden zu müssen, das eigentlich drinbleiben sollte, und das Glücksgefühl, es endlich loszuwerden.

Als wir wieder in Laurelhurst wohnten, zog Larry ein. Er schlief auf der Wohnzimmercouch. (Von welch bescheuerten Anstandsregeln ließen sie sich beherrschen? Welche bizarre

Abstufungen von Ehrbarkeit dominierten das Denken meiner Mutter? Andererseits habe ich auch schon auf dieser Couch übernachtet, und sie ist sehr bequem.)

Ich lernte eine wichtige Lektion: Nichts ist so, wie es aussieht. Die Wahrheit war das, was Mom und Dad uns stetig einredeten: Sie waren nicht geschieden, wir waren nach wie vor eine Familie.

Drei Häuser weiter, aber auf der anderen Straßenseite, saß ich bei meiner Freundin Bobbi French an einem merkwürdig steif gedeckten Küchentisch. Stoffservietten? Bei einer Zwischenmahlzeit? Ich aß Trauben und verkündete, dass die bei uns verboten seien, wegen des Südafrikaboykotts. Da Bridget und Marie weggezogen waren, verbrachte ich inzwischen viel Zeit mit Bobbi.

Bobbi steckte sich eine Traube in den Mund. »Lass uns ein paar Ameisen tottreten!« Sie war meine destruktivste Freundin. Sie besaß keine einzige heile Barbie, aber ein Paar weiße Lackledersstiefel, die sie anzog, wenn sie Lust hatte, auf dem Basketballplatz hinterm Haus ein paar Ameisen zu zertreten.

»Komm, wir suchen die Katze!«, schlug Bobbi vor. Das bedeutete nichts Gutes für die Katze.

»Eine Sekunde«, sagte ich. Ich arbeitete mich methodisch durch die Schale vor und pflückte das Obst von den winzigen Zweigen. Bobbi ging hinauf in ihr Zimmer.

»Wer ist der Mann, den ich bei euch zu Hause gesehen habe, Liebes?«, fragte Mrs French.

»Das ist der Handwerker«, antwortete ich spontan, genauso spontan wie mein Bruder mit Kotze auf mein eigenes Kotzen reagiert hatte. »Er wohnt über der Garage.«

»Tatsächlich? Ich wusste gar nicht, dass ihr eine Einliegerwohnung habt.«

»Der Dachboden ist ausgebaut, da schläft er.« Ich hatte die Trauben fast aufgegessen.

Bobbi erschien in der Küchentür, sie trug ihre Go-go-Stiefel. Höchste Zeit, jemandem die Hölle heißzumachen.

So begann unser neues Leben. Unsere Geschichte war wenig bemerkenswert: Wir lebten mit meiner Mutter und ihrem Freund zusammen. Mein Vater holte uns jedes zweite Wochenende und mittwochs ab. Er nahm uns auch den August über. Unsere Geschichte ist die eines jeden Scheidungskindes. Und es ist eine schöne Geschichte: Jeder kümmerte sich um uns. Alle drei Erwachsenen liebten uns. Meine Mutter leidenschaftlich. Larry auf eine distanzierte Art, so wie ein großer Bruder. Und mein Vater liebte uns auch. Er sagte es uns jedes Mal, wenn wir telefonierten, kurz vor dem Auflegen.

1974

Ich wurde sieben. Eigentlich ging es mir ganz gut. Wir verbrachten viel Zeit in Port Gamble, in der Hütte, in der meine Mutter Larry kennengelernt hatte. Meine Mom lachte viel, wenn sie zusammen waren. Im Frühling besternten Waldbeeren die bewaldete Einfahrt, Larry half uns, sie zu suchen.

In einer Siedlung auf einer windgepeitschten Landzunge lebten ein paar Hippies. Es war eine Kommune, die sich nicht sehr originell »Landzunge« nannte. Eines Tages besuchten wir eines der Paare dort.

»Du wirst sie mögen«, versprach meine Mom, als wir die Halbinsel durchquerten. »Sie heißen Stan und Mimi. Mimis Haar ist so lang, dass sie darauf sitzen kann!« Meine Mutter hatte ein fantastisches Gespür für das richtige Detail.

Wir stellten den Wagen ab und befanden uns in einem Hain, in dem Stan uns begrüßte. Er hatte ein markantes, freundliches Gesicht und langes, drahtiges, zerzaustes Haar. Seine Freundin Mimi begrüßte uns ebenfalls, ihr seidiges Haar war tatsächlich sehr lang. Ich verrenkte mir so höflich wie möglich den Kopf, weil ich sehen wollte, ob sie darauf sitzen konnte. Irgendwann ging ich einfach um sie herum, um es mir anzusehen. Es reichte ihr bis zu den Kniekehlen.

Stan war Holzbildhauer. Solche Berufe hatten die Leute damals, Berufe wie aus dem Märchen. Mimi war Stickerin. Sie hatte ein Hemd für Gordon Lightfoot bestickt.

Wir gingen zu Stan und Mimi nach Hause. Sie wohnten in einer winzigen, fast filigranen Hütte, die sie aus Treibholz errichtet hatten. Das Haus stand zum Teil auf einem Frachtkahn, aber der überwiegende Teil ruhte auf dem Strand. Nur manchmal kam die Flut so hoch ans Ufer, dass die Wellen daran züngelten.

Danach wollte ich jeden Tag zur Landzunge gefahren werden, auf der Stans und Mimis Hausboot lag. Meine Mutter chauffierte mich hin, manchmal hielt sie mich auf dem Schoß und ließ mich fahren: Es war eine gerade, selten befahrene Straße. Ich kletterte die enge Treppe aus Treibholz empor und betrat das Deck des Frachtkahns. Dann lief ich die glatten, polierten Holzstufen in die schicke Kajüte hinunter, die sich im Bootsrumpf befand. Licht fiel hinein und beleuchtete das Schreiner- und Polsterwerk, das Stans und Mimis genialische Handschrift trug. Ich unterhielt mich kurz höflich mit Mimi und lief dann durch die schmale, ordentliche Bordküche in Stans winzige Werkstatt im Heck des Schiffes. Goldene, sich kringelnde Holzspäne lagen auf seinem Haar, und Sägemehl hing in der Luft.

»Hier bin ich!«, rief ich.

»Oh, prima!«, sagte Stan. »Ich kann ein wenig Hilfe gebrauchen.«

Ich zwängte mein plumpes siebenjähriges Ich in den Raum und drehte an der Kurbel des Schraubstocks, in den ein Stück Mahagoni eingespannt war, das zugesägt werden musste. Stan sägte und dankte mir.

Ich half ihm für eine Weile, und wir redeten kaum. Dann machte ich mich auf die Suche nach Mimi, und gemeinsam backten wir Chocolate-Chip-Cookies ohne Nüsse. Die Flut kam herein, und man konnte hören, wie das Wasser gegen den Bootsrumpf schwappte.

Mimi wurde schwanger. Ihr blitzendes Lächeln wurde noch strahlender. Ich hasste es, sie und Stan zurücklassen und nach Laurelhurst zurückkehren zu müssen.

Das Baby kam. Es war ein wunderschönes kleines Mädchen. Sie nannten es Sunny. Ich nahm Sunnys Geburt mit gemischten Gefühlen auf. Was, wenn es bei Stan und Mimi keinen Spaß mehr machen würde, wenn das Baby erst mal da war? Was, wenn ich sie nicht mehr besuchen durfte? Andererseits: Ein Baby! Es war wirklich aufregend, dass die beiden mir liebsten Menschen einen dritten, neuen Menschen erschaffen konnten.

An einem regnerischen Novembertag brachen wir auf, um uns Sunny anzusehen. Sonnig war es nicht, als ich schweigend zusah, wie Mimi Sunny stillte. Dann brachte sie das Baby zu mir und legte es mir in die Arme. Ich war wunschlos glücklich. Ich hatte nicht gewusst, dass sich ein Gewicht so herrlich anfühlen kann.

Es war wie das Gegenteil des Fluchs, den die böse Fee über Dornröschen verhängt, ich fühlte eine Art froher Kunde, nicht nur für diese kleine Familie, sondern auch für mich. Irgendwie hatte ich das Gefühl, dass auch ein Teil von mir in diesem Baby steckte. Ganz so, als hielte ich mich selbst, so als wäre ich dieses Baby, das Stan und Mimi bekommen hatten, sodass ich ein schönes Leben auf dem winzigen wunderschönen Hausboot mit meinen wunderbaren Eltern verbringen würde, die sich so sehr liebten, dass sie einander niemals verlassen würden.

Larry kaufte ein Segelboot namens *Nawitka* (was in der Sprache der Chinook-Indianer »Ja« bedeutet), und unser Leben bekam einen neuen Rhythmus. Die Schulzeit verbrachten wir in Seattle, den Sommer auf dem Boot. Der August war für meinen Vater und damit fürs Wandern reserviert. Mein Bruder und ich gingen auf jede Menge Partys. In Wahrheit wurden wir von meiner Durchgebrannte-Hausfrau-Mutter und Larry regelrecht mitgeschleift. Aber selbst wir, die wir überaus partyerfahren waren, merkten, dass dieses Fest etwas ganz Besonderes war: Zunächst einmal hatte es ein Motto, das wie ein Buchtitel klang: *Spike Africa's Potatoe Party*. Spike Africa war der Typ, der die Party gab. Jetzt, wo ich erwachsen bin, merke ich, wie lächerlich das klingt, aber als Kind fand ich, das sei der tollste Name, den ich je gehört hatte. Als wir auf die Party kamen, nahm jemand meine Hand und führte mich ans Wasser, wo ein alter Mann auf einem Floß saß, das auf dem Lake Washington schaukelte. Er trug natürlich eine griechische Fischermütze, und darunter befand sich doch tatsächlich etwas, von dem man sonst nur in Büchern liest, nämlich zwei blitzblaue Augen. Sie sahen mich so direkt an, wie es Erwachsene nur selten tun, und als er mir sagte, er freue sich, mich zu sehen und ich dürfe alles essen, was ich wolle, glaubte ich ihm.

Dann hatte er mich lange genug angesehen. Ich hatte meinen Moment ungeteilter Aufmerksamkeit gehabt, und es wurde Zeit, Kartoffeln zu essen.

Ich lief über den Rasen, bahnte mir den Weg durch mehrere Grüppchen. Im Wohnzimmer stand eine Fritteuse, eine recht wackelige Angelegenheit. Soweit ich mich erinnere, balancierte sie auf einem metallenen Aktenschränkchen. Ein junges Paar machte Kartoffelchips. Ich trat näher und sah ihnen zu. Das Paar lächelte und winkte mich heran. Irgendjemand müsse ja damit anfangen, sie zu essen. Der Junge reichte mir einen Salzstreuer. Ich salzte und kostete vorsichtig: Die Kombination aus saftigem, knusprigem Fett und trockener, weicher Kartoffel war einfach perfekt. Salz benetzte meine Lippen. Plötzlich dämmerte es mir: Chips werden aus Kartoffeln gemacht! Hier sah ich in ihre Einzelbestandteile zerlegte Chips: Kartoffeln, Fett und Salz. Es war fast magisch, dass diese bescheidenen Allerweltszutaten eine solche Köstlichkeit ergeben konnten. Es war das Beste, was ich je gegessen hatte. Nach einer Weile fand mich mein Bruder und leistete mir bei meinem Festmahl Gesellschaft.

Dave und ich hatten eine aufregende Kindheit. Das klingt wie ein chinesischer Fluch und war manchmal auch einer. Wir hatten unendliche viel Abwechslung: verschiedene Eltern, verschiedene Zuhause, verschiedene Abenteuer, verschiedene Partys. Unglücklicherweise wünschen sich Kinder etwas anderes. Glücklicherweise hatten wir einander. Und manchmal gab es in dieser aufregenden Kindheit auch Momente des Glücks, in denen Salz und Fett unsere Lippen benetzten, während wir vom geheimnisvollen Duft des Wassers umgeben waren.

10.
Waage

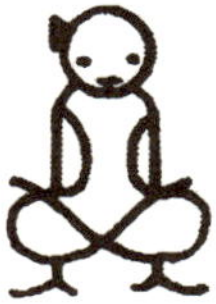

Nach wenigen Monaten entdeckte Lisa für sich ein Yogastudio, das ich bewusst gemieden hatte. Ehrlich gesagt hatte es mich eingeschüchtert. Es galt als das ernsthafteste der Stadt. Die Besitzer hatten bei David Life und Sharon Gannon gelernt, in deren Praxis Chanten und Andachtsübungen in ein rigoroses körperliches Trainingsprogramm integriert werden. *Jivamukti* bedeutet »Erlösung in diesem Leben«, und Lisas Studio schien dieses erstaunliche Motto überaus ernst zu nehmen.

Fran war im Italienurlaub, sodass ich Lisa versprach, es auszuprobieren. Sie passte solange auf Lucy auf. Ich betrat das Studio nur zögerlich. Auf den ersten Blick wirkte es alles andere als einschüchternd. Anscheinend hatte man Enya mit der Inneneinrichtung betraut: lauter fernöstliche Ikonographie und jede Menge Lila. Altäre. Es sah total esoterisch aus, als würden gleich Walle-walle-Frauen kommen und uns auffordern, uns selbst zu lieben.

Stattdessen wimmelte es dort nur so von Lehrern und Schülern, die fast beängstigend fit aussahen. Alle hatten interessante Frisuren. Die Frauen trugen magentafarbene Dreadlocks, die Männer lange glänzende Mähnen wie aus einer 1970er-Jahre-Shampoo-Werbung. Sie alle praktizierten Yoga, als hätten sie die letzten drei Jahre in Indien verbracht oder in Madonnas privatem Fitnessstudio. Die Lehrerin, eine sehnige Frau mit taillenlangem Haar und lila Lippenstift, begann zu chanten, und wir stimmten mit ein. Ich bemühte mich redlich. Der Refrain lautete »Om shanti shanti, shanti om«, das sang auch ich. Das Ganze schien ewig zu dauern, mindestens zehn Minuten, danach begaben wir uns endlich in die *Asanas*. Eine *Asana* ging unmittelbar in die andere über. Später erfuhr ich, dass das *Vinyasa*-Yoga ist, doch in diesem Moment hielt ich es für völlig verrückt. Um mich herum machten die Shampoo-Models schnelle, fließende Bewegungen, als hätte man sie kurz zuvor geölt.

Die Kombination aus spiritueller Kompetenz und außerordentlicher körperlicher Gelenkigkeit verlieh dem Studio eine merkwürdige Atmosphäre, wie in einem Science-Fiction-Tempel für einen neuen Typ Mensch, der der Menschheit das Wort Gottes mithilfe von Sanskrit-Gesängen und Balancieren auf den Unterarmen verkündet.

Mich quälte nach wie vor die große Frage: Ist Yoga ein Training für den Geist oder für den Körper? Oder doch für beides? Vermutlich wäre keiner der Yogaschüler bereit, sich von einem Aerobictrainer zu Jesus bekehren zu lassen. Warum hörten sie dann auf einen Yogalehrer, der ihnen etwas über hinduistische Religionspraktiken erzählte? Was lernen wir eigentlich, wenn Westler über indische Spiritualität sprachen? Dachten die Kursteilnehmer, sie absolvierten ein Fitnesstraining? Oder praktizierten sie eine Religion?

Ich habe nie infrage gestellt, dass amerikanische Körper Yoga brauchen. Fran erzählte gern die Anekdote vom Besuch ihres indischen Guru in Amerika. Er hielt es kaum aus, durch die Straßen zu laufen, da die Hüften der Menschen so sichtbar verspannt waren. »Amerikanische Hüften!«, rief er immer wieder verzweifelt. Amerikanische Hüften brauchen Yoga. Amerikanische Oberschenkel, Lenden und Quadrizepse, die von Schreibtischjobs und vom Autofahren verkürzt sind, schreien förmlich nach Yoga.

Aber wie stand es um die amerikanische Psyche? War es wirklich sinnvoll, das Weltbild einer anderen Kultur zu übernehmen? War das nicht irgendwie unglaubwürdig? Hatten die Forscher, die das ablehnten, recht? Bestand nicht die Gefahr, dass ich das Wesentliche gar nicht begriff, wenn ich es versuchte? Wenn ich erklärte, ich würde Yoga praktizieren, was war darunter zu verstehen? Egal, wie lange ich mich darin vertiefte, würde ich jemals wirklich Yoga erfahren? Was genau taten wir hier eigentlich? Fielen wir alle einer verzerrten Wahrnehmungsstörung zum Opfer? Und wenn ja, störte das irgendwen?

In dem SF-Studio schien man sich solche Fragen gar nicht zu stellen. Die *Asanas* und die Philosophie wurden zu einem einzigen Erlösungsprojekt verbunden, das für seine Schüler unverzichtbar zu sein schien, auch wenn es sich wahrscheinlich nicht vollziehen würde.

Yoga hat im Westen eine merkwürdige Geschichte. Die meisten gehen davon aus, dass es in den 1960er-Jahren in Mode kam, so wie Sex und die Beatles. Dabei gelangte Yoga schon Ende des 19. Jahrhunderts nach Amerika, als Swami Vivekananda aus Indien nach Amerika und dann nach England kam, um Hinduismus, Yoga und Vedanta, den spirituellen Weg der Upanishaden, zu lehren. In Amerika lehrte Vivekananda zunächst in Chicago und dann in Neuengland. Dort, wo der Transzendentalismus den Boden bereitet hatte, ließ Vivekananda das Samenkorn des Yoga aufgehen. Von Anfang an wurde es als eine Art Mischung aus körperlichem und psychischem, spirituellem Training gelehrt und sowohl begeistert als auch misstrauisch aufgenommen. Am besten illustriert das der wunderbar heitere Gesellschaftsroman *Queen Lucia* von E.F. Benson aus dem Jahr 1920. Lucia ist eine arrogante, ältliche Matrone aus Riseholme, einem Ort, an dem eine verrückte Mode die andere ablöst: Elisabethanische Pagen. Bridge. Séancen. Als ein Guru kommt, lernen alle Yoga. Es ist typisch für diese Zeit, dass der Guru bald als Betrüger enttarnt wird: Er ist kein Brahmane, wie er behauptet, sondern ein Currykoch aus einem Londoner Restaurant. Seine wahre Natur zeigt sich, als er die Einwohner Riseholmes um ihren kostbaren Nippes bringt. Trotzdem können die Yogaschüler nicht leugnen, dass die Lektionen des Gurus eine positive Wirkung auf sie hatten.

Der Guru wird als Scharlatan entlarvt, doch seine Lehre erweist sich als wertvoll. Diese ambivalente Haltung prägt durchgehend die westliche Rezeption dieser Lehre. Gleichzeitig ist man gewillt, ja geradezu bemüht, mit Ehrfurcht die Frucht einer Kultur aufzunehmen, die den meisten von uns fremd ist. Seine ungeheure Vielseitigkeit, Komplexität und seine uralte Tradition machen es für uns zu einer Art Leinwand, auf die wir alles Mögliche projizieren können. Befremdliches wie das Kastensystem oder die im Yoga geforderte Enthaltsamkeit blenden wir einfach aus. Stattdessen picken wir uns nur das heraus, was uns gefällt.

Die amerikanischen Yogalehrer in der Mitte des letzten Jahrhunderts lösten diesen Widerspruch, indem sie die philosophischen Aspekte einfach wegließen. Yoga wurde streng an Körperertüchtigung und Gymnastik angelehnt. Es lehrte Gelassenheit und Entspannung, war aber keine Theologie oder spirituelle Praxis. In den 1960er-Jahren begann, verbreitet durch die Popkultur, das spiritualisierte Yoga seinen Aufstieg. Wahrscheinlich erlebte die Geschichte des Yoga im Westen ihren vorläufigen Höhepunkt beim ersten Besuch der Beatles bei Maharishi in Indien. Damit war die Idee des modernen spirituellen Tourismus geboren. Eine Handvoll Amerikaner begann, nach Indien zu reisen, um sich von dortigen Meistern unterrichten zu lassen. Sie ebneten indischen Lehrern den Weg in den Westen. In den 1970er-Jahren siedelten bedeutende Yogalehrer in die Vereinigten Staaten über oder blieben zumindest lange auf Besuch: Iyengar, Kripalu, Krishnamurti, Bikram, Jois. Als ihre Schüler wiederum eigene Schüler fanden, breitete sich Yoga unaufhaltsam aus, bis es zu jener entmythologisierten, wenig bedrohlichen Praxis wurde, die wir heute kennen. Diejenigen, die schon länger Yoga praktizieren, beschweren sich gern über diese Popularisierung, aber im Grunde handelt es sich hier um einen echten Siegeszug der Mund-zu-Mund-Propaganda. Anfangs galt Yoga noch als Marotte, fand dann aber immer mehr Anhänger. Zur Jahrtausendwende war Yoga nach wie vor eher eine Art Körperertüchtigung und weniger eine spirituelle Praxis. Aber wir waren uns immerhin bewusst, dass es auch eine spirituelle Komponente besitzt. Wir wussten nur nicht genau, was wir damit anfangen sollten.

Die Yogalehrerin in Lisas Studio, die ihre Gelassenheit sichtbar vor sich hertrug, meinte, es würde nun Zeit für eine Gleichgewichtsübung auf den Armen. Wir machten die Waage, eine beeindruckend aussehende Haltung, bei der man in den Schneider- oder Lotussitz geht und die Hände neben den Hüften in den Boden stemmt, sodass sich der restliche Körper in die Luft erhebt. Dazu musste ich Klötze unter meine Hände legen, da ich kurze Arme und einen langen Rumpf habe. Anders funktionierte es nicht, aber dank dieser Hilfsmittel liebte ich diese Haltung. Ich hatte das Gefühl, ich hätte diese Übung gepachtet, da sie eine der wenigen Gleichgewichtsübungen mithilfe der Arme war, die ich konnte. Außerdem passte die Waage gut zu mir: Ich war nicht umsonst Kritikerin, eine professionelle Richterin also, und ich hatte diese Leute gar nicht schnell genug abwägend in eine Schublade stecken können: ihre Frisuren, ihre Figur, ihre Überzeugungen. Was sie da taten, hielt ich letztlich für Quatsch. Ich glaubte nicht, dass sie glaubten, was sie da chanteten. Ich glaubte nicht, dass sie glaubten, noch in diesem Leben erlöst zu werden. Doch etwas an ihrer Inbrunst gefiel mir. Ich wünschte mir das auch, beneidete sie darum. Sie hatten keine Zweifel, sondern gaben sich ganz dem Yoga hin. Die Schüler in Lisas *Shala* – das Studio verwendete den Sanskrit-Begriff für Schule – wirkten ein wenig überehrgeizig, aber vielleicht waren sie auch nur aufrichtig in ihrer Suche. Sie wollten die indische Spiritualität begreifen, würden aber genau wie ich nicht so bald nach Indien kommen. Wir alle waren an unsere heimische Scholle gekettet. Wir mussten hier herausfinden, wie es geht.

Nach der Waage griff die Lehrerin nach einem kleinen Buch und las daraus vor: »Verneigung vor dem verehrungswürdigen Shiva, von dem die Wissenschaft des Hatha-Yoga gelehrt wurde. Es beleuchtet den überlegenen Zustand des Raja-Yoga, für den, der wie auf einer Treppe dorthin aufsteigen will.« Sie las weiter, aber ich hörte schon gar nicht mehr zu.

Frühere Vorträge über Yoga hatten mich verstört, da sie nahelegten, *Hatha*-Yoga sei nur ein illegitimer Nachfolger des *Raja*-Yoga. Und hier erzählte mir jemand, *Hatha*-Yoga beleuchte *Raja*-Yoga und erlaube es einem (»wie auf einer Treppe!«) dorthin aufzusteigen. Die Leute um mich herum saßen wie weggetreten da. Sie hatten die Köpfe zum Gebet geneigt oder in den Nacken gelegt, um den Vortrag besser auf sich wirken zu lassen. Die Lehrerin hielt inne und sagte betont bescheiden: »Das stammt aus der Hathayogapradipika.«

Die *Hathayogapradipika* war nicht gerade leicht aufzutreiben, aber schließlich entdeckte ich ein altes Exemplar in der Bibliothek der University of Washington. Ich hatte keine Leihkarte, also setzte ich mich in eine verstaubte Formica-Arbeitsnische und las. Alle paar Minuten sprang ich auf, um mir eine weitere Seite zu kopieren. Die *Hathayogapradipika* ist der älteste bekannte Text über *Hatha*-Yoga. Er wurde im 15. Jahrhundert verfasst. Schon auf der ersten Seite wurde ich bzw. der Leser angesprochen: »An die, die den Zustand des Raja-Yoga nicht kennen, aufgrund fehlerhafter Vorstellungen und vieler Wirren in der Dunkelheit, gibt Svatmarama voller Mitgefühl die Leuchte des Hatha-Yoga weiter.«

Vielen Dank auch! Ein Buch, in dem der Autor von sich in der dritten Person spricht und bescheiden verkündet, dass er voller Mitgefühl sei, muss man einfach lieben! Eliade oder Feuerstein hätten so etwas niemals getan.

Die *Pradipika* ist in erster Linie bezaubernd. Anders als das Sutra ist sie ein stimmgewaltiges Werk, durch das man vom Autor geführt wird. Sie ist auch sehr konkret. Nach den Sutras und der Gita geradezu fantastisch konkret. Hier nur ein Beispiel: »Der Hatha-Yogi soll in einer Einsiedelei wohnen, diese soll zwei Meter lang sein und entfernt von Felsen, Wasser oder Feuer, sie soll sich in einem tugendhaften Königreich befinden, in einer gefahrlosen Gegend, wo es viele Almosen gibt.«

Als die *Pradipika* geschrieben wurde, gab es nur 84 *Asanas*. Die Liste der *Asanas* wurde mit der Zeit immer länger. Heute umfasst sie um die tausend Haltungen, einschließlich verschiedener Varianten. Das Buch beschreibt die 84 *Asanas*, alles sehr bekannte Haltungen wie der Lotussitz, der Hahn, der tote Mann, der Bogen und die Vorwärtsbeuge. Es gibt genaue Beschreibungen von der Position der Hände und Füße genau wie ein zeitgenössischer Yoga-Ratgeber. Dafür strotzt sie nur so von entzückend merkwürdigen Gedankensprüngen (zumindest für den heutigen Leser). Zum Beispiel in diesem Satz: »Der Yogi sollte sich im Fernhalten von Feuer, Frauen, Herumvagabundieren und Ähnlichem üben.«

Ich fühlte mich irgendwie bestätigt. Siehste! Auch *Hatha*-Yoga ist eine alte Tradition! Dann begann ich, über *Dhauti*, das Schlucken eines Stoffstreifens, zu lesen; über *Basti*, das Einführen eines Röhrchens in den Anus, während man in einer Wanne mit Wasser sitzt und dieses dadurch einsaugt; über *Neti*, bei dem ein Seil durch Nasenlöcher und Mund gezogen wird. Obwohl das keine Haltungen sind, sind es Körperübungen, die den Körper von innen heraus reinigen sollen.

Das Buch wurde immer abgefahrener und enthielt Anleitungen, wie man sich mit Kuhdung einreibt oder sich die Ejakulation verkneift. Wieder eine andere Passage forderte dazu auf, den eigenen Urin zu trinken, obwohl es entweder so schlecht übersetzt oder so keusch verbrämt war, dass ich mir diesbezüglich nicht ganz sicher sein konnte.

Ich hatte genug gelesen, um zu begreifen, dass diese Praktiken nicht Teil des allgemein verbreiteten hinduistischen *Raja*-Yogas waren. Wieder einmal schien *Hatha*-Yoga mit einer Tradition verbunden zu sein, die alle möglichen dubiosen Techniken enthielt.

Ich erkannte, dass das Yoga, das in den Sutra beschrieben wird, ein anderes ist als das, welches ich lernte. Aber ich machte es wie eine Elster, eine pragmatische noch dazu: Ich pickte mir das heraus, was ich brauchte, und pfiff auf die Logik.

11.
Tänzer

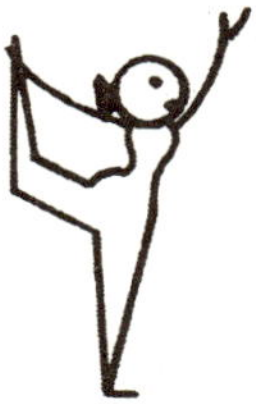

Eines Abends machte ich Einkäufe, während Bruce Rechnungen bezahlte. Als ich zur Tür hereinkam und erst sein erschöpftes Gesicht und dann die Stapel von Rechnungen auf dem Tisch sah, kam ich mir vor, als wäre ich tanzen oder Crack rauchen gewesen. Oder als hätte ich soeben ein Schäferstündchen mit einem feurigen Spanier gehabt. Er hob hilflos das Scheckbuch, zum Zeichen seiner Niederlage. Plötzlich hatte ich ein ganz schlechtes Gewissen wegen der teuren Pralinen, die ich gekauft hatte. Mein Mann ging in die Küche, holte sich eine Schale Müsli, die selten trostlos wirkte, und beugte sich darüber, wobei er seine wunderschöne lange Wirbelsäule fast zu einem »U« krümmte, und murmelte: »Unsere Ersparnisse sind übrigens so gut wie aufgebraucht.«

Ich umarmte ihn, wusste aber nicht so recht, was ich dazu sagen sollte. Ich nahm schon jetzt möglichst viele freie Aufträge an. Ich versuchte, sparsam zu sein. Geld wurde zu etwas, das immer mehr zwischen uns stand. Obwohl ich arbeitete, hatten wir eine klassische Rollenverteilung: Der Mann arbeitet, die Frau gibt das Geld aus. Diese Tatsache war umso schwerer zu schlucken, als es sich um das totale Klischee handelte. Wie hatten wir nur in dieses alte, engstirnige Arrangement verfallen können, obwohl wir doch am Anfang fest entschlossen waren, beide zum Familienunterhalt beizutragen? Ich hatte ein wahnsinnig schlechtes Gewissen und dachte: »Supermarkt statt Bioladen, keine Cafébesuche mehr.« Vielleicht gab es noch ein paar Redakteure in den Vereinigten Staaten, die ich noch nicht um Aufträge angehauen hatte. Aber eines würde ich ganz bestimmt nicht aufgeben: Yoga.

Am nächsten Nachmittag kam eine Blinde ins Studio. Sie trug einen Stock und hielt die Hand ihrer Freundin. Keine Ahnung, wie das bei anderen ist, aber ich werde in solchen Situationen stets von äußerst unwürdigen Gedanken heimgesucht. Als ich sah, wie die Blinde von ihrer besorgten Freundin in den Kurs geleitet wurde, hätte ich doch eigentlich kurz über die Macht der Freundschaft oder die Kraft menschlicher Sehnsüchte nachdenken können. Stattdessen ging mir bloß genervt durch den Kopf: »Oh je, jetzt machen wir bestimmt Yoga im Schneckentempo, wir werden die ganze Zeit über Rücksicht nehmen und darauf warten müssen, bis sie die Haltungen begreift. Warum müssen wir auf Blinde eigentlich so besondere Rücksicht nehmen?«

Fran plauderte kurz mit den beiden, und der Kurs begann.

»Die Hände neben den Füßen auf den Boden legen. Mit dem rechten Bein einen großen Schritt zurück machen. Das linke Knie im 90-Grad-Winkel beugen und es dabei nicht zur Seite fallen lassen. Die rechte Ferse um 45 Grad drehen, die rechten Zehen zeigen nach außen. Die Hände zum linken Knie bringen und vorsichtig darauf abstützen. Den Nacken lang machen. Die Arme über den Kopf heben, zum Himmel strecken. Die Handflächen zeigen nach innen. Die Finger bewusst strecken. Das ist der Krieger I.«

Fran verlangsamte weder den Unterricht noch veränderte sie seinen Ablauf. Stattdessen hörte sie einfach nicht auf zu reden.

Während sie uns durch die Haltungen führte, fasste sie jede Bewegung ihrer Hand, jede Veränderung in ihrer Kopfhaltung in Worte. Ich hatte bereits erlebt, wie sie den Kurs an die verschiedenen Vorkenntnisse der Schüler, an verschiedene Figuren und an Schwangere angepasst hatte, ja sogar an das ein oder andere Kind, das seine Mutter begleitete. Und jetzt berücksichtigte sie eben, ohne mit der Wimper zu zucken, Blindheit.

Wir machten Gleichgewichtsübungen im Stehen, für mich ein wahrer Genuss: den Adler mit seinen umeinandergeschlungenen Gliedmaßen, den Baum, den schwankenden Halbmond, Krieger III. Sie erforderten nicht den von mir gefürchteten Einsatz der Armmuskulatur, und ich hatte festgestellt, dass ich bei ihnen gut mithalten konnte. Anders als bei anderen Haltungen konnte ich bei stehenden Gleichgewichtsübungen durch schiere Willenskraft Erfolge erzielen: beim Yoga meine bevorzugte Vorgehensweise. Ich würde es schaffen, koste es, was es wolle. Ich war bereit zu schier übermenschlichen Anstrengungen. Nicht alle Haltungen eignen sich dafür, aber Gleichgewichtsübungen im Stehen schon. Irgendwie bemerkte ich gar nicht, welche Ironie darin lag, dass ich mir meinen Weg in die Freiheit mit aller Gewalt erzwingen wollte.

In der *Hathayogapradipika* gibt es eine rätselhafte Passage, die die »Zerstörer des Yoga« auflistet: Die Liste enthielt Tabus wie Völlerei und Geschwätzigkeit, aber auch Anstrengung. Das fand ich unbegreiflich. Was war Yoga sonst, wenn nicht Anstrengung? Es sollte noch lange dauern, bis ich die Überlegung anstellen konnte, dass sich mein Yoga vielleicht verbesserte, wenn ich mich nicht so sehr auf den Erfolg versteifte. Und noch länger, bis ich mich fragte, ob ich mein Yoga überhaupt verbessern musste.

Weil ich mich bei ihnen auf meinen Willen und meine mir angeborene Sturköpfigkeit verlassen konnte, liebte ich Übungen im Stehen. Sie gaben mir das Gefühl, stark und großartig zu sein, so als hätte ich wundervolle Haare. Wir hatten uns die ganze Woche über einer Haltung gewidmet, die Tänzer genannt wird. Die meisten Menschen haben sie schon irgendwann mal im Turnunterricht eingenommen. In Nicht-Yoga-Kreisen trägt sie den unromantischen Namen »Schenkeldehnung«. Beim Yoga funktioniert das so: Man steht gerade da, winkelt beispielsweise das linke Bein nach hinten an und greift mit der linken Hand den linken Fuß am inneren Fußgewölbe. Man hebt den linken Fuß hinten immer höher, während man gleichzeitig den Oberkörper vorbeugt und die rechte Hand vor sich hochstreckt, so als wollte man sagen: »Los, vorwärts, bloß nicht innehalten!« Das Ziel besteht letztlich darin, den Fuß so hoch zu strecken, dass man beide Hände über den Kopf strecken und ihn fassen kann.

Es war ein warmer Frühlingstag, und die Tür stand sperrangelweit offen. Vielleicht habe ich als jahrelange Filmkritikerin zu viele furchtbare Gewaltszenen gesehen, aber für mich war die offene Tür des Yogastudios geradezu eine Aufforderung an mit Waffen herumfuchtelnde Kriminelle: Kommt rein! Mäht uns nieder! Harmloser oder verletzlicher als wir kann man gar nicht sein! Das Studio lag in der Nähe des Green Lake, und ich glaubte das Seewasser zu riechen. Ich verdrängte die Vorstellung von durch die Straßen streifenden Kriminellen und konzentrierte mich wieder auf die vor mir liegende Aufgabe. Ich starrte nach vorn auf meine Hand, die zitterte. Und zwar heftig. Auffällig. Ich sah mich verstohlen um, um zu sehen, ob jemand meine wie verrückt vibrierende Hand bemerkte … und verlor sofort das Gleichgewicht. Ich griff wieder nach meinem Fuß und atmete tief durch. Ich versuchte es erneut und zitterte noch mehr als vorher. Man sagt »wie Espenlaub zittern«. Normalerweise sind solche Metaphern ziemlich übertrieben, aber diese fühlte sich tatsächlich so an. Ich zitterte und fühlte mich wie ein verletzliches kleines Espenblatt.

Es ist ein Gefühl, das ich schon mein ganzes Leben kenne, eine dieser merkwürdigen körperlichen Schwächen, die man halt so hat. Mit sechs zitterte meine Hand beim Arzt so sehr, dass ich eine Urinprobe umstieß, die sich auf meine karierte Schlaghose ergoss. Auf meine Lieblingshose, wohlgemerkt. Zumindest war sie das bis zu diesem Moment.

Mein Tremor ist ein Fenster zu meinem hässlichsten, schwächsten, verängstigten Ich. Ich schäme mich abgrundtief dafür. Es quält mich. Mein ganzes Leben habe ich damit verbracht, meinen Tremor zu verbergen. Ich habe im College ein ganzes Referat auf ein Blatt Papier gequetscht, um keine Zettel sortieren zu müssen. Ich habe mir vor einem wichtigen Vorstellungsgespräch ein Bier hinter die Binde gekippt, um meine Nerven zu beruhigen. (Das Vorstellungsgespräch verlief erfolgreich, empfehlen möchte ich diese Strategie jedoch nicht.) Kaum hatte ich den Job bei dem alternativen regionalen Wochenblatt ergattert, hatte ich auch schon ein neues Problem: Wie man sich denken kann, tippt es sich auf einer Schreibmaschine mit zitternden Händen nicht besonders gut. Meine Artikel sahen aus wie Erpresserbriefe.

Vor allem die Gegenwart eines bestimmten Mitarbeiters ließ mich erzittern. Seit Jahren hatte ich Bruce' Karriere genau verfolgt und las seine Artikel. Manchmal schien er der Einzige zu sein, der etwas Sinnvolles zu sagen hatte. Seine Texte waren knapp und klar, und er verfügte über einen enormen Wortschatz. Er war so begabt und stilsicher, dass ich ihn für einen alten oder wenigstens mittelalten Mann hielt. Wer kann mit zwanzig schon so schreiben?

Als ich schließlich für dieselbe Wochenzeitung arbeitete, führte mich der freundliche Verleger an meinem ersten Tag überall herum. Am Umbruchtisch blieb er stehen. (Ja, genau, am Umbruchtisch! Ich bin tausend Jahre alt!) Mit väterlichem Stolz stellte er mir Bruce, den Autor und Redakteur, vor, den ich schon so lange bewunderte. Ich ertappte mich dabei, in das Gesicht eines … Jungen zu starren. Derjenige, dessen Karriere ich gleichzeitig verfluchte und beneidete, war genauso alt wie ich! Ich hoffe, es wundert niemanden, dass ich ihm in diesem Moment am liebsten ins Gesicht gesprungen wäre.

Ich ließ ihn nicht mehr aus den Augen. Wir waren die einzigen beiden Rezensenten mit einer Vollzeitstelle. Ich war für Filme zuständig und er für Bücher, also hatte er von Anfang an einen moralischen Vorsprung. Er lief stets mit einem grimmigen Gesichtsausdruck im Büro herum, damit bloß niemand auf die Idee kam, ihn anzusprechen. Doch wenn man ihn an seinem Schreibtisch in die Enge trieb, entpuppte er sich als Plaudertasche. Mir gefiel seine Schreibe und dass er zugab, Kleidung zu tragen, die seine Mutter für ihn ausgesucht hatte. Er wirkte völlig selbstgenügsam, aber wenn man die richtigen Hebel ansetzte, bekam man von ihm alles, was man wollte. Ich liebte es, seine langen Handgelenke und seine spatengroßen Hände zu beobachten, wenn er wie wild vor sich hintippte. Später gestand er, meinen nackten Nacken ausgiebig betrachtet zu haben, wenn ich (zitternd) schrieb.

Eines Tages saßen wir in den schmuddeligen Sesseln der Redaktionsräume und hatten eines dieser interessanten Gespräche junger Leute über ihre Zukunftspläne. Ich war ganz aufgeregt, diesem großen, ernsthaften Menschen gegenüberzusitzen. Ich wollte ihn unbedingt beeindrucken. Ich redete und redete, erzählte ihm, dass ich einen bedeutenden literarischen Roman schreiben wolle. Als ich endlich verstummte, sagte Bruce: »Ich würde gern für den Rest meines Lebens vom Schreiben leben können.« Mich erstaunte so viel Pragmatismus, gepaart mit Talent, ich fand das umwerfend. Damals wusste ich noch nicht, dass er sich stets unterschwellig um Geld sorgte. Diese Sorge brodelte finster in ihm wie eine Teergrube.

Ich verknallte mich in ihn, was mir bestimmt schon von Weitem anzusehen war. Meine Verschossenheit war wie Samson aus der Sesamstraße: ein riesiges, liebevolles Vieh, das einem überallhin folgt und das nur ein totaler Idiot übersehen kann.

Bruce war dieser Idiot. Wir quälten uns monatelang mit unserer jovialen Kollegenbeziehung. Irgendwann trafen wir uns in einem schummrig beleuchteten Lokal, dessen romantisches Potenzial nur ein Blinder übersehen hätte. Wir tranken Wodka. Wir diskutierten über irgendein wichtiges Thema, wegen dem wir uns getroffen hatten. Es war eine Situation ganz nach dem Motto »Ceci n'est pas une pipe«. Jeder Depp außer uns sah, dass wir ein Date hatten. Meine Hand zitterte, als ich das volle Martiniglas an die Lippen hob. Sie hörte nicht auf zu zittern, bis Bruce sie schließlich in seine Hände nahm, an seinen Mund zog und küsste.

Es gibt nicht viele Momente im Leben, in denen man genau weiß, was man tun muss. Doch als Bruce meine Hand nahm, wusste ich: Heirate ihn! Schnell! Das ist er!

Wir verlobten uns, und je näher die Hochzeit rückte, desto mehr geriet das Verbergen meines Tremors zur Vollzeitbeschäftigung. Allein beim Gedanken, vor all den Leuten zu stehen, ließ mich erzittern. Was würde erst passieren, wenn es so weit war? Ich machte einen Termin mit meiner Therapeutin, zu der ich hin und wieder ging.

»Äh, ich habe also beschlossen, eine Trauung unter freiem Himmel zu organisieren«, erzählte ich ihr, während ich umgeben von Kleenex-Schachteln auf ihrer gestreiften Couch saß.

»Sie haben das beschlossen? Und was ist mit Bruce?« Habe ich schon erwähnt, dass meine Therapeutin ganz schön schlau ist?

»Na ja, es ist wegen meines Zitterns. Draußen im Freien werden es die Leute vermutlich weniger bemerken.«

»Wann ist die Hochzeit?«

»Am achtzehnten Oktober.«

»Sie können unmöglich im Oktober draußen heiraten! Da frieren sich ja alle die Beine in den Bauch!« Darüber hinaus war sie ganz schön dominant.

Meine Antwort darauf klang äußerst logisch: »Nun, wenn ich dann zittere, wird niemand meinen Tremor bemerken.«

»Welchen Tremor? Wovon reden Sie überhaupt?« Sie starrte mich an.

»Vom Tremor in meinen Händen. Sehen Sie nur!« Ich hielt ihr meine Hände hin. Wie immer zitterten sie leicht. »Sie müssen mir helfen! Wie werde ich das noch vor der Hochzeit los? Alle Leute werden mich anstarren.«

»Wovor genau haben Sie Angst?«

»Dass mich die Leute verurteilen.«

»Haben Sie schon mal jemanden verurteilt, weil er auf seiner Hochzeit gezittert oder sonst irgendwas getan hat?«

»Nein.«

»Sehen Sie!«, triumphierte sie. »Ihr Zittern zeigt Ihre Schwäche. Und erst unsere Schwächen machen uns menschlich. Ihr Zittern zeugt von Menschlichkeit. Passt das nicht fantastisch zu einer Hochzeit?«

Nein, wirklich nicht.

Wir heirateten an einem grauen Oktobertag mit Blick auf den Agate Point. Larrys Schleppkahn tummelte sich vor der Landzunge und wartete darauf, vorzufahren und ein Feuerwerk über dem ruhigen, stahlgrauen Wasser abzubrennen.

Vor der Hochzeit versteckten Bruce und ich uns hinter der Küche und tauschten unter Tellergeklapper die Ringe. Danach gab mir Bruce einen liebevollen Klaps. Zeit für unseren Auftritt, Süße!

Draußen nieselte es. Die Brautjungfern zitterten in ihren ärmellosen Kleidern. Meine Großtante sah aus, als würde sie gleich tot umfallen. Ich war zugegebenermaßen abartig egoistisch, glaubte aber, innerhalb von vier Wänden unmöglich heiraten zu können. Ich hätte meinen Brautjungfern allerdings wenigstens raten können, Pullis mitzunehmen. Der Ring steckte sicher an meinem Finger, und ich hielt eine schwere Last an Muschelblumen in meinen Armen, als ich über den Rasen schritt.

Jahre später, als ich schon endlos verheiratet war, lange Yoga machte, mehrere Kinder hatte und dementsprechend kurz vor dem Grab stand, begriff ich, wovor ich Angst hatte: Ich hatte Angst vor meinen viel zu realen Unzulänglichkeiten.

Ich schaffte es auf meiner Hochzeit, der Realität ein Schnippchen zu schlagen, indem ich einfach zweihundert Personen in der Kälte stehen ließ, ein Riesenblumenbukett trug und heimlich die Ringe tauschte. So einfach geht das! Aber im realen Leben zitterte ich. Auch beim Yoga.

Ich machte Yoga, weil ich eine Vorstellung davon hatte, wie ich sein wollte: gelassen, fit, spirituell. Ich kaufte mir Yogaklamotten und ließ meine Haare wachsen, damit sie sich zu einem Pferdeschwanz zusammenbinden ließen. Mein Pferdeschwanz sah nie so perfekt aus wie der der echten Yogamädels, aber wenigstens hielt er mir mein krisseliges Haar mitsamt seiner undurchdringlichen Unterwolle aus dem Gesicht. Meine Vorstellung von Yoga war eine von äußerlicher Perfektion. Andere sollten sehen, wie ich Yoga machte, und meine Überlegenheit sofort bemerken. Stattdessen geschah Folgendes: Ich machte Yoga, und es war das reinste Chaos. Yoga sollte einen Ausbund an Perfektion aus mir machen, doch stattdessen ließ es meine geheimsten Schwächen hervortreten.

Fran hatte damit begonnen, uns in die Aura, in das System von Energiekanälen und -zentren einzuweihen, die auch *Nadis* und Chakren genannt werden und den Energiefluss bzw. *Prana* im

Körper kontrollieren. Von den Chakren hatte ich natürlich bereits gehört, sie gehörten fest zum Hippie-Sprech. Die *Nadis* dagegen waren mir neu. Manche ayurvedischen Texte sagen, dass es Tausende von diesen Kanälen gibt. Die beiden wichtigsten sind *Pingala* und *Ida*. *Pingala* ist die dominante, rechte Seite, das sonnenenergetische, aktive *Nadi*. *Ida* bezieht sich auf die linke Seite, den Mond und die Passivität. *Sushumna* ist der zentrale Kanal entlang der Wirbelsäule. Diese Kanäle leiten Energie in die verschiedenen Körperregionen, sie sind so etwas Ähnliches wie unser Nervensystem.

Viele Jahre später sollte ich ein Yogabuch lesen, in dem Folgendes stand: Zittern ist ein Zeichen dafür, dass der *Prana*-Körper geweckt wurde. Es wurde also Energie freigesetzt, die vorher in einem geschlummert hat. Zittern ist ein Zeichen für das Leben. Zittern ist ein Zeichen für Menschlichkeit. Die Energie fließt wie wild durch die *Nadis*, und der Astralkörper wacht auf. Zittern ist ein Zeichen dafür, dass man noch nicht ganz perfekt ist – und somit noch nicht tot.

Nimmt man die Tänzer-Haltung ein, muss der Blick etwas fixieren. Trotzdem wird sich immer was bewegen. Hat man die Hand vor sich ausgestreckt und das Bein zurückgenommen, gerät man zwangsläufig ins Wanken und ist gezwungen, das Gleichgewicht ständig wieder neu zu suchen. Sämtliche Anstrengungen, Ängste und Unzulänglichkeiten werden dabei zur Schau gestellt. Nimmt man diese Haltung gemeinsam mit anderen in einem Raum ein, ist man alles andere als perfekt.

Würde man sich umschauen, würde sich einem allerdings ein äußerst angenehmer Anblick bieten: All diese gehobenen Arme und zurückgenommenen Beine lassen den Raum wirken, als wäre er voller gebogener Zweige. Das Zittern ist sichtbar, wird aber von allen anderen wiederholt und ist somit annehmbar.

Der Tänzer war eine Haltung, die ich wunderbar aufregend fand. Ich schaffte es noch nicht, die Hände über den Kopf zu strecken und meinen Fuß zu packen. Vielleicht würde mir das niemals gelingen, aber wenn ich mich selbst vergaß und in die Haltung ging, verspürte ich eine Art Ekstase. Ich fühlte mich überlebensgroß. Der Tänzer erinnerte mich an ein Zitat des russischen Entwicklungspsychologen Lew Semjonowitsch Wygotski über spielende Kinder: »Beim Spielen fühlt er sich dreißig Zentimeter größer, als er es in Wirklichkeit ist.«

Die Blinde verlor das Gleichgewicht. Ihre Freundin stand daneben und tat mehr oder weniger gar nichts, sie war einfach nur da. Die Blinde kippte zur Seite, und die Freundin stand reglos mit einem angedeuteten Lächeln daneben. Nie hätte man gemerkt, dass sie einer Blinden zur Seite stand, die gerade umkippte. Das merkte man erst, wenn man in ihre Augen sah. Ihre Augen huschten ständig über ihre Freundin und passten auf sie auf.

Die Blinde schien sich an ihren Stürzen nicht zu stören. Sie sammelte sich auf der Matte, richtete sich wieder zu ihrer vollen Größe auf, atmete sichtbar ein, beugte das Bein, griff nach ihrem Fuß und dehnte sich erneut für die Haltung.

Ihre Freundin stellte ihr leise eine Frage. Die Blinde schüttelte nur den Kopf, lachte, und ihre Antwort erfüllte den ganzen Raum: »Es ist, was es ist.«

Mittlerweile fiel es schwer, sich an die Zeit zurückzuerinnern, in der Bruce und ich so verknallt ineinander gewesen waren. In letzter Zeit stritten wir uns häufig, vor allem über die Arbeit.

Wir zahlten unserer Babysitterin einen fairen Lohn, was jedoch bedeutete, dass wir nur begrenzt auf sie zurückgreifen konnten, vielleicht zehn oder zwölf Stunden die Woche. Mehr Arbeitszeit hatte ich nicht zur Verfügung. Rein theoretisch wollte ich auch gar nicht mehr arbeiten. Wir hatten unser Leben so organisiert, dass ich nicht mehr als zehn oder zwölf Stunden pro Woche arbeiten musste. Das war ideal, wenn man Kinder großzog, hatten wir beschlossen. Aber ich spürte, wie ich mich von Monat zu Monat, von Jahr zu Jahr immer wertloser fühlte.

In diesen zehn Stunden hatte ich kaum Zeit, meine Arbeit zu erledigen, meine Gedanken zu ordnen, geschweige denn meine Pflichten zu erledigen. Ich schrieb für eine merkwürdige Mischung aus zwanzig Zeitschriften, ich hatte sogar begonnen, fürs *Yoga Journal* sehr ernsthafte Bücher über neue Wege und Schicksal zu rezensieren. Ich quetschte meine Aufträge in einen schier nicht zu bewältigenden Stundenplan. Ich ertappte mich dabei, morgens etwas in ein Notizbuch neben meinem Bett zu kritzeln, beim Frühstück ein Telefoninterview zu führen, während Lucy auf meinem Schoß saß, und während einer ihrer Ballettstunden auf Bruces Laptop einzuhacken. Stets mit der Verzweiflung desjenigen, der weiß, dass er seine Termine nicht schafft.

Nachdem ich eines Abends eine Buchkritik abgegeben hatte, die ich in zehnminütigen Arbeitsintermezzos zusammengestückelt hatte, legte ich mich aufs Sofa und sah mir eine DVD an. Ich konnte mich nicht konzentrieren und beschloss, dass es so nicht weitergehen konnte. Es kotzte mich an, dass ich Bruce um mehr Arbeitszeit anbetteln musste und dass er selbstverständlich ganztags arbeitete, komme, was wolle. Und dass ich mich um eine Kinderbetreuung kümmern musste, wenn ich meinen Zeitplan optimieren wollte.

Ich schaltete *Six Feet Under* aus und trieb Bruce im Wohnzimmer in die Enge, wo er ein Buch las, das er rezensieren musste.

»Hör mal«, fing ich an, »ich brauche mehr Zeit zum Arbeiten.«

Sein Blick wurde glasig, so als ginge bei ihm ein Rollladen runter.

»Nun, warum gehst du nicht an einem Abend in der Woche zum Arbeiten?«

»Und warum machst du das nicht?«

»Aber das tue ich doch!« Er zeigte auf sein Buch und den Block, auf dem er sich Notizen machte. Er machte sich stets sorgfältig Notizen, wenn er ein Buch las, das er rezensieren musste. Diese Notizen machten mich wahnsinnig. Ich selbst schrieb meine Rezensionen mithilfe eines merkwürdigen, komplexen, eigentlich inexistenten Systems, das aus Eselsohren, Rand- und Serviettennotizen bestand. Im Vergleich dazu wirkten seine systematischen Aufzeichnungen, die Seite um Seite füllten, übertrieben, ja fast angeberisch professionell.

»Ich bin abends zu müde zum Arbeiten«, sagte ich. »Lucy macht mich fertig. So leicht ist das nicht!«

»Ich muss meinen Vertrag erfüllen. Ich muss unseren Lebensunterhalt verdienen, und zwar ich ganz allein.«

»Deine Arbeit ist also wichtiger als meine, weil du mehr verdienen kannst.«

»Meine Güte, wenn du es denn unbedingt hören willst: Ja, das ist sie!«

»Ach, komm schon! Wie soll ich meine Karriere verfolgen, wenn ich gar keine Zeit zum Arbeiten habe!«

»Keine Ahnung, ich weiß nur, dass ich keine Arbeitszeit entbehren kann, nur damit du Buchkritiken für *Yoga Journal* schreiben kannst.«

Ich sah ihn fassungslos an. In einer Ehe kommt es nur selten vor, dass man sich absolut im Recht fühlt, zu gehen und laut die Tür hinter sich zuzuknallen, aber das war so ein Moment. Ich setzte mich auf die Veranda und drehte dann eine Runde um den Block. Das war wirklich das Respektloseste, das Bruce je zu mir gesagt hatte. Ich fühlte mich minderwertig. Und einsam.

Am nächsten Tag weckte Bruce Lucy so wie jeden Tag. Ich stand eine Stunde später auf und vergaß, dankbar für meine

Extra-Stunde Schlaf zu sein so wie jeden Tag. Ich las Lucy etwas vor. Um 8 Uhr 55 machte ich zwei Tassen Kaffee, damit Joelle eine vorfand, wenn sie um 9 Uhr kam. Wir saßen dann noch ein paar Minuten zusammen, und dann ging ich ins Café, klappte den Laptop auf und versuchte, mich daran zu erinnern, was in dem neuen Roman passiert war. Ich fand ihn wirklich gut, wusste aber nicht mehr genau, warum.

12.
Stellung des Kindes zum Dritten

1977 hatten sich die Dinge eingespielt. Unterm Schuljahr wohnten wir mit unserer Mutter in unserem gesetzten Familienanwesen im baumbestandenen Laurelhurst. Wir gingen auf eine schicke Schule und spielten mit netten Kindern aus netten Familien. Wir pendelten zwischen meinen Eltern hin und her und schliefen unverzagt da, wo man es uns sagte. In den Sommerferien lebten wir auf einem Segelboot oder bei irgendwelchen Hippies in Port Gamble oder aber in einem Hühnerstall auf den San Juan Islands.

Mein Vater arbeitete in der Stadt in einer PR-Firma, die er mit aufbaute. Seine Frau hatte ihn für einen sechzehn Jahre jüngeren Mann verlassen, für einen Mann, der Teil einer völlig neuen Welt war. Mein Vater musste sein Leben neu erfinden, allein zurechtkommen. Langsam baute er sich etwas auf, und zwar ganz bewusst. Sein Leben drehte sich um die Arbeit, um Ausflüge in die Berge, um Bücher und um meinen Bruder und mich. Zeitweise teilten wir sein Leben mit ihm. Es wirkte merkwürdig, sich so neu zu erfinden.

Mein Vater suchte sich immer wieder kleine Häuser am Wasser. Wenn wir ihn besuchten, verbrachten wir oft ganze

Tage im Freien, es nieselte, und wir hatten den nach Arbeit riechenden Duft des Kreosotbusches in der Nase. Wir spielten Verstecken am menschenleeren Strand, wo man sich eigentlich nirgendwo verstecken kann.

Schließlich ließ sich mein Vater auf einem Hausboot auf dem Lake Union nieder, dem städtischsten See überhaupt. Dort, wo wir mit unserer Mutter lebten – und einst mit beiden Elternteilen gelebt hatten –, wirkten die Parks, Wiesen und Ufer des Lake Washington unglaublich ländlich. Der Lake Union war etwas ganz anderes: An seinen Ufern türmten sich Apartmentblocks und Hausboote, vor lauter Häfen sah man kein Ufer. An seiner Ostküste schlängelte sich der Freeway entlang, an der Westküste der alte Highway. Die Wasserverschmutzung und seine Urbanität waren unübersehbar und boten genau deshalb eine gewisse Ruhe. Trotz des schäbigen Eindrucks, den er machte, wirkte der schmutziggraue Lake Union aufrichtiger als der Lake Washington. Man konnte ihn kaum als See bezeichnen, eher war er ein nasser, windiger Fleck inmitten von Parkplätzen.

Wenn man vom Hausboot meines Vaters aus nach Süden über den See auf die kastenförmigen Hochhäuser des Stadtzentrums blickte, sah man nur Grau. Vielleicht ist es nicht nur der blaue Himmel, der Wasser blau erscheinen lässt. Vielleicht gehört dazu auch das Grün von Bäumen. Dem See war das egal, er blieb einfach grau. Gen Westen hatte mein Dad freie Aussicht auf das alte Gaswerk Seattles, ein klotziges braunschwarzes Gebäude, das wirkte, als hätte der Teufel es höchstpersönlich erbaut. Der weiche hügelige Rasen, der es umgab, ließ es nur umso unheimlicher wirken.

Auf diesem städtischen, grauen, zutiefst realen See ließ sich mein Vater nieder. Sein Hausboot war außen mit Holzschindeln und innen mit Bücherregalen verkleidet. Es enthielt so viele Bücher, Kunstwerke und Musik, dass man es für die Behausung eines Bohemiens hätte halten können, wäre es nicht so aufgeräumt gewesen. Die Regale waren mit Bänden gefüllt, die Zeugnis von den vielfältigen kuriosen Interessen meines Vaters ablegten: deutsche Geschichte, Fußball, Bergsteigen, Skifahren, Wandern, Filme von Woody Allen, Gedichte von Elizabeth Bishop. Es gab einen Korb mit Steinen, die er von seinen ausgedehnten Wanderungen mitgebracht hatte. Es gab einen Berg von Skipässen, die teilweise noch aus den Fünfzigern stammten. Eine Wand war mit Fotos seiner Eltern, seiner Geschwister und seiner Kinder bedeckt. Alles war aufgeräumt und sauber: Hätte Carl Linnaeus auf einem Hausboot gelebt, hätte er so gewohnt. Eine winzige Bordküche war mit den Lieblingslebensmitteln meines Vaters gefüllt, im Grunde Babynahrung, bestehend aus Crackern, Apfelmus, Müsli und Pasta, die wir damals noch Nudeln nannten. Er hatte auch stets jede Menge dicke weiße pfannkuchengroße Pilot-Bread-Cracker oder Hartkekse im Haus. Mein Bruder und er liebten sie und aßen sie dick bestrichen mit Marmelade. Wir freuten uns darauf, bei meinem Vater zu essen, denn dort gab es jede Menge Kohlenhydrate.

Alles auf dem Hausboot war von einem einzigen Menschen ausgesucht und eingeordnet worden: von meinem Vater. Er herrschte allein über sein Reich.

Mein Vater war ein großer Mann mit einem schmalen Gesicht und einem Heiligenschein aus grauschwarzem Haar. Aufgrund seiner Größe und des Heiligenscheins hatte er etwas Majestätisches an sich, und das nicht zu Unrecht. Denn trotz seines Hangs zur Askese besaß mein Vater die Seele eines Monarchen. Sein Königreich bestand aus genau einer Person, ihm selbst. Er machte prinzipiell, was er wollte, und fand im Grunde, dass das auch für alle anderen gelten sollte. Er lebte sein Leben mit einem gallischen Achselzucken: Ganz wie du willst! Eine hervorragende Methode, mit einer Ex-Frau oder – in seinem Fall – mit einer Ehefrau umzugehen, die am anderen Ende der Stadt lebt. Wie das in einer richtigen Ehe funktionieren würde, kann ich nicht sagen.

Ein Gegenstand auf dem Hausboot aber stammte nicht von meinem Vater. Der vorherige Eigentümer hatte ein Wasserbett installiert. Ein Wasserbett lässt sich auf einem kleinen Hausboot am Ende eines schmalen Holzstegs nicht leicht installieren, geschweige denn wieder ausbauen. Mein Bruder und ich hatten kein eigenes Zimmer. Wenn wir auf Besuch waren, schliefen wir im Bett meines Vaters, während er auf dem Sofa übernachtete. Wir schaukelten gleichzeitig in seinem Wasserbett und auf dem See.

Er hatte keine Freundin, nie, zumindest nicht, solange wir die Highschool besuchten. Wir waren immer zu dritt: er, Dave und ich.

Jedes Mal, wenn ich meinen Vater besuchte, achtete ich darauf, ein Buch mitzunehmen. Ich hatte überall ein Buch dabei. Als ich noch klein war und mir etwas wünschen durfte, zum Beispiel, wenn ich eine fallende Sternschnuppe entdeckte, wünschte ich mir immer dasselbe: Ich wünschte mir, in einem Buch, das mir gefiel, zu verschwinden und darin leben zu können.

Vermutlich sehnte ich mich nach Regeln. Bücher sind geschlossene Welten. Dort folgt alles einem gewissen Muster. Figuren sind verlässlich, seien sie nun gut oder böse. Wenn ich in einem Buch verschwand, würde ich diesen Regeln gehorchen. Dann wäre ich eine Figur ohne freien Willen. Und genau das wollte ich: wissen, was ich zu tun hatte.

Ich las auf Felsen und in Ruderbooten. Ich schleppte die Bücher in meinem Rucksack meilenweit durch die Wildnis. Es gibt ein Foto von mir, da bin ich zwölf. Darauf fahre ich Traktor und lese gleichzeitig.

»Leg das Buch weg und genieße die Aussicht! Möchtest du nicht die Natur erkunden?« Ich hasste es, wenn meine Eltern das sagten (unabhängig voneinander, zu unterschiedlichen Zeiten). Mich interessierte ihre Aussicht nicht. Ich war gekommen, und ich hatte mein Buch dabei. So weit ging meine Bereitschaft. Ob ich mir nicht die Gegend ansehen wolle, fragten sie. Nein, danke. Ehrlich gesagt, hatte ich genug gesehen.

Ich hatte zwanzig oder dreißig Lieblingsbücher, die ich immer wieder las. Aber mein wichtigstes Buch war *Betty und ihre Schwestern*. Andere Bücher waren wie Bäche, Wasserläufe und Flüsse, die sich ihren Weg durch mein Gehirn bahnten. Aber *Betty und ihre Schwestern* war der Mississippi. An ihm musste sich alles andere messen.

Ich war mit Sicherheit nicht das erste Mädchen, das sich mit Jo March identifiziert, aber das wusste ich damals nicht. Sie spiegelte meine eigenen Schwächen und Macken wider, wenn auch in einem Gewand von Mut und Tapferkeit. Das Rebellische an ihr gefiel mir, durch sie konnte ich mein altes pummeliges Selbst bleiben und gleichzeitig ein mutiger Teufelsbraten werden.

Jo bemühte sich stets, gut zu sein, riskierte aber ständig zu scheitern. Wenn ich an meine Lektüre zurückdenke, war es wohl dieser Kampf, der mich am meisten faszinierte. Jo wusste, was sie zu tun hatte, nur manchmal gelang es ihr nicht, sich an diese Regeln zu halten.

Ich lebte das superwachsame Leben der Tochter einer alleinerziehenden Mutter. Ich richtete mich ganz nach ihren Wünschen und Bedürfnissen, und zwar so sehr, dass ich gar nicht mehr wusste, was ich eigentlich wollte. (Außer lesen, immer weiter lesen.) Außerdem lebte ich in einer sich ständig verändernden Umgebung. Ich lebte in einer Familie bzw. doch nicht. Meine Eltern waren geschieden bzw. doch nicht. Ich hatte einen Dad bzw. doch nicht. Ich hatte einen Stiefvater bzw. doch nicht. Bücher blieben, wie sie waren, in ihnen war alles geordnet, sie schilderten das Leben als kontrollierbar und verlässlich. Bücher waren meine heile Familie.

In der Realität war mein Bruder die andere Konstante in meinem Leben, und er machte genau dasselbe durch. Doch Dave verkroch sich nicht in Bücher. Stattdessen nahm er jede Herausforderung an. Er hängte sich das Mäntelchen der Kompetenz um wie ein Superheld und lernte zu tun, was Männer so tun. Meinen Vater und ihn verband eine ganz besondere Beziehung, die ich nur schwer nachvollziehen konnte und bei der es darum ging, Sachen zu unternehmen. Die beiden fuhren Ski, wanderten und gingen Fliegenfischen. Ich tat dasselbe, segelte aber eher in ihrem Windschatten mit. Dave wurde ein Meister in all diesen Dingen. Irgendwann lief er meinem Dad den Rang ab, zumindest in puncto Technik, in jenem Bereich, der Männern so wichtig ist. Er ging im Yosemite-Park und im Eldorado Canyon klettern sowie in Chamonix bouldern. Er fuhr im wilden Hinterland der Cascades Ski, im Wasatch und in den Alpen. Er stieg mit Fellen an den Skiern auf und fuhr fernab der Pisten im ebenso schönen wie unnachahmlichen Telemarkstil ab.

Ich trottete hinterher, so gut ich konnte. Ich hatte widerspenstige Haare und einen Bauch. Bücher waren für mich herrlich. Ich verschwand in ihnen, so oft ich konnte.

Wenn wir den August mit unserem Dad verbrachten, fuhren wir irgendwohin und wanderten, wanderten und fuhren irgendwohin. In Alaska, auf Vancouver Island, an der Küste Oregons und als Teenager schließlich in den White Clouds von Idaho und den Enchantments der North Cascades. Mein Bruder und ich waren aufeinander angewiesen. Wir schliefen Seite an Seite. Wir spielten miteinander, wir stritten, lasen, rauften, zeichneten und aßen zusammen. Während wir in unserem leicht säuerlich riechenden Zelt in einem moosigen Hain lagen und lasen, angelte unser Vater im nahe gelegenen See. Ich las laut vor. Das Gute daran war, dass Dave mir nicht entkommen konnte. Wir befanden uns auf einer Bergkuppe. Es regnete in Strömen. Wie jeder, der einmal im Nordwesten gezeltet hat, wussten auch wir, dass man sein Zelt bei Regen nicht verlassen kann, denn ist man erst einmal nass, wird man nie mehr richtig trocken. Wir saßen im wahrsten Sinne des Wortes in der Wildnis fest. Nur unser Dad schien völlig unempfindlich gegen das Wetter zu sein und angelte. Für meinen Bruder muss es die Hölle gewesen sein, aber für mich war es herrlich.

Pfeifend kehrte mein Vater vom See zurück.

»Es hat aufgehört zu regnen«, verkündete er.

Mein Bruder zog den Reißverschluss auf und spähte misstrauisch hinaus. Er hatte blonde Locken, die ihm in einem wilden Afro vom Kopf standen, und grüne Augen. Er sah schon damals unverschämt gut aus. Obwohl er ein paar Jahre älter war als ich, war er immer noch kleiner. Er war ordentlich, gut organisiert und unabhängig. Er beherrschte jede Sportart. Wahrscheinlich war er ein Alleskönner. Neben ihm fühlte ich mich wie ein einziger Fettkloß.

»Ich gehe nach draußen«, verkündete Dave.

Damit war es vorbei. Mein Dad hatte den Fisch schon am Ufer ausgenommen – damals fing man keine Fische, um sie anschließend wieder freizulassen. Jetzt zeigte er Dave, wie man ihn filetiert. Er ließ Dave den kleinen Gaskocher anzünden. Ich las noch ein wenig, hörte mir selbst beim Deklamieren zu und leistete ihnen dann Gesellschaft. Mein Dad, der sich an einen Baumstamm lehnte, erlaubte mir, mich zwischen seine langen Beine zu setzen und mich an seine Brust zu lehnen. Er hatte eine Art, mit mir zu kuscheln, ohne mich wirklich zu berühren. Rückblickend betrachtet war das vermutlich ein Akt der Höflichkeit. Mein Vater war ein Einzelgänger und wusste, dass man auch innerhalb einer Familie etwas Freiraum braucht.

13.
Halbmond

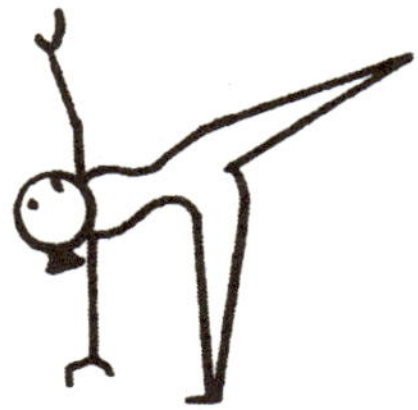

»Was gibt es heute zum Mittagessen, liebste Mommy?«

Ich hing über der Toilettenschüssel und hatte mir gerade die Eingeweide herausgekotzt, während meine inzwischen zweieinhalbjährige Tochter in der Badezimmertür stand und sich nach dem Mittagessen erkundigte. Ich übergab mich an diesem Tag schon zum zweiten Mal und wurde zunehmend ungenierter. Es war nichts Ungewöhnliches mehr.

»Nudeln«, brachte ich heraus. »Äpfel.«

Ich war schwanger, und das war kein Zufall. Es geschah aus einer Eingebung heraus, die auf dem Rücksitz eines Mietwagens westlich von Kauai umgesetzt wurde, während meine Eltern im Cottage auf Lucy aufpassten. Der Mond hing als weiße Scheibe am Himmel, man sah verschwommen das Meer. Bei dem Auto handelte es sich um einen riesigen Geländewagen, da Bruce im Auftrag einer Zeitschrift unterwegs war, die die Spesen übernahm. Er sollte den Waialeale besteigen und darüber schreiben. Ungeplantere Umstände einer Zeugung sind schwerlich vorstellbar.

Inzwischen waren mir die Regeln der Schwangerschaft in Fleisch und Blut übergegangen. Sich gesund ernähren – abgehakt. Kein Alkohol – abgehakt. Jede Menge Wasser, keinen

Weichkäse, kein geräucherter Fisch – abgehakt, abgehakt, abgehakt. Ich war bereit, jede Regel zu befolgen. Zum einen, weil ich schon mal beinahe ein Baby verloren hatte und mich mit jedem Gott dieser Welt gutstellen wollte, Hauptsache, dieses Kind kam gesund zur Welt. Zum anderen, weil ich Regeln selbstverständlich fand. Ich fand es selbstverständlich, dass Babys wichtiger waren als Erwachsene. Ich wusste, dass meine Aufgabe darin bestand, alles richtig zu machen und nicht unbedingt darin, das zu tun, was ich wollte.

Aber das war nicht immer so. Während meiner ersten Schwangerschaft litt ich sehr unter den Einschränkungen. Die gesamte Schwangerschaft dachte ich: »Was soll der Scheiß?« Mein Körper wurde fremdbestimmt. Da war jemand drin! Ich war fassungslos.

Das Unbehagen über einen Körper, der sich meiner Kontrolle entzog, wurde noch durch die Art verschärft, wie mich andere behandelten. Jeden Tag fand eine neue Grenzüberschreitung statt. Ein Wildfremder berührte meinen Bauch. Der Barista im Café meines Bürogebäudes meinte, gezuckerter Earl Grey sei »keine gute Wahl«. Als wir einer Bekannten, die Geburtstag hatte, zuprosteten, nahm mir ein befreundeter Arzt sanft das Glas aus der Hand. Mein Körper war zu einem bloßen Gefäß geworden, eines, das nicht nur das heranwachsende Baby beherbergte, sondern auch die Meinungen, Einschätzungen und Regeln meiner Umgebung. Und das gefiel mir ganz und gar nicht. Besonders staunte und ärgerte ich mich über die Scheinheiligkeit meiner ach so liberalen Mitmenschen in puncto Schwangerschaft. Gerade die Linken erklärten gern, warum die Gesundheit des Babys wichtiger war als meine eigene. Als ich mich in *Ein Baby kommt* vertiefte, entdeckte ich darin eine extreme Doppelmoral in Bezug darauf, wem der Körper einer Frau gehört. Ich machte mich an die Lektüre wie ein Atheist, der die Bibel liest. Mit seinen weichen Buntstiftillustrationen von Frauen in spießigen Öko-Umstandskleidern war das Buch der Inbegriff der alternativen Geburtskultur. Und die Botschaft lautete: Stelle die Bedürfnisse des Kindes ganz obenan und unterdrücke deine eigenen.

Alles, was Schwangeren Spaß machen könnte, war verboten. Jedes Mal, wenn ich mir eine Dose Limo aufmachte, chanteten mein Mann und ich: »Limonaden haben im Speiseplan von Schwangeren nichts zu suchen.« Oder aber wir zitierten beim Essen folgenden idiotischen Vorschlag: »Bevor Sie die Gabel zum Mund führen, sollten Sie sich fragen: ›Ist das das Beste, was ich meinem Baby geben kann?‹« Sogar Sex war nichts wunderbar Dreckiges mehr, sondern fiel jetzt in die trockene, pflichtmäßige Kategorie des »Liebemachens«. Glaubte man dem Buch *Ein Baby kommt*, ging es beim Sex in der Schwangerschaft nicht darum, zum Orgasmus zu kommen, sondern ausschließlich darum, die Beziehung zu »stärken« und sich auf »die Wehen und die Geburt« vorzubereiten. (Wie auch immer man das bewerkstelligen soll.)

Mir kam die ständige Besessenheit um das Wohlergehen des Babys gefährlich rückwärtsgewandt vor, statt in die Zukunft zu weisen. Die Linke, die eigentlich aus einer ganz anderen Richtung kam, war in derselben Ecke gelandet wie die Rechte: Die Wünsche und Bedürfnisse der Frau wurden denen des Kindes untergeordnet. Das Baby wurde stets als ein übergeordnetes Wesen betrachtet, dessen Anliegen die seiner Gastgeberin völlig außer Kraft setzte.

Während ich auf der Couch herumlümmelte, pflegte ich in meinen Bauch hineinzugrummeln: »Auch Mamis haben Bedürfnisse.«

Nach ein paar Jahren mit Kind schockierte mich daran nichts mehr. Ich war fest entschlossen, alles richtig zu machen. Deshalb widmete ich mich Lucy ganz besonders intensiv. Ich kümmerte mich nicht um Aufträge und wollte auch nicht ausgehen. Selbst Bruce war bei dem Projekt, das Baby heranwachsen zu lassen und jede freie Minute mit meiner Tochter zu verbringen, solange sie noch ein Einzelkind war, außen vor. Die Zeit zog sich hin wie Kaugummi, schmeckte aber oft sehr süß.

Es war ein idyllischer und langweiliger Sommer. Die Tage waren formlos, die sich endlos abspulende Zeit sowohl Segen als auch Fluch. Wenn alles gut ging, nutzte ich sie für winzige Rituale wie zum Beispiel die nachmittägliche »Toast-Party«, bei der es, Überraschung, Toast für meine kleine Tochter gab. Ich hatte mir außerdem eine »Pay-for-Play«-Sitzung verordnet, was bedeutete, dass ich mir selbst Geld dafür auszahlte, wenn ich ernsthaft mit meinem Kind und seinen Stofftieren spielte. Länger als zwanzig Minuten hielt ich das aber nicht aus. Danach lag schon die Langeweile auf der Lauer, und ich fiel in ein großes schwarzes Loch.

Weil ich so viel zu Hause war, brachte Lisa öfter Sam vorbei, damit sie zum Yoga gehen konnte. Sie stieg jeden Tag in ihren Kombi und fuhr in ein Studio mitten in dem Viertel, in dem wir gewohnt hatten, bevor wir Kinder bekamen. Die Leute, die dorthin kamen, waren keine Eltern. Lisa kam immer später vom Yoga und wurde immer dünner. Sie hörte auf zu essen. Wenn ich Yoga machte, bekam ich Lust auf einen Burger, doch sie wurde zur Asketin. Ihre Arme waren beeindruckend. Sie schien nur noch in Bewegung zu sein, machte überall Handstand oder eine Rückwärtsbeuge, als habe sie sich in einen wandelnden Taschenspielertrick verwandelt.

Sie schien sich zunehmend von Steve zu entfernen. Ich erlebte sie nie mehr zusammen. Sie übergaben einander die Kinder, tauschten die nötigsten Informationen aus und gingen dann auseinander, und das Tag für Tag. Wäre ich Filmregisseurin gewesen, hätte ich es nicht geschafft, eine gemeinsame Einstellung mit ihnen zu drehen.

Währenddessen konzentrierte ich mich auf Lucy, auf meine eigene kleine Welt, die ich mir neu gestaltete.

Bei meiner ersten Schwangerschaft wussten wir nicht, welches Geschlecht unser Kind haben würde. Ich hatte so das Gefühl, die damit verbundene Spannung würde mir helfen, die Geburt durchzustehen. (In diesem Punkt hatte ich sogar recht, aber auch nur darin.) Also ging ich davon aus, dass es diesmal genauso sein würde. An einem Sommertag offenbarten wir Lucy, dass ich ein Baby bekäme.

»Ein Baby! Ein Baby! Wie aufregend!« Lucy hatte eine Schwäche dafür, genau den Text abzuliefern, den das Drehbuch erforderte. Ich fand das rührend, witzig und sehr beunruhigend.

Pause. »Es soll aber ein Mädchen sein!«

Als es dann Zeit für den Ultraschall war, nahmen wir Lucy mit, und sie sah zu, wie eine junge Frau mit hauchdünn gezupften Augenbrauen eine kühle Sonde über meinen Bauch gleiten ließ und verkündete: »Sehen Sie? Da ist sein Penis!«

»Na ja«, sagte Lucy. »Blöd gelaufen. Ach, na ja.«

Ein einziges Mal versuchte ich es mit Schwangerschaftsyoga. Schwangerschaftsyoga ist kein richtiges Yoga. Stattdessen liegen neun Frauen in einem sonnigen Raum auf dem Boden und furzen. Ich weigerte mich, wieder hinzugehen. Ich habe schließlich auch meinen Stolz.

Also ging ich weiterhin ins normale Yoga. Yoga als Schwangere war komisch. Die anderen gingen mir aus dem Weg. Fran liebte Partnerübungen, sie ließ uns Partner suchen, und dann zerrten, zogen und justierten wir uns in die richtige Haltung. Schon wieder war ich das fette Kind in der Ecke. Wenn es Zeit wurde, einen Partner auszuwählen, mieden mich meine Mitschüler. Ihre Blicke gingen über mich hinweg wie auf der Suche nach einem interessanteren Gesprächspartner bei einer

Cocktailparty. Wahrscheinlich hatten sie Angst, mir wehzutun.

Also bekam ich stets die Person mit der ungewöhnlichsten Figur ab. Es gab da einen Typen namens Philip, der beängstigend groß war, noch größer als mein norwegischer Farmer von einem Ehemann. Dann war da Sabine, eine merkwürdig gedrungene Frau mit lila gefärbtem Haar und einer erstaunlichen Garderobe, die aus echt antiken »Atomwaffen-nein-danke«-T-Shirts bestand. Und eine Neunjährige, die in unregelmäßigen Abständen ebenfalls auftauchte. Das waren meine Partner.

Nicht nur die Auswahl meiner Partner schrumpfte, auch mein Übungsrepertoire. Mein Körper veränderte sich deutlich. Liegestützen kamen schon aus rein mechanischen Erwägungen nicht mehr infrage: Sie ließen mir schlichtweg keinen Platz für meinen Bauch. Der Herabschauende Hund fühlte sich mörderisch an und ging oft nahtlos in die Stellung des Kindes über. Trotzdem machte ich weiter. Im Oktober hatte ich nur noch einige wenige Haltungen zur Auswahl. Meine Lieblingsübungen fanden im Stehen statt. Dass nun ein an einer Stelle konzentriertes großes Gewicht hinzukam, machte mir klar, warum diese Haltungen auch »Gleichgewichtsübungen« genannt werden.

Vor allem der Halbmond war auf eine lächerliche Art attraktiv: Man geht ins Dreieck, beugt das vordere, beispielsweise das rechte Bein und legt die rechte Hand vor sich auf den Boden. Die rechte Hand und der rechte Fuß sind also am Boden. Dann streckt man das rechte Bein und hebt das linke gestreckt nach oben in die Waagrechte. Der Oberkörper dreht sich vom Boden weg, und die linke Hand zeigt zur Decke. Es war eine luftige Haltung. Eine Haltung, in der man so viel Platz einnimmt wie möglich, eine offene Haltung, eine tapfere Haltung. Als ich sie mit meinem riesigen Bauch einnahm, war das einfach nur lustig. Von wegen Frontalebene!

Um im Halbmond bleiben zu können, muss man sich sehr konzentrieren. Und damit das klappt, sucht man sich einen Punkt, den man starr fixiert. Dieses Fixieren heißt *Drishti*. Und diese Art der intensiven Konzentration *Dharana*. Das Dehnen, das Gefühl abzuheben, der geöffnete Brustkorb, die ausgebreiteten Arme – all das war nicht möglich ohne *Drishti*. Der Fleck an der Wand, auf den der Blick gerichtet ist, ermöglicht es einem, Arme und Beine weit zu spreizen. Ohne *Dristhi* ist man verloren, ein Häuflein Elend auf dem Boden und meilenweit vom Fliegen oder vom Gefühl des Fliegens entfernt.

Wenn ich dabei an mein Baby dachte, das sich in meinem riesigen Bauch verbarg und das nur durch meinen Blick, meine bewusste Konzentration vor einem Sturz geschützt wurde, schwindelte mir.

Viele halten Yoga für langweilig. Das ist einer der größten Kritikpunkte. Und wenn man sich nicht konzentriert, ist Yoga auch langweilig. Wenn man sich hastig in die Haltung begibt und in Gedanken ganz woanders ist, die Erfahrung mehr erduldet als erlebt, ist Yoga tatsächlich extrem langweilig. Aber wenn man sich stark konzentriert, verschwindet die Langeweile, und die Haltung wird zum Spannendsten, ja Wichtigsten überhaupt. Je öfter man *Dharana* übt, desto einfacher wird alles. Es gibt nur noch einen selbst und das, worauf man sich konzentriert.

Dieses Fokussieren ist paradox: Indem man einen Gegenstand fokussiert, erhöht man die Chance, die gegenständliche Welt hinter sich zu lassen. Man lässt die Realität entschwinden und begibt sich in das nächste der acht Glieder, in jenen flüchtigen Zustand namens *Dhyana* oder echte Meditation.

Die *Yogasutren* erklären es folgendermaßen:

Das Festhalten des Bewusstseins in der Leere des Raumes ist Konzentration. Dort ist das Einstimmen in einen einzigen Erfahrungsakt Meditation. Nur die Meditation, die den Gegenstand allein zum Leuchten bringt und wobei man sozusagen der eigenen Identität entblößt ist, ist Versenkung. Diese drei (Konzentration, Meditation, Versenkung) werden zusammen als Sammlung bezeichnet. Deren Meisterung führt zur Weisheitsschau.

Die *Asanas* lehren Konzentration, und diese bringt einem sofort spürbare Vorteile. Wir alle kennen das, wenn wir ganz in eine Arbeit vertieft sind: Dann vergessen wir alle Sorgen, unseren Alltag, ja sogar uns selbst. In der *Bhagavad Gita* sagt Krishna zu Arjuna: »Mein lieber Arjuna, oh Gewinner von Reichtum, wenn du deinen Geist nicht ohne Abweichung auf mich richten kannst, dann folge den regulierenden Prinzipien des Bhakti-Yoga.«

Bruce war während meiner Schwangerschaft wie beim ersten Mal sehr liebevoll: Er brachte mir Wasser ans Bett. Er kaufte mir Süßigkeiten. Er kochte mir riesige, fade Mahlzeiten. Er vergaß auch nicht, mir zu sagen, wie hübsch ich aussähe.

Aber im Rückblick kann ich mich kaum an ihn erinnern. Ich kann mich nur an Lucy erinnern. Meine Konzentration galt allein ihr, so als wollte ich die Stunden horten, in denen ich noch mit ihr allein sein konnte, bevor das Baby kam. Wenn ich vergaß, mich auch auf Bruce zu konzentrieren, war das in Ordnung. Die Pflichten einer Mutter überwogen schließlich die einer Ehefrau, oder etwa nicht?

Eines Nachmittags fuhr ich an Lisas Haus vorbei und sah, wie sie davorstand und an der Fassade emporsah. In ihren engen Yogahosen und ihrem Tank Top wirkte sie elegant – und ziemlich sauer. Ich stieg aus dem Wagen.

Sie sah mich an, machte dann eine weit ausholende Geste in Richtung Haus und schrie: »Ihr könnt mich alle mal!«

Ich denke, das war das Ende der »Erziehung durch Zuneigung«. Da gab es wirklich nichts mehr zu sagen. Sie brauste davon, um ins Yoga zu gehen. Und ich fuhr nach Hause, um mit Lucy zu kuscheln und auf das Unvermeidliche zu warten.

14.
Pranayama

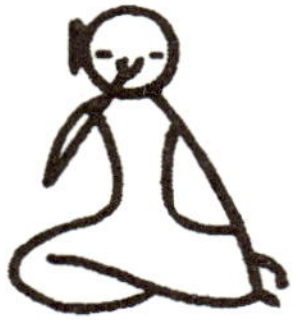

Lag es an mir, oder machte Fran in letzter Zeit wirklich sehr viel *Pranayama*? *Pranayama* ist yogische Atmung, wie sie uns immer wieder einbläute, und wir schienen die Hälfte der Zeit nur noch Atemübungen zu machen.

Wir widmeten uns dem Klassiker, der alternierenden Nasenatmung, was genauso angenehm war wie immer.

Wir übten uns auch oft in der dreiteiligen Atmung, die laut Fran den *Nadi Sushumna* trainiert, und wer möchte das nicht? Beim dreiteiligen Atmen atmet man in den Unterbauch, hält die Luft an, atmet dann in den Solarplexus, hält die Luft an, atmet dann in den Brustkorb und hält die Luft an. Am Ende wird natürlich ausgeatmet, bitte schön.

Manchmal machten wir auch *Kapalabhati*, eine Art bellendes Keuchen. Man stößt die Luft rhythmisch hervor, dazwischen wird instinktiv eingeatmet. *Kapalabhati* machte mich angenehm schwindelig, so als erlebte ich einen LSD-Kick.

Immer wenn Fran zu *Pranayama* aufforderte, hatte ich das Gefühl, dass sie mich anstarrte. Eines Tages fragte sie nach dem Kurs: »Ist dir aufgefallen, wie viel Pranayama wir machen?«

»Ja, äh, das ist echt toll.«

»Wir machen das deinetwegen.«

»Meinetwegen?«

»Ja, du wirst es noch brauchen.«

»Na ja, ich bekomme einen Kaiserschnitt. Ich hatte schon letztes Mal einen und werde es wieder so machen.«

Sie sah ein wenig niedergeschlagen aus, doch ihre Miene hellte sich schnell auf. Sie hatte einfach ein sonniges Gemüt. »Oh, verstehe. Unter Umständen brauchst du es trotzdem. Du wirst schon sehen.«

Ich bin in dem Bewusstsein aufgewachsen, etwas ganz Besonderes zu sein, und wer in meinem Alter oder jünger ist und in einer gewissen Gesellschaftsschicht aufwuchs, kennt das wahrscheinlich. Von Anfang an bekamen wir zu hören, wie besonders wir seien. Wir drückten es aus, unser kostbares Selbst. Wir standen im Kindergarten auf dem Tisch und sangen laut. Seit wir schreiben konnten, führten wir Tagebuch. Weil meine Mutter ein Nur-ein-bisschen-älter-als-die-anderen-Hippie war und weil ich eine fortschrittliche Privatschule besuchte, wurde mir als einer der Ersten diese neue Art der Erziehung zuteil. Die Vorstellung, dass jedes Kind etwas Besonderes sei, war mehr als bloße Pädagogik. Es war ein Glaubenssystem, das da lautete: »Du bist etwas Besonderes.«

Den Höhepunkt dieser Besonderheit erlebt das weibliche Geschlecht beim Gebären: Jede Geburtsgeschichte ist gleichermaßen besonders, beängstigend und heroisch. Irgendwie ist es ausschließlich die der Frau – nicht die des Babys und erst recht nicht die ihres Mannes. Sie ist die erste Frau überhaupt, die ein Baby bekommt, auch wenn es bereits ihr drittes oder viertes Kind ist. Egal, wie die Geburt im Detail verläuft, die Geschichte dreht sich fast immer um folgenden Kern: Ich kann einfach nicht **fassen**, dass ausgerechnet **mir** das passieren musste!

Keine Ahnung, was das männliche Äquivalent dazu ist. Wahrscheinlich die Erfahrung, kahl zu werden. Kein Mann kann sich wirklich vorstellen, dass ihm das passiert! Er ist der erste Mann überhaupt, der seine Haare verliert. Ich hatte mal einen Freund, dessen Haare sich schon auf dem College lichteten. Damals schrieb man sich noch Briefe, und so habe ich stapelweise Briefe von ihm, die überwiegend aus Diagrammen bestehen, die seinen Haarverlust verzeichnen. (»Man beachte das schüttere Haar in Abbildung A.«)

Jede Geburt ist (wie auch jeder Verlust der Haarpracht) absolut dramatisch. Niemals würde eine Frau sagen: »Oh, es lief prima. Ein bisschen Atmung, und schon war das Baby da!« Aber **meine** Geburten waren wirklich das Allerletzte. Das sagen natürlich alle. Trotzdem glaube ich nicht, dass ich mich für etwas Besonderes halte, wenn ich sage, dass sie wirklich richtig, richtig mies waren.

Mittlerweile fehlten nur noch wenige Wochen bis zur Geburt unseres zweiten Babys, und ich wollte Bruce etwas Gutes tun, bevor das Baby kam und meinen Körper in eine eiförmige Milchfabrik verwandelte. Wir machten zwanzig Minuten miteinander rum, was durchaus eine Leistung ist, und schliefen anschließend ein.

Um drei Uhr früh geschah es: Ich verspürte einen stechenden, aber noch dumpfen Schmerz, so als explodierte in der Ferne ein Stern. Ich versetzte Bruce einen Stoß zwischen die Rippen, und als er richtig wach war, riefen wir meine Mutter und Larry an, die sofort kamen. Sie legten sich auf unsere zwei Sofas, um da zu sein, wenn Lucy wach wurde. Eigentlich hätten sie mit über der Brust verschränkten Händen schlafen müssen, wie edle Ritter im Dienste der Königin.

Bruce und ich befanden uns in einem Raum. In Krankenhäusern gibt es viele Räume, Räume, von denen man noch nie etwas gehört hat und wo alle möglichen Unterhaltungen stattfinden.

Wir waren in dem Raum, in dem man über den bevorstehenden Kaiserschnitt informiert wurde. Sie informierten uns, und dann mussten wir warten, bis der Operationssaal beziehungsweise der OP frei wurde, wie sie ihn nannten. Haben Ärzte Angst vor Wörtern? Warum ersetzen sie sie stets durch Abkürzungen?

Eine schlecht gelaunte alte irische Krankenschwester kam herein, die aussah, als käme sie direkt aus dem Jahr 1948.

»Und, ist heute Abend irgendetwas Ungewöhnliches passiert?«

Woher wusste sie …?

Während ich schnell »Nichts« sagte wie ein Teenager mit schlechtem Gewissen (der ich im Grunde auch bin), erklärte Bruce: »Na ja, wir hatten Sex.«

Sie kniff die Lippen zusammen. »Sex?«

Bruce nickte. Auch er schien langsam ein schlechtes Gewissen zu bekommen.

»Hm. Ich fürchte, wir sollten zusehen, dass wir das Baby da rausholen.«

Mit diesen Worten ließ sie uns grausamerweise allein, es gab noch nicht mal Zeitschriften!

Wir warteten eine Ewigkeit, Stunden. Wir warteten so lange, dass Mom und Larry mit Lucy auftauchten. Sie wirkten wie Besucher aus einer anderen Zeit, ja aus einer anderen Welt.

Eigentlich durfte nur eine Person mich in den OP begleiten, wie ich ihn schließlich auch nannte. Bruce lief neben mir her, als ich hineingeschoben wurde, aber meine Mutter, die jemanden bequatscht hatte, war ihm dicht auf den Fersen.

Der Anästhesist zückte eine riesige Nadel und gab mir bzw. meinem Venenzugang eine große Spritze. Eine unglaubliche Schwere stieg in mir auf, beginnend von den Zehen. Dann wanderte diese Schwere wie bei einer geführten Meditation meine Waden, meine Schenkel und meine Taille hinauf und legte sich mir auf die Brust, woraufhin sie sich auch noch in meinen

Armen bis in die Fingerspitzen ausbreitete. Wie durch ein Wunder machte sie vor meinem Nacken und meinem Kopf Halt. Ich versuchte mit aller Macht, meine Arme zu bewegen, aber genauso gut hätten sie festgeschnallt sein können. Ein dunkler Schatten war auf mich gefallen, nur nicht auf meinen Kopf, der im Licht blieb.

Auf Taillenhöhe wurde ein Vorhang aufgespannt, damit ich nichts sehen konnte. Die Szene hatte ich noch vom letzten Mal in Erinnerung: die grelle Beleuchtung über meinem Kopf, das Gewimmel von mundschutzbewehrten Gesichtern, die merkwürdig ausgelassene Stimmung. Ich war froh, dass meine Mutter dabei war, denn als sie drauflossägten, warf Bruce einen kurzen Blick hinter den Vorhang und taumelte hinaus auf den Flur, wo er, wie ich später erfuhr, in Ohnmacht fiel. Wie eine alte Jungfer. Es sollte Jahre dauern, bis er sich dazu überwinden konnte, mir zu sagen, was er da jenseits des Vorhangs gesehen hatte. Und selbst dann fasste er sich kurz: »Eine Suppenschüssel voll Blut.«

Ohne ihn wirkte der Raum steriler, eher wie ein Operationssaal und weniger wie ein Ort, an dem ein lebendes Wesen zur Welt kommen sollte. Doch ich war froh, dass er weg war. Mein Job bestand darin, mich von meinem Körper und meinen Gefühlen zu lösen, was durch Bruces Anwesenheit erschwert wurde. Meiner Erfahrung nach bringt es nichts, den OP anders als eiskalt und nüchtern zu betrachten. Wissenschaft sollte nicht von menschlichen Gefühlen befleckt werden. Mir war schon klar, dass das Wunschdenken war, trotzdem war ich froh, dass Bruce mitsamt seinen Gefühle verschwunden war. Jetzt konnte ich anfangen, auch meine abzuschalten. Ich erledigte meinen Job (der darin bestand, einfach nur dazuliegen), ohne dass ich von seinen geröteten Wangen und dem fiebrigen Glanz in seinen Augen abgelenkt wurde.

Meine Mutter trat vor und bewies ihre mütterliche Weisheit, die darin bestand, zur rechten Zeit am rechten Ort zu sein. Sie war jetzt genauso kühl wie die Chirurgen und hielt meine Hand in ihrer kalten Hand. Sie wusste ganz instinktiv, dass wir beide denselben Job hatten, nämlich den, nicht auszuflippen. »Du machst das«, spornte sie mich an. Sie wiederholte das mehrmals, auf eine ruhige, gelassene Art. Dann warf sie einen Blick hinter den Vorhang. Sie fiel nicht in Ohnmacht, sondern machte einen Hüpfer vor lauter großmütterlicher Erregung: Ein neues Baby! Und dann zog sie doch glatt eine Kamera unter ihrem Kittel hervor und knipste und knipste, während das Baby aus meinem Körper gezogen wurde! Ich lag da, sah zu und liebte meine geniale Mutter. Ein Arzt meldete: »Wir haben ihn!«, woraufhin ein winziger Junge hochgehoben wurde.

Ein paar Minuten lang konnte ich zusammen mit meinem Sohn die Früchte der Normalität genießen. Genauso formulierte ich es gedanklich in diesem Moment: Die Früchte der Normalität. Man muss allerdings ehrlichkeitshalber dazusagen, dass ich durch die Geburt noch ziemlich durch den Wind war.

Wir lagen zusammen in dem mit hellem Holz getäfelten Geburtsraum. Der winzige Junge schmiegte sich an mich, und ich fühlte mich so entspannt wie eine Sau mit ihrem frisch geworfenen Ferkel. Verwandte kamen und gingen, alle hatten Riesenbecher von Starbucks in der Hand. Unsere Eltern blieben und himmelten uns an. Bruce hob Lucy vorsichtig aufs Bett, und sie kuschelte sich mit einer gewissen Panik im Blick an mich.

Dann kam, wie sollte es auch anders sein, wie ein kalter Windstoß ein Pfleger herein (ein Pfleger! Das schien im Nachhinein alles noch schlimmer zu machen). Er nahm meiner unerfahrenen Schwägerin das Baby ab und sah es stirnrunzelnd an. Ich kannte dieses Stirnrunzeln.

»Man hat Ihnen vor dem Kaiserschnitt bestimmt gesagt, dass Frühchen Lungenprobleme haben können.«

»Ja«, sagten wir rasch – denn wenn wir brav waren, würde der böse Mann vielleicht schnell wieder verschwinden.

»Mir gefällt nicht, wie dieser kleine Kerl atmet. Wir müssen ihn mit nach oben nehmen. Auf die Intensivstation«, fügte er überflüssigerweise hinzu.

Es gab keinen Grund mehr, zu plaudern oder zu bleiben. Bruce und ich sahen uns nur völlig niedergeschmettert an, und die Familie zerstreute sich.

Ich kam von der wunderschönen Geburtssuite in den nicht ganz so schönen Wöchnerinnenraum. Dort lag ich eine Weile, bis ich in einen Rollstuhl kletterte, und Bruce mit mir nach oben fuhr. Ich begrüßte sämtliche Schwestern. Und da lag Willie in seiner Plastikwanne. Er war wunderschön, aber das war jetzt unwichtig. Er war so winzig und lag nicht in meinen Armen. Das waren die unerfreulichen Tatsachen, die seine Schönheit verblassen ließen. Ich konnte einfach nicht fassen, dass mir das passierte. Dass mir das schon wieder passierte. Eine Schwester kam.

»Ich kenne das schon«, erklärte ich und erzählte ihr Lucys Geschichte.

»Vielleicht erinnere ich mich noch an sie«, meinte sie vage. Aber das war Vergangenheit.

»Dem Burschen hier geht es gut. Wir behalten ihn bloß über Nacht hier, und Sie haben die Möglichkeit, sich auszuschlafen.«

»Sind Sie sicher, dass es nichts Ernstes ist? Bitte sagen Sie mir, dass es nichts Ernstes ist!«

»Na ja, er kam etwas zu früh, aber normalerweise ist das kein Problem. Ruhen Sie sich aus.« Dieses ständige Gerede, ich solle mich ausruhen, machte sie in meinen Augen zu einer bösen Märchenhexe, die versucht, mich aus dem Weg zu schaffen. Doch Bruce und ich blieben freundlich. »Dann ist ja alles bestens«, bemerkte ich fröhlich, und Bruce schob mich in mein Zimmer, wo ich brav mein Essen aufaß und in einen tiefen Schlaf fiel.

»Ihr Baby musste heute Nacht operiert werden.« Eine Schwester stand im Halbdunkel des Zimmers, und ihr Englisch war nicht sehr gut. Sie sagte etwas, das einfach nicht wahr sein konnte.

Ich regte mich in meinem Bett, und Bruce fuhr in seinem Sessel hoch.

»Wie bitte?«

»Ihr Baby, er heißt doch William, oder? Ihm ist heute Nacht ein Lungenflügel kollabiert. Es war nur eine kleine Operation, nur eine ganz kleine, wissen Sie, bei der der Lungenflügel wieder aufgeblasen wurde.«

Sie war bereits bei anatomischen Details angelangt, dabei waren wir noch nicht mal richtig wach. Wir wussten, was es bedeutet, wenn man nur von einzelnen Körperteilen wie »der Lunge« und »dem Herz« redet – nichts Gutes!

»Wie bitte? Wie konnte ein Lungenflügel kollabieren?«

»Er hat geschrien und geschrien und wollte einfach nicht mehr damit aufhören. Sie konnten ihn nicht beruhigen. Er schrie so lange, bis ein Lungenflügel platzte.«

»Aber ich war doch hier! Nur ein Stockwerk tiefer. Warum hat man mich nicht geholt? Ich hätte ihn auf den Arm nehmen, ja ihn vielleicht stillen können.« Was ich mir verkniff, war: »Vielleicht hat er einfach nur nach seiner Mutter geschrien, verdammt noch mal!«

»Die Schwestern haben ihn auf den Arm genommen. Die wissen schon, was sie tun.«

»Aber ich bin seine **Mutter**!« Ich musste das sagen. Ich musste sie überzeugen. Ich konnte es in dieser Situation ja selbst kaum glauben. »Ich bin seine Mutter! Warum hat man mich nicht geholt?«

Ich weinte und weinte und zerrte an meinem Krankenhauskittel. Ich raufte mir tatsächlich die Haare.

Bruce stand neben mir, und wir wussten auch ohne Worte, ja ohne uns auch nur anzusehen, dass wir wieder genau in derselben Ausnahmesituation waren wie das letzte Mal, als Lucy auf der Intensivstation lag. Er legte eine Hand auf meine Hüfte, und meine Tränen hörten gar nicht mehr auf zu fließen.

Die Schwester kam im Halbdunkel auf mich zu. »Sie müssen sich beruhigen. Sie müssen sich beruhigen.«

»Das ist nicht das erste Mal!«, schrie ich unbelehrbar.

»Sie haben ja keine Ahnung, was wir durchmachen mussten«, versuchte sich Bruce der Schwester begreiflich zu machen.

Sie kam noch näher. Es herrschte ein diffuses Zwielicht. »Sie müssen sich beruhigen, sonst bin ich gezwungen, Ihnen ein Beruhigungsmittel zu geben.«

Ich stand auf und flüsterte: »Raus. Hier.«

Ich hatte bei der Geburt keinerlei Atemübungen machen müssen. Jetzt versuchte ich, mich wieder daran zu erinnern, wie das ging. Ein und aus. Ein und aus. Einfach nur atmen, weiteratmen.

Im Lift nach oben in die Intensivstation murmelte ich: »So viel zum Thema Baby Nummer drei.«

»Du sagst es!«, meinte Bruce. In den ein, zwei Minuten, in denen die kafkaeske Schwester in meinem Wöchnerinnenzimmer gestanden war, hatten wir beide von der Vorstellung Abschied genommen, noch ein Kind zu bekommen. Wir verabschiedeten uns endgültig davon, zeitgleich und schweigend.

Oben auf der Intensivstation machten wir keinen Aufstand. Wir schrien die Schwestern nicht an. Wir fragten nicht einmal, warum sie uns nicht geholt hatten. Erstens, weil wir die Schwestern auf unserer Seite haben wollten. Wenn wir uns mit ihnen anlegten, würde das für das Baby nichts Gutes bewirken.

Zweitens hatte uns eine Art Fatalismus überkommen. Wozu sich beschweren? Es war ja nicht so, dass wir uns für die Zukunft einen besseren Service erhofften. Ein weiteres Kind kam auf gar keinen Fall mehr infrage.

Eine Schwester mit einer kurzen blonden Schwesternfrisur überbrachte uns die Neuigkeiten: Durch das Schreien war dem Baby die Lunge geplatzt, worauf es intubiert wurde, damit die eingeströmte Luft wieder abgesaugt werden konnte. Nachdem man im Brustkorb ein Vakuum etabliert hatte, wurde die Lunge wieder aufgeblasen. Erfolgreich.

»Uns blieb keine Zeit, Sie zu holen. Wir mussten sofort operieren«, erklärte die Schwester.

Wir fragten nicht, warum sie uns nicht vorher geholt hatten, als das Baby untröstlich weinte. »Und jetzt?«, fragten wir.

Sie zog das winzige, kimonoartige Babykittelchen beiseite, um uns den Tubus zu zeigen. »Wie Sie sehen, ist der Schnitt nur ganz winzig. Sehen Sie, wie klein er ist.«

Wir starrten in die ungefähre Richtung des Schnittes, wir wollten ihn nicht richtig ansehen.

»Sehen Sie!«, sagte sie und zeigte darauf.

Sollten wir sie jetzt dazu beglückwünschen, dass der Schnitt so klein war? Wenn ja, würden wir auch das tun. Wir würden alles tun, damit sie sich besonders gut um unser Kind kümmerte. Wir bewunderten den Schnitt: Er war winzig.

Dann wurden wir wieder vom Krankenhaus verschluckt, wo wir erneut endlose Tage und Wochen erlebten. Diesmal gab es noch eine kleine, verängstigte Person, an die wir denken mussten. Lucy neigte dazu zu sagen: »Wir haben ein Baby, wie aufregend!«, um dann sofort das Thema zu wechseln.

Hier noch ein gruseliges Detail zum Thema Kaiserschnitt: Wenn die Ärzte fertig sind, tackern sie einen zu. Wie einen Büroumschlag. Und dann kommt das Erniedrigendste überhaupt:

Man muss sich die Heftzwecken wieder entfernen lassen. Als Lucy zur Welt kam, hielt ich mir die Augen zu, als sie die Zwecken herauszogen, ganz so, als würde ich zur Salzsäule erstarren, wenn ich einen Blick darauf warf. Diesmal sah ich hin. Ich lag auf meinem Bett im Krankenhaus, und eine Schwester mit einem reizenden Damenbart zog die Heftzwecken mit einem speziellen kleinen Werkzeug heraus. Ich fand es angebracht hinzusehen. Damit verabschiedete ich mich von meiner Zukunft als erneut Schwangeren und Mutter von drei Kindern. Jetzt war endgültig Schluss mit dem Kinderkriegen, denn wenn das jedes Mal so herzzerreißend und furchtbar sein würde, dann ohne mich.

Willie verbrachte eine Woche auf der Intensivstation und dann noch eine Woche.

Ich war nicht gerade in Hochform. An Heiligabend gingen mir die Schmerzmittel aus. Lucy war nebenan in ihre Comics vertieft, bevor es mit den Feierlichkeiten losging. Meine Narbe schmerzte. Ich ging zum Medizinschrank und suchte nach meinem Schmerzmittel. Es war nur noch eine Tablette in der Packung. Ich stand mitten im Wohnzimmer und schrie so laut ich konnte: »Meine Schmerztabletten sind alle!« So als wäre ich Courtney Love im Wöchnerinnendress.

Bruce kam angerannt. »Das wird schon wieder«, beruhigte er mich.

»Das wird überhaupt nicht wieder!«, schrie ich mit hervorquellenden Augen.

Bruce starrte mich an. Er widersprach mir nicht mal, und er lachte auch nicht. Er stand einfach nur da. Was war das nur für ein merkwürdiger Ausdruck in seinem Gesicht? Oh, das war Angst.

Weihnachten war wie immer gigantisch und eine einzige Völlerei. Am ersten Feiertag war ein Besuch bei Willie geplant. Wir pendelten zwischen den Großeltern hin und her. Lucy packte so viele Geschenke aus, dass eine Windhose aus Geschenkpapier um ihren Kopf zu kreisen schien.

Nachdem wir Lucy ins Bett gebracht hatten, fuhr ich ins Krankenhaus, um Willie zu stillen. Eines muss man der Neugeborenen-Intensivstation wirklich lassen: Es gibt dort wunderschöne Schaukelstühle. Dieser hier hatte Kufen, also bewegte ich mich sanft vor und zurück, so als wären ich und das Baby in meinen Armen wieder in den Mutterleib zurückgekrochen. Meine Atmung pendelte sich auf seinen Stillrhythmus ein und beides wiederum auf den Schaukelrhythmus: vor, zurück, vor, zurück. Genau das ist *Pranayama*. Immer schön weiteratmen, mein Kleiner!

Und dann war es vorbei. So ist das auf der Neugeborenen-Intensivstation: Eines Tages wird man einfach entlassen. Am Tag nach Weihnachten holten wir Willie nach Hause. Wir legten ihn auf den Wickeltisch.

»Schau nur, wie winzig er ist«, sagten wir zu Lucy. Sie hatte immer noch diese Panik in den Augen. Aber sie trat neugierig näher.

»Ich glaube, er ist kleiner als mein Schuh«, meinte Bruce. Er holte einen neuen Joggingschuh aus dem Schrank und legte ihn neben Willie. Man hätte das Baby zwar nicht hineinlegen können, aber es war deutlich kleiner. Lucy lachte entzückt.

Wie alle Kaiserschnittbabys hatte Willie einen perfekt geformten Kopf, der mit unglaublich weichem goldenen Flaum bedeckt war. Er strampelte auf seiner kleinen Matte, während ich Lucy zu ihrem Mittagsschläfchen hinlegte. Er krähte sein Mobile an, während sie und ich Prinzessin spielten. Ich hatte das Gefühl, mir extra Zeit nehmen zu müssen, nur um ihn zu bewundern. Als die Nachbarn vorbeikamen, stellte Lucy ihnen ihren neuen Bruder mit folgenden Worten vor: »Das ist Willie, mein Bruder. Er ist ein Genie und eine Schönheit.«

15.
Krieger II

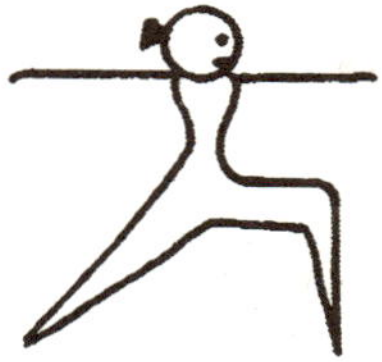

Willie sorgte für Furore. Schon bald schaffte er es, breit zu grinsen, und ihm wuchsen blonde Löckchen. Mit seinen Augen konnte er zaubern und sie aus riesigen blauen Poker-Chips in blinzelnde Halbmonde aus purer Wonne verwandeln. Außerdem war er von einer babytypischen Sorglosigkeit: Er bewegte sich völlig gelassen durch die Welt (meist wurde er allerdings getragen). Wenn ihn etwas beunruhigte, schrie er, und damit basta.

Als er aus dem Krankenhaus entlassen wurde, bekam er keinen Sauerstoffapparat mit wie Lucy. Er musste nicht in Quarantäne. Man konnte ihn überallhin mitnehmen, und das war neu für mich und aufregend. Ich hatte ihn immer dabei. Ich nahm ihn sogar mit ins Yogastudio, wo mir Fran gratulierte wie ein Trainer seinem Protegé – nicht ohne einen gewissen Stolz.

Ich muss gestehen, dass mich sein süßes Wesen noch monatelang aufrechthielt, zum Beispiel, wenn er partout nicht schlafen wollte, wenn Bruce nicht nur tagsüber, sondern auch abends arbeitete, in dem Moment, als unsere geliebte Babysitterin kündigte und als sich Lucy von einem niedlichen Karamellbonbon in einen Trotzphasenfeger verwandelte. Mit einer Dreijährigen zusammen zu sein ist so, als befände man sich ununterbrochen in einem dramatischen Scheidungsprozess: Irrationale Schreianfälle und lautstarke Temperamentsausbrüche wechseln sich mit liebedienerischer Manipulation ab.

»Wer bist du?«, fragte ich, als sie Nudeln auf den Boden warf. Anscheinend waren sie zu heiß. »Und wo ist eigentlich Lucy geblieben?« Sie kletterte von ihrem Stuhl und schlang die Arme um meinen Nacken. »Ich hab dich so lieb«, flüsterte sie. Und ich war einfach nur glücklich über ihre Umarmung. Entwickelte ich ein Stockholm-Syndrom? Währenddessen machte Willie im Nebenzimmer Jagd auf Staubmäuse unter dem Wickeltisch, die er sich einverleiben konnte. Als ich ihn fand, hingen ihm graue Flusen aus dem Mund. Woraus bestehen Staubmäuse eigentlich genau? Außer Staub, meine ich. Was hält sie im Innersten zusammen? Alte Haare? Igitt! Ich steckte einen Finger in seinen Mund und wischte alles heraus, so gut es ging. Ich träumte von dem Tag, an dem ich keine Finger mehr in fremde Münder stecken und nachschauen musste, was ich darin fände.

Ich legte mich mit Willie auf die Couch. Lucy kam herein: »Hallo, süße Mami. Können wir was zeichnen?«

Ich breitete die Malsachen auf dem Couchtisch aus, und Lucy begann zu zeichnen. Ich zeichnete sie, und sie zeichnete mich. Dann malten wir Herzen auf unsere Porträts. Willie lag auf dem Rücken und strampelte mit seinen wohlgeformten Beinen.

Bruce kam aus dem Büro, um Kaffee zu holen und sah uns zu, wie ich Willie etwas vorflötete.

»Hallo, ihr Lieben.«

»Hallo«, sagte ich kurz angebunden.

»Claire, könntest du meinen Artikel noch vor dem Abendessen redigieren? Dann könnte ich ihn vielleicht noch heute abschicken.« Er arbeitete an einer Geschichte über christliche Umweltschützer.

»Vielleicht. Ich bin allerdings ziemlich mit den Kindern beschäftigt.«

»Ich kann auf die Kinder aufpassen.«

»Ja, damit ich an deinem Artikel arbeiten kann. Jetzt, wo ich keine eigenen Aufträge mehr habe.« Ich hatte tatsächlich keine mehr. Wir hatten beschlossen, dass ich eine Weile so wenig wie möglich arbeiten würde, um die Kinderbetreuungskosten niedrig zu halten. Obwohl ich diesem Plan zugestimmt hatte, hätte ich Bruce am liebsten erwürgt, sobald ich ihn aus der Hintertür und ins Büro gehen sah.

»Ach, vergiss es!«

»Nein, ich mach das schon«, sagte ich widerwillig.

»Nein, nein, vergiss es einfach!«, seufzte er und verschwand durch die Hintertür. Noch bevor sie ins Schloss gefallen war, kicherte ich bereits mit Lucy über die witzige Zeichnung, die sie gemacht hatte, während Willie auf meinem Schoß saß und an meinen Haaren zog.

»Autsch!«, quietschte ich mit der zuckersüßesten Stimme der Welt.

Nachdem meine Heftzwecken entfernt worden waren, wartete ich sechs Wochen. Bis ich wieder Sex haben würde, würden wahrscheinlich noch sechs Jahre vergehen. Aber ich wollte ins Yoga.

Ich nahm meinen Platz ein und brachte meine Beine in den halben Lotussitz. Besser gesagt, fast. Mein Knöchel rutschte mir ständig vom Oberschenkel und plumpste zu Boden wie ein Betrunkener vom Barhocker. Ich war eindeutig nicht mehr die Alte. Stattdessen setzte ich mich in den Schneidersitz. Fran schwebte ins Zimmer und strahlte mich an. Ich saß in der letzten Reihe. Ich hatte meinen Erste-Reihe-Status verloren. Mir zuliebe würde sie das Tempo bestimmt nicht drosseln. Wir nahmen rasch nacheinander verschiedene Haltungen ein. Nichts an meinem Körper war mehr in seiner alten Form, irgendwie lag eine belebte Straße zwischen meinen Ansprüchen an mich selbst und meinen aktuellen Fähigkeiten. Ich konnte mein altes Ich auf der anderen Straßenseite sehen, es aber nicht erreichen.

Wir machten ein paar Sonnengrüße und gingen dann in den Krieger II. Ich hatte meine Beine gegrätscht. Mein vorderer Fuß zeigte gerade nach vorn, in Richtung Matte. Mein hinterer Fuß war gedreht. Mein vorderes Bein war tief gebeugt. Ich versuchte, einen rechten Winkel zwischen Ober- und Unterschenkel herzustellen. Mein hinteres Bein war gestreckt, besser gesagt, ich versuchte, es zu strecken. Meine Arme wurden aus dem Schultergelenk heraus gestreckt. Ich spähte über meinen vorderen Arm. Ich bin wieder da, Baby!

»Spürt ihr die Kernmuskulatur in dieser Position?«

Kernmuskulatur ist Yoga-Sprech und bedeutet »tiefe Rumpfmuskulatur«. Der Begriff stammt, soweit ich weiß, aus dem Pilates. Er klingt gut, definitiv yogischer als »Rumpfmuskulatur«.

Die Antwort auf Frans Frage war ein langes Schweigen. Ich für meinen Teil spürte in dieser Position keinerlei Kernmuskulatur. Ehrlich gesagt hatte ich mich, seit ich Yoga machte, bemüht, sie nicht zu fühlen, geschweige denn an sie zu denken. Sobald jemand das Wort Kernmuskulatur erwähnt, gehen bei mir die Rollläden runter wie bei einem Teenager, wenn das Wort »Hausarbeit« erwähnt wird. Ich hatte keine Lust, mich mit meiner Kernmuskulatur zu befassen. Ich hatte noch nie gute Bauchmuskeln, und als ich mit Yoga anfing, hatte ich mich gerade erst von meinem ersten Kaiserschnitt erholt. Meine Kernmuskulatur war irgendwas Exotisches, ja fast Mythisches. Eine Art Land hinter dem Regenbogen.

Aber es ließ sich nicht leugnen: Als ich den Krieger II machte, spürte ich, dass ich mit dem Rumpf irgendwie einknickte. Es tat nicht weh. Ich hatte keine Schmerzen, nichts Aufregendes. Ich fühlte mich nur schlapp. Mein Unterbauch war inzwischen zweimal aufgeschnitten worden und streikte. Ich sah in den

Spiegel, und irgendetwas sah merkwürdig aus. Mein Rücken bildete ein Hohlkreuz, mein Hintern war vorgestreckt.

»Denkt daran: Diese Haltung heißt Krieger II. Es ist eine heldenhafte Haltung. Hier geht es nicht um Gelenkigkeit. Es ist eine Haltung, die ihr von Anfang an geübt habt, trotzdem ist sie komplexer, als man zunächst denkt. Ihr solltet darin die Kernmuskulatur spüren. Sich richtig in den Krieger II hineinzubegeben ist eine Kunst.« Fran hatte die Redegewandtheit eines Gebrauchtwagenhändlers. Sie schmeichelte uns immer in die richtige Haltung.

»Lasst uns die Übung kurz unterbrechen und uns die Bandhas ansehen«, schlug sie vor.

Unter *Bandhas* versteht man einen Riegel oder Verschluss. Davon gibt es viele beim Yoga, auch welche für die Hände. Aber Fran sprach von den drei Energieverschlüssen. Der unterste ist *Mula bandha*. Ihn haben wir alle schon mal praktiziert, ohne es zu wissen, wenn wir den Urinstrahl unterbrechen. Dazu spannt man den Beckenboden, das Perineum und den Anus an. So, jetzt habe ich es gesagt: Man spannt den Anus an!

Dann kommt *Uddiyana bandha*, bei dem die obere Bauchmuskulatur angespannt wird. Im Grunde zieht man den Bauch ein und versucht, ihn zu heben. Viele kennen Fotos von irgendeinem weisen alten Yogameister, der einen ganz konkaven Bauch zu haben scheint. In diesem Fall macht er wahrscheinlich *Uddiyana bandha*.

Jalandhara bandha ist der Kinnverschluss. Man atmet tief ein und presst das Kinn auf die Brust, wobei man den Nacken lang lässt. Schließlich öffnet man den Verschluss wieder und lässt die Luft entweichen.

Bei *Traya bandha* macht man alle drei Verschlusshaltungen auf einmal. Erst *Mula bandha*, dann *Uddiyana bandha* und dann *Jalandhara bandha*. Die Luft bleibt in der Lunge, die Riegel bleiben geschlossen, und man verharrt so, solange man kann. Oder so lange, wie es einem gesagt wird.

Fran ließ uns auf dem Boden Platz nehmen und die drei *Bandhas* üben. Während wir alle im Raum verfügbare Energie unter Verschluss hielten, redete sie.

»Wenn ihr die Kernmuskulatur bei Mula bandha und Uddiyana bandha anspannt, werden die Haltungen unheimlich energiegeladen. Die Bandhas sind winzige, fast unmerkliche Bewegungen, aber sie sind wichtig, wenn wir schwierige Haltungen einnehmen und auch in unangenehmen Situationen energiegeladen sein wollen.«

Anschließend erhoben wir uns wieder und nahmen erneut den Krieger II ein. »Jetzt werden wir versuchen, Mula bandha und Uddiyana bandha in dieser Haltung zu machen. Jalandhara lassen wir aus«, sagte Fran. Nach ihren Anweisungen ging ich noch einmal in die Haltung, aber anders: Ich zog mein Steißbein unter mich, damit ich kein Hohlkreuz machte. Ich verschloss den guten alten Mula, wie ich ihn insgeheim nannte, und machte dann *Uddiyana bandha*. Ich gab es zwar nur ungern zu, doch ich konnte meine Kernmuskulatur beinahe fühlen! Ich starrte über meine vordere Hand hinweg. Die ganze Klasse machte einen Ausfallschritt nach vorn und sah über die jeweils ausgestreckte Hand hinweg in den Spiegel. Niemand lächelte oder bewegte sich zaghaft, alle wirkten entschlossen. Verdammt, wir sahen aus wie Krieger! Danke, Energieverschluss!

Wir standen da, mit unserer angespannten Kernmuskulatur, formiert wie eine Armee mit wehender Standarte. Der Krieger II fühlte sich toll an. Wenn ich Fran fragte, würde sie bestimmt sagen, dass mit »Krieger« eine spirituelle Haltung gemeint sei. Aber ich fühlte mich taff wie ein echter Krieger. Ohne mir dessen bewusst gewesen zu sein, suchte ich nach einer Auseinandersetzung.

Ein Jahr war vergangen, ein kostbares Willie-Babyjahr. Es war wieder Weihnachten.

»Hallo, mein Schatz.«

»Hallo, Mom.«

»Lucy hat mir erzählt, dass sie sich die Bitty-Zwillingspuppen zu Weihnachten wünscht.«

»Na jaaaa, wir wissen noch nicht, was wir ihr dieses Jahr schenken wollen.«

»Ich dachte, die könnte ich ihr schenken.«

»Das ist ein großes Geschenk. Das geht nur, wenn es das einzige Geschenk bleibt.«

»Oh.«

»Was?«

»Nun, es gibt da noch einen Puppenwagen, und der ist echt süß. Es wäre viel schöner, ihr die Puppen zu schenken, wenn sie im Puppenwagen sitzen könnten.«

»Ich denk drüber nach.«

»Sag mir bald Bescheid, sonst sind sie ausverkauft.«

»Hallo, mein Schatz.«

»Oh, hallo.«

»Ich überlege gerade, was ich Willie schenken soll. Ich will nicht, dass er weniger bekommt als Lucy.«

»Mom, er merkt das doch gar nicht. Er ist ein Jahr alt.«

»Ich weiß, aber ich will ihm eine Freude machen.«

»Es ist Weihnachten. Er wird so oder so begeistert sein.«

»Ich dachte an ein Golf-Set.«

»Hallo, mein Schatz. Ich bin im Einkaufszentrum. Da gibt es gerade diese süßen Puppenkleider. Ich dachte, ich kaufe Lucy eines.«

»Mom, du hast ihr schon die Puppen gekauft!«

»Das ist nur was Kleines zum Auspacken. Und es gibt diese

fantastischen Kinderkleider. Ich glaube, von denen nehme ich auch noch ein paar.«

»Mom!«

»Hallo, mein Schatz.«

»Nein!«

»Was, nein?«

»Keine Geschenke mehr!«

»Nun, wenn du das so sagst.«

»Mom, es wird zu viel.«

»Ich kaufe nur was für den Strumpf.«

»Letztes Jahr passten die Geschenke gar nicht in den Strumpf. Sie türmten sich auf dem Boden.«

»Es ist Weihnachten. Ich habe diese niedlichen Fingerpuppen in der Unibuchhandlung gesehen. Meinst du nicht, Lucy wäre begeistert?«

»Fingerpuppen klingen gut.«

»Und dann gibt es da noch dieses wunderbare Puppentheater.«

Weihnachten kam und ging. Dank der Großzügigkeit unserer Verwandtschaft verbrachte ich zwei Wochen damit, Geschenke herumzutragen. Bald hatte ich Geburtstag, der wie ein Kater kurz auf Neujahr folgt. Meine Mom und Larry passten auf die Kinder auf, damit Bruce und ich essen gehen konnten. Bevor wir losfuhren, aßen wir Kuchen, und die Kinder sangen mir *Happy Birthday*. Nachdem der Kuchen gegessen war, schauten Larry und Bruce Basketball, während ich mich umzog und Mom die Kinder bespaßte.

Bruce küsste die Kinder und ging mit gesenktem Blick zur Tür. »Mom meint, das Huhn soll gut sein, Bruce«, sagte ich, um seinem Schweigen, das ich als unhöflich empfand, etwas entgegenzusetzen. So etwas geschah immer öfter. Bruce zog sich zunehmend zurück, woraufhin meine Mutter ihn erst recht mit einer beängstigenden Fröhlichkeit verfolgte.

»Gut«, antwortete Bruce matt.

Unser Abend war nicht gerade ein Erfolg. Wir waren erschöpft und standen unter Termindruck. Wir waren erkältet, vielleicht hatten wir sogar die Grippe. Wir waren überhaupt nicht in Stimmung auszugehen, aber hier saßen wir nun, über einen Tisch des Café Campagne gebeugt, und unterwarfen uns dem amerikanischen Brauch der *Date Night*. Die Vorstellung von der *Date Night* zermürbt die Nerven von Verheirateten ungefähr so sehr wie die von Singles an Silvester. Alle anderen amüsieren sich anscheinend, also sollte man das gefälligst auch tun. Wie jedes erzwungene Vergnügen machte unsere *Date Night* nicht wirklich Spaß. Unsere besten Dates hatten wir, wenn wir nicht ins Restaurant gingen. Das Problem war, dass Bruce als norwegischer Bauer Restaurants hasste. Das war ein ungeschriebenes Gesetz, vielleicht lag es auch in seinen Genen. Ich, die ich keine norwegische Bäuerin bin, liebe Restaurants. Und ich verwende das Wort »lieben« hier in seiner typisch amerikanischen Form, die bedeutet: »Ich sollte sie lieben.« Restaurants standen für Romantik. Das Ganze war eine Art Teufelskreis.

Bruce sah aus, als fiele er gleich vom Stuhl, also machte ich ein paar Witze über Redakteure von ihm, die ich kennengelernt hatte. Ich fühlte mich mies, weil ich an seine niedrigsten Instinkte appellieren musste, um ihn zum Reden zu bringen. Aber er nahm die Idee nicht auf und schmückte sie auch nicht weiter aus, wie er es vielleicht getan hätte, wenn wir zu Hause beim Müsli gesessen hätten. Restaurants führten bei ihm anscheinend zu einer Art Sprachverlust. Also schnitt ich scheinbar friedlich mein Huhn klein und trank meinen Wein, wurde aber insgeheim immer wütender. Ich wollte, dass er mich wie wahnsinnig begehrte und umwarb. Aber das war natürlich unmöglich: Ich war mit ihm verheiratet und damit vertrautes Gebiet. Ich wollte perfekt sein und dafür bewundert werden, aber bekanntlich kann man nicht gleichzeitig vertraut und perfekt sein. Ich warf einen flüchtigen, wütenden Blick auf meinen Mann.

»Was ist?«, fragte er und äußerte damit die zwei höchstwahrscheinlich bedrohlichsten Wörter im Ehelexikon. Und natürlich gab es darauf nur eine Antwort, die vermutlich jeder kennt, der verheiratet ist: »Nichts.«

Er legte seine Gabel mit einem winzigen, fast unhörbaren Klirren beiseite, was in der Ehesprache bedeutet: »Dieses Essen ist ziemlich teuer. Müssen wir es durch das ruinieren, was jetzt gleich kommt?« Eine Prise »Du kannst mich mal!« schwang auch mit.

Daraufhin wappnete ich mich innerlich und erklärte: »Ich habe dir gesagt, dass ich mir mehr Romantik wünsche. Es ist demütigend, ständig darum betteln zu müssen.«

Der norwegische Bauer warf einen langen Blick in die Runde, der die Kerzen, die Speisen und die Abwesenheit quengelnder Kinder mit einschloss. »Ich dachte, wir würden gerade romantisch zu Abend essen«, beschwerte er sich. »Wir haben den ganzen weiten Weg in die Stadt gemacht, nur um etwas Romantik zu erleben.«

Darauf fiel ich nicht herein: »Manchmal habe ich das Gefühl, du merkst gar nicht, dass ich da bin.«

»Ich weiß wirklich nicht, wie ich dich noch mehr beachten soll«, erwiderte er. »Wem sonst schenke ich meine Aufmerksamkeit? Ich weiß gar nicht, wovon du redest.«

»Aber so fühle ich mich nun mal«, sagte ich. »Kommt es letztlich nicht darauf an? Wie ich mich fühle?«

»Claire!«, ächzte er und musterte missbilligend mein leeres Rotweinglas. »Ich weiß nicht, was du von mir willst. Ich habe durchaus das Gefühl, viel für dich zu tun, aber dir fällt das nicht mal auf. Ich helfe im Haushalt und bringe dir Süßigkeiten mit. Ich höre früher auf zu arbeiten, damit du Zeit für Yoga hast oder mit deinen Freundinnen ausgehen kannst. Ich lasse dich morgens länger schlafen. Ich habe dir sogar Frühstück ans Bett gebracht.«

Ich wusste nicht, wie ich ihm erklären sollte, dass etwas zwischen uns gründlich schieflief. Normalerweise gab es ihn in zwei Ausführungen: einmal als norwegischen Bauern und einmal als kroatischen Fischer. In Gesellschaft anderer war er der verstockte Norweger, aber wenn wir allein waren, der redselige, leidenschaftliche Kroate. Bisher pflegte ich Witze darüber zu machen. Doch jetzt schien er sich nur noch hinter seinem Schweigen zu verschanzen, auch wenn wir allein waren. Ich vermisste meinen alten, redseligen, leidenschaftlichen Kroaten.

In *Licht auf Yoga* weist Iyengar nachdrücklich darauf hin, dass *Prana*, die Energie, die uns durchströmt, mächtiger ist, als wir uns das vorstellen können. Die Kundalini-Energie, die vom Steißbein bis zum Scheitel aufsteigt, ist eine gefährliche Macht, laut den Lehrern so gefährlich, dass sie einen zerstören kann. Und doch besteht der Sinn und Zweck von Yoga darin, sich diesen Energiestrom zunutze zu machen. Iyengar schreibt: »Ohne die Bandhas wäre der Strom tödlich.« Ich liebe dieses Zitat, weil es so richtig reinhaut. Wie ein Bon-Jovi-Song.

Die *Bandhas* retteten mich. Nach zwei Kaiserschnitten waren meine Bauchmuskeln schlimm in Mitleidenschaft gezogen. Die *Bandhas* gaben mir die Kraft, die ich brauchte. Durch sie fühlte ich mich immer noch stark und merkte gar nicht, dass meine Bauchmuskulatur eigentlich gar nicht mehr funktionierte. Im Grunde war ich ein anatomisches Wrack. Aber das konnte ich kompensieren, indem ich die Verschlusshaltungen einnahm, sodass ich so lange in einer Stellung bleiben konnte, wie es mir gefiel.

Genauso kompensierte ich zu Hause. Ich tat so, als zeichneten sich keine dunklen Wolken am Horizont ab, als zöge sich Bruce nicht von mir zurück. Ich zapfte die Kraft der Fröhlichkeit dafür an, eine Kraft, die ich mir in vielen Jahren antrainiert hatte. Eine Kraft, die nicht zuließ, dass da etwas nicht stimmte. Denn wenn da etwas nicht stimmte, könnte eine Welt für mich zusammenbrechen.

Ich brauchte diese Kraft, weil ich weder die Größe noch den Mut besaß, der Wahrheit ins Auge zu blicken: Mein Mann entzog sich mir.

Das konnte ich mir nicht mal selbst eingestehen, geschweige denn anderen. Ich schämte mich, wenn ich merkte, wie traurig er war. Seine wunderschöne lange Wirbelsäule war nur noch gekrümmt, sein Kopf hing herab wie bei einer traurigen Blume, die von einer schweren Last zu Boden gedrückt wird. Ich fand, seine Traurigkeit färbte auf mich ab, so als würde sie mich schlecht dastehen lassen. Als hätte ich einen Fehlkauf getan. Obwohl ich seit Jahren mit Bruce verheiratet war, fragte ich mich immer noch, ob ich wohl die richtige Wahl getroffen hatte. Ich glaube, es ist eine Folge der Trennung der eigenen Eltern, dass man den Partner ständig infrage stellt: Ist das wirklich noch das Richtige?

Ich schämte mich so sehr wegen unserer Probleme, dass ich nie fragte: »Was ist eigentlich los?« Manchmal quatschten wir genauso wie früher, aber auch dann mied ich stets die Frage, die ich nicht zu stellen wagte. Sie lautet: »Was stimmt nicht?«

Stattdessen konzentrierte ich mich ganz auf die Kinder. Es war, als witterte ich etwas an meinem Mann: irgendeinen Defekt, einen dunklen Fleck. Ich wusste nicht, wie ich mit dieser Düsternis umgehen sollte, ich wollte nicht zugeben, dass sie überhaupt existierte – und das, obwohl sie stets da gewesen war, in seinem langen Schweigen, in seinem Rückzug in die Arbeit, sogar in seinen dichten schwarzen Brauen. Ich tat so, als gäbe es sie nicht. Ich war stark und fröhlich, auch wenn ich es im Grunde nicht war. Meine schwachen und freudlosen Momente sparte ich mir für die Zeit auf, in der ich mit Bruce allein war. Für alle anderen war ich ein Ausbund an Mutterglück.

Als ich noch klein war, meldete sich meine Mutter auf eine Art am Telefon, die mich wahnsinnig machte. Wir konnten soeben noch erbittert gestritten haben, vielleicht schrie sie mich sogar an. Doch wenn das Telefon klingelte, meldete sie sich mit dem zuckersüßesten, erwartungsvollsten »Hallooooo?«, das man sich nur vorstellen kann. Hauptsache, die Welt da draußen bekam nichts mit.

16.
Stellung des Kindes zum Vierten

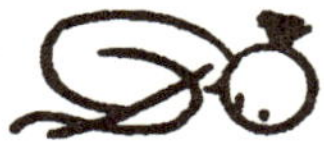

1977

Wir fuhren selbstverständlich mit dem Segelboot. Das war eine Insel, die sich nicht mit der Fähre erreichen ließ. Die circa hundert Personen, die auf Stuart Island lebten oder dort den Sommer verbrachten, mussten schon im eigenen Boot kommen. Wir gingen in einer kleinen Bucht vor Anker. Zu viert (Mom, Larry, Dave und ich) ruderten wir zu einem winzigen Strand aus nassen grauen Kieseln. Blonde Hügel ragten vor uns auf. Ich kam mir vor wie in einem Märchen.

Larry und ich zogen das Beiboot an Land. Er führte uns einen steilen Pfad hoch. Vögel sangen keine, man hörte nur die seltsam komischen Schreie der Möwen. Habichte kreisten lautlos über uns. Es roch nach Salz und Gras. Es war windstill, trotzdem hatte die Luft etwas Beißendes. Der Hügel war gelb, weil er mit verdorrtem Gras bedeckt war, dazwischen lagen hier und da ein paar nackte graue Findlinge verstreut. Zwischen ihnen rankten sich ein paar Erdbeerbäume mit ihrer pistazienfarbigen Rinde empor, dunkles Orange blätterte ab, um Limettengrün zu entblößen.

Der Pfad führte zu einer Lichtung. Auf der Lichtung war es so still, dass man sich unmöglich vorstellen konnte, dass die Bäume wuchsen – das hätte man gehört. Links war Wald. Rechts nichts, nur Wasser, ein paar hundert Meter tiefer und von Wellen zerfurcht.

»Das Grundstück liegt dort.« Larry zeigte vom Wasser weg. »Man geht quer über die Insel und kommt dann bei Johns Pass auf der anderen Seite wieder heraus.«

Wir gingen durch den Wald, auf einem Pfad, der zu einem schmalen Feldweg führte. Es roch modrig wie in einer Bibliothek. Wir verließen den Weg und bogen in einen weiteren Pfad ein, der zwar breit genug für einen Schubkarren, aber zu schmal für ein Auto war. Er war ganz ausgetreten, wand sich wie ein Band aus schimmernder Erde um Wurzeln und Bäume herum und überwand leichte Gefälle. Er war wie eine von Füßen und Rädern geschriebene Geschichte. Erneut ging es über einen kleinen Feldweg und anschließend über einen weiteren ausgetretenen Pfad.

Dann kam man plötzlich auf einem steilen Abschnitt aus dem Wald und sah die graugrün wirbelnden Wassermassen von Johns Pass unter sich. Der Wald lichtete sich, ab und an stand vereinzelt ein knorriger Erdbeerbaum im struppigen Gras. Irgendwann gab es keinen Pfad mehr, nur noch eine weite Grasebene, die zum felsigen Strand und dem Wasser hin abfiel. Und das alles war unser Grundstück. Ich war zehn und fühlte mich, als käme ich nach Hause.

Mom, Larry und Dave kehrten um. »Darf ich allein zurückgehen?«, fragte ich.

»Oh, Schätzchen, du wirst dich verlaufen!«, wandte meine Mutter ein.

»Und wenn schon!«, meinte Larry. »Das ist eine Insel. Sie wird schon zurückfinden. Sie muss nur so lange laufen, bis sie Wasser sieht.«

Sie gingen und sprachen darüber, wo und wann wir ein Haus bauen würden. Ich setzte mich an den Strand. Er gehörte nicht wirklich mir, sondern Larry. Aber ich fühlte mich wie ein König. Nicht wie eine Königin mit ihrer übertragenen, flüchtigen Macht. Wie ein König, ein Herrscher.

Ich lief durch den Wald. Ich entdeckte eine Wildfährte zwischen den Bäumen. Während ich über den Weg lief, verfingen sich Zweige in meinem Haar. Er führte von einer Wiese zur nächsten. Jede schien genau die richtige Größe für etwas nicht ganz Menschliches, ja etwas Übermenschliches zu haben. Ich lief wie betäubt von Wiese zu Wiese. Ich hatte mich verlaufen, geriet aber nicht in Panik. Ich spürte, dass ich mich in einer anderen Welt befand, in der es keine Panik gab. Der geheimnisvolle Rhythmus der Wiesen zog mich tief in seinen Bann. Wald, Wiese, Wald, Wiese. Ich hätte ewig so weiterlaufen und allein umherstreifen können.

Über dem Hafen verließ ich den Wald und konnte weiter unten schon unser Boot sehen. Jetzt musste ich nur noch den Klippen folgen, dann war ich wieder an dem Strand, wo wir an Land gegangen waren. Ich schlängelte mich weiter, kletterte auf Findlinge und sprang über umgestürzte Bäume, bis ich schließlich zum Kiesstrand hinunterkletterte. Das Ruderboot war verschwunden. Ich rief zum Segelboot hinüber, und Larry ruderte herbei, um mich zu holen. Ich weiß noch, wie wir in einem herrlich einvernehmlichen Schweigen zum Segelboot zurückruderten.

Wir zogen in einen verlassenen Hühnerstall am Rande unseres neuen Grundstücks. Mom und Larry bekamen das Bett voller Mäuse in der Ecke. Dave und ich schliefen in einem großen Stoffzelt, in dem wir uns in unseren Schlafsäcken wälzten und die Vormittage mit Lesen verbrachten, während das Licht selbst an Sonnentagen olivgrün und wie unter Wasser schimmerte.

Die nächsten Jahre über hatten wir gut zu tun. Larry gründete eine Schleppkahnfirma. Er baute ein Haus. Eines Nachts ließen wir bei Flut das Bauholz vom Schleppkahn an Land treiben. Natürlich gab es keine Sägemühle, keinen Holzplatz auf dieser entlegenen Insel. Ich stand bis zur Taille im eisigen Wasser des Puget Sound und schob riesige Baumstämme an Land. Während ich im Wasser stand und meine Arbeit machte, fühlte ich mich abenteuerlich, tapfer, besonders. Larry hatte uns gesagt, dass es Spaß machen würde, und genau so war es.

Wir gingen ganz im Inselleben auf. Wir waren noch nicht lange dort, als Stan und Mimi beschlossen, zusammen mit dem Baby dorthin zu ziehen. Das Baby, das mittlerweile ein entzückendes, ernsthaftes Kleinkind war. Sie liehen sich ein Stück von unserem Strand und bauten sich ein Tipi aus Treibhausfolie. Die gesamte Insel war eine Art Ausstellungsfläche für Hippie-Architektur: Tipi, Kommune, Turm, Hütte, Boot, Nurdachhaus, Zeltkonstruktion.

Auf der Insel gab es viele Paare wie Stan und Mimi. Natürlich war es unmöglich, dass jemand so war wie die beiden, und genau darum ging es: Jedes Paar war auf seine Art einzigartig, ja exzentrisch, und hatte seine eigenen ausgefallenen Ideen. Ich »sammelte« diese Paare regelrecht. Ich war von ihnen begeistert. Da waren Sally und Billy, die handwerklich äußerst begabt waren: Alles, was sie anfassten, wurde wunderschön. Sally pflanzte Thymian in den Ritzen der Steinplatten, die zu ihrem Haus führten. Außerdem strickte sie dermaßen wild gemusterte Pullis, dass einem ganz schwindelig davon wurde. Mark und Jean waren fies, und man sah ihnen an, dass sie Drogen nahmen. Eric und Annika waren nett und aufrichtig wie Quäker, aber sie lebten am anderen Ende der Insel und waren dementsprechend geheimnisumweht. Connie und Jim waren anständige, normale Leute – keine Ahnung, wie die hier gelandet waren! Adam und Gus lebten jeweils allein und unbeweibt tief in den Wäldern und standen sich in Sachen Traurigkeit nichts nach: Adams Traurigkeit war freundlich und die von Gus sarkastisch.

Und über alle herrschten Toots und Norm, ein taffes altes Paar mit dem schönsten Grundstück auf der ganzen Insel, einer Landzunge, die teils Wiese, teils Schafweide war, teils Wald und teils Strand. Auf Toots' und Norms Grundstück gab es folglich alles, was man brauchte. Norm behandelte Toots stets wie seine frisch angetraute Braut. Sie waren bestimmt nicht wunschlos glücklich, doch mir kamen sie immer so vor.

Ich verbrachte meine Tage mit Besuchen und verschwendete keinen Gedanken daran, ob ich willkommen war oder nicht. Ich ging von Häuschen zu Häuschen. Die Mütter waren jünger als meine Mutter, etwa in Larrys Alter. Sie waren hübsch, und sie backten. Ihre Babys kletterten auf meinen Schoß, und Essensduft erfüllte das Haus. Diese Kleinfamilien waren mein Rückzugsort. Ich liebte jede einzelne davon.

Auf der Insel gab es kein fließendes Wasser. Einmal die Woche fuhren wir mit dem Boot nach Friday Harbor, dem nächsten Ort, wo es eine münzbetriebene Dusche gab. Ich kannte den Geruch nach ungewaschenen Hippies in- und auswendig. Ich wusste, wie Patchouli riecht und Bierhefe. Ich wusste, wie Marihuana riecht, dessen Rauch sich tagelang in langem, filzigem Haar hält. Ich kannte die verschiedensten Schweißgerüche: Schweiß gemischt mit Diesel, Angstschweiß, Holzfällerschweiß, Alkoholschweiß.

Unser Haus war sonnendurchflutet und offen. Wir schliefen in kleinen Dachkammern. Die Wände bestanden aus Balken, aber trotz der massiven Materialien wirkte das Haus ganz leicht mit den vielen Fenstern und dem hellen Holz. Wir hatten einen Holzofen und Vorhänge statt Schranktüren. Folgende Bücher standen in unseren Regalen: *Die Forsyte-Saga, Der richtige Umgang mit der Kettensäge, Shogun, Die Öko-Diät: Wie man mit wenig Fleisch gut isst und die Natur schont, Professor der Be-*

gierde, ein Scrabble-Wörterbuch, ein Almanach von 1975, *Elmer Gantry*.

Eines Sonntagabends gaben Stan und Mimi eine Party, und als wir um das Feuer saßen und auf die Gäste warteten (ich betrachtete mich als zur Familie gehörig, was bestimmt manchmal ganz schön anstrengend war), beschloss Stan, mir zu erklären, warum er keine Drogen mehr nahm. Larry setzte sich neben mich und trank schweigend ein Bier.

»Einmal haben wir Lucky Strike genommen. Du weißt nicht, was Lucky Strike ist, Kleine, und das brauchst du auch gar nicht zu wissen. Ein Zeug wie aus einer anderen Welt.«

Stan fuhr sich mit den Fingern durchs Haar und sah in die Flammen. Er trank jetzt nur noch ab und an ein Bier, und Mimi trank nicht einmal mehr Kaffee, so geschädigt waren sie von ihren Erfahrungen mit Narkotika. »Cookies«, schwor sie. Von nun an gebe es für sie nur noch Cookies.

»Ich fühlte mich auf einmal, na ja, rot. Und unruhig. Ich sah, dass ich eine Erdbeere war. Ich musste mich abkühlen. Ich sehnte mich nach Kälte. Also öffnete ich den Kühlschrank, nahm alle Regalböden heraus und kletterte hinein. Irgendwie zog ich die Tür zu und verlor das Bewusstsein.«

Larry lachte, aber ich wollte unbedingt wissen, wie die Geschichte weiterging.

»Mimi hat mich gerade noch rechtzeitig rausgeholt, bevor ich unterkühlt war. Das war das letzte Mal, dass ich Drogen genommen habe.«

Die Drogen waren überall. Normalerweise gab es ein wenig Pot, das bei allen Erwachsenen als unschuldiges Privatvergnügen galt. Der Geruch war allgegenwärtig – noch heute ruft der dicke Kräutermief von Marihuana-Rauch Kindheitserinnerungen in mir wach. Ein Deckhelfer von Larry rauchte Unmengen Pot, ließ einen Hunderttausend-Dollar-Kran über Bord gehen und versuchte, zu mir in den Schlafsack zu klettern, als ich zwölf war.

Als ich weiter im Osten aufs College ging, schrieb eine Kommilitonin einen Song über mich: »I don't believe you exist«, lautete der Refrain. Doch es war nicht meine seltene Schönheit, die sie inspirierte, und auch nicht meine scharfe Intelligenz. Es waren meine Lebensumstände, die schon merkwürdig wirkten, wenn man sie aus einem anderen Blickwinkel wahrnahm. (Ich ging in den 1980er-Jahren aufs College, und damals war Seattle so gut wie unbekannt. Im Sommer nach meinem ersten Studienjahr bekam ich einen Brief von einer Freundin aus New York mit der Anschrift »Seattle, Oregon«.)

Vor allem mein Sommerjob beeindruckte meine Kommilitonin: Aushilfsmatrose auf dem Schleppkahn. Larry hatte die *Cotton No. 6*, einen kleinen hölzernen Schleppkahn von 1916, gekauft. Außerdem baute er ein Ruderboot, das er nach meiner Mutter *Donna Mary* nannte. Er fuhr um die San Juan Islands herum und transportierte Vorräte auf die Inseln, die keine eigene Fährverbindung hatten.

Als Aushilfsmatrose war ich keine große Leuchte. Ich konnte keinen Motor reparieren, polierte weder die Messingbeschläge noch war ich gut im Kartenlesen. Aber ich konnte ablegen, den Kahn manövrieren, anlegen und mich um die Seile zwischen Kahn und Ruderboot kümmern. Obwohl ich meinen Job alles andere als ausgezeichnet machte, schien es Larry nicht zu stören, dass eine geistesabwesende Schülerin mit nichts als Jungs in ihrem mit geflochtenen Zöpfen geschmückten Kopf stracks in ein Dock hineinfuhr, während die Kerle, die dort saßen, zusahen und lachten. Ich bin nie ins Wasser gefallen, ich bin nie zwischen Kahn und Boot geraten und ich habe auch keinerlei Ladung verloren.

Als Schleppkahnbesatzung musste man zu den merkwürdigsten Tages- und Nachtzeiten hinaus auf den Sund fahren. Zum einen wegen der Strömungen. Zum anderen war Larry auch so etwas wie eine Art Notfalldienst auf dem Wasser. Er hatte ein Funkgerät in unserem Wohnzimmer aufgestellt, und wenn wir abends Scrabble spielten oder einfach nur dasaßen und lasen, passte er auf, ob jemand in Seenot geriet. War jemand auf Grund gelaufen, nahmen wir den Kahn, um ihn an Land zu ziehen.

Zum Beispiel legten wir eines Julitages so um fünf Uhr nachmittags in Reid Harbor ab, während uns die Sonne blendete. Larry hatte stets gute Laune, aber auf dem Kahn war er wortkarg und sprach nur das Nötigste. Uns blieben noch fast vier Stunden Tageslicht, bevor die Sonne unterging. Das Wasser im Puget Sound ist nie spiegelglatt, und auch jetzt gab es kleine Wellen, die auf der einen Seite schwarz und auf der anderen Seite lavendelfarben waren, wobei die Farbe ins Graue oder Grünliche spielte. Der Dieselgeruch, den ich mit Männlichkeit verbinde, hing überall. Ich war im Steuerhaus und hielt die Ruderspeichen. Das Radio lief, und Larry kletterte auf dem Boot herum, als stammte er von einer höheren Affenart ab, um Seile, Bilge und Motor zu kontrollieren. Er war geistig und körperlich so beweglich, wie ich es niemals sein werde.

Dann kam er ins Steuerhaus, nahm knapp hinter mir auf einem Hocker Platz und schlug ein jeansbehostes Bein über das andere. Er studierte eine Karte und gab mir hin und wieder Anweisungen, welchen Kurs ich halten sollte – Kurs auf ein gestrandetes Boot westlich von Waldron Island.

Im Radio lief Van Morrison. Ich manövrierte uns an Spieden Island vorbei und drehte das Radio etwas lauter. Larry und ich lächelten uns an und fuhren schweigend weiter. Das wilde, kalte Wasser leckte an unserem Boot. Die Sonne schien immer noch heiß durch die Fenster, aber die raue Brise, die durch die Tür des Steuerhauses kam, erinnerte einen daran, dass man in nördlichen Gefilden unterwegs war. Ich hatte nie woanders gelebt, also fand ich das normal. So fühlt sich Luft eben an, dachte ich, heiß und kalt zugleich. Aber ich wusste genug, um zu begreifen, welches Glück ich hatte. Ich hatte das Glück, ein Mädchen in einem Steuerhaus zu sein, umgeben von Inseln und Hügeln mit ausgebleichtem, strohfarbenem Gras, das aussah wie das Haar eines Girls in einem Beach-Boys-Song. Ich hatte das Glück, in diesem Steuerhaus aus sechzig Jahre altem Holz zu sitzen, zusammen mit diesem nach Diesel riechenden Mann, der älter war als ein Bruder und jünger als ein Vater. Ein Mann, der mich liebte, aber nie ein Wort darüber verlieren würde.

Er sprang auf und sichtete unser Ziel.

»Steuer diesen Punkt dort an!«, befahl er.

»Ist das Waldron?«

»Ja.«

»Wenden wir davor oder dahinter?«

»Wir wenden direkt dahinter. Dort gibt es einen großen Felsen, also mach einen großen Bogen drum herum und drossle anschließend das Tempo.«

Ich fuhr einen großen Bogen, während sich Larry aus dem Steuerhaus lehnte und das Wasser nach den in Seenot Geratenen absuchte. Als wir die Landzunge umrundet hatten, war es kaum noch zu übersehen: ein Segelboot, das auf einen Felsen gefahren war. Langsam kam die Flut, doch noch war das Boot gestrandet wie ein Wal.

»Steuer es in den Hafen!«, befahl Larry und fuhr sich mit der Hand über den Bart. »Drossle das Tempo. Noch mehr. Jetzt den Rückwärtsgang einlegen!«

Ich legte den Rückwärtsgang ein, und das Wasser unter uns schäumte weiß.

»Ja!«, bellte Larry, »und jetzt die Position halten.«

Ich hielt den Kahn an Ort und Stelle, während er das Segelboot musterte. Man sah, dass er nachdachte, weil er still blieb. Hatte er genug nachgedacht, würde er sich sofort wieder in Bewegung setzen.

Und dann hatte er einen Plan: Wir würden auf die Flut warten, das Segelboot so vorsichtig wie möglich vom Felsen ziehen und es zum nächsten Hafen schleppen, falls es einen Riss im Bootskörper hatte.

Alles lief wie am Schnürchen. Innerhalb einer Stunde hatten wir das Segelboot vom Felsen befreit und noch vor Einbruch der Dunkelheit in den Hafen von Eastsound geschleppt. Der Hafen von Roche Harbor lag näher, aber aus irgendeinem Grund wollte der Typ nach Eastsound. Uns war das nur recht, denn das gab mehr Geld. Anschließend fuhren wir im Dunkeln nach Hause. Larry machte mir keine Komplimente, er lobte mich nicht für meine Arbeit. Stattdessen zog er mir am Hafenautomaten eine Cola und überließ mir die Wahl des Radiosenders. Wir tuckerten in die Dunkelheit hinaus und kamen schließlich nach Mitternacht nach Hause. Jeder ging in seine Dachkammer. Ich verspürte ein starkes Gefühl der Geborgenheit. Wie jedes Kind sehnte ich mich nach diesem Gefühl.

Wir hatten ein prekäres Gleichgewicht etabliert, Mom und Larry, Dad, Dave und ich. Wir hatten einen Weg gefunden, als Patchworkfamilie zu funktionieren. Larry und ich hatten sogar einen Weg gefunden, miteinander verwandt zu sein – auf eine stille, ironische Art. Diese Familie, dieses merkwürdige, behutsam ausbalancierte Gebilde kam mir damals unzerstörbar vor. Doch heute weiß ich, dass sie eine genauso unsichere Sache war wie die Fritteuse auf dem Aktenschrank. Ich selbst war diejenige, die dieses Kartenhaus erschütterte, und zwar, indem ich in die Pubertät kam.

17.
Vinyasa

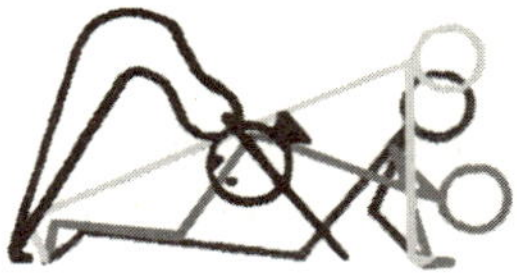

Solchen Erinnerungen hing ich natürlich nachts nach, zwischen zwei und drei Uhr morgens. Tagsüber blieb dafür keine Zeit. Alles schien hektischer zu werden, sogar Yoga wurde hektischer.

Ich hatte etwas Neues im Angebot des Studios entdeckt: *Vinyasa*-Yoga. Diese temporeiche Variante hatte ich in Lisas Studio ausprobiert, eine Erfahrung, die ich wiederholen wollte. Ich ging noch ein paar Wochen in mein normales Yoga, bis ich nicht mehr das Gefühl hatte, bei jeder Vorwärtsbeuge könnte mir die Narbe aufplatzen. Dann wechselte ich zu *Vinyasa*-Yoga. Ich wollte gezielt meinen Bauch angehen, so wie ein Golfer auf einen Ball zielt.

Es war lustig, dasselbe Studio, denselben Raum zu betreten, in dem ich so viel gelernt und mich so wohl, ja zu Hause gefühlt hatte. Dasselbe Studio fühlte sich jetzt irgendwie bedrohlich an. Es ist schon erstaunlich, wie eine neue Gruppe eine ganz andere Aura erzeugen kann. Meine normale Gruppe bei Fran hatte aus Männern, älteren Frauen, Sportlern, ein paar Hippie-Pärchen und wenigen ehemaligen Kunstturnerinnen bestanden. Aber die Leute hier waren genau diejenigen, die mir Angst gemacht hatten, bevor ich mit dem Yoga begann. Es waren junge, schöne, schlanke Frauen. Wenn sich Nicht-Yogis die Schrecken des Yoga ausmalen, denken sie genau an so etwas: an all die rosige, straffe Haut.

Die Frauen übten bereits auf ihren Matten und stellten ihre Beweglichkeit zur Schau, bevor der Unterricht überhaupt begonnen hatte. Sie dehnten sich mithilfe von sitzenden Vorwärtsbeugen oder dem festgehaltenen Winkel. Manche saßen vollkommen regungslos da und hielten die Augen geschlossen.

Die Lehrerin, ebenfalls eine junge, schöne Frau, betrat den Raum. Sie hatte einen fast lautlosen Gang. Wenn man barfuß läuft, ist so gut wie jeder Gang lautlos, aber bei ihr konnte man die Lautlosigkeit förmlich sehen. Sie war die Lautlosigkeit selbst.

Sie setzte sich neben den kleinen Schrein, den sie vermutlich kurz vorher dort aufgestellt hatte, bestehend aus einem kleinen Messingbuddha und einer Klangschale.

»Ich bin Mindy«, stellte sie sich vor, als wäre ihr Name ein Ehrenabzeichen. Ihr Haar war zu einem stolzen Knoten hochgebunden, sie war sich ihrer Erhabenheit voll bewusst, sie war Mindy. »Bitte wertschätzt eure Fähigkeiten, und zwar die von heute – nicht die von gestern und auch nicht die von morgen. Nehmt euch einen Moment Zeit, euch ein Übungsziel auszudenken, und verliert es beim Üben nicht aus den Augen.«

Dann ging es los. Nachdem wir die üblichen einleitenden Haltungen hinter uns gebracht hatten – Dehnen im Sitzen, Om, weitere Dehnübungen im Sitzen –, ging Mindy bis zum vorderen Rand ihrer Matte, und die Merkwürdigkeit nahm ihren Lauf. Wir absolvierten einen normalen Sonnengruß, allerdings in einem ungewohnt schnellen Tempo. Mindy lief zwischen uns hin und her. Sie machte die Haltungen nicht vor, sondern kündigte sie an. Und anstatt sie mit ihren englischen Namen anzukündigen, verwendete sie ihre Sanskrit-Namen: »Samasthiti! Urdhva virasana! Uttanasana! Ardha uttanasana! Chaturanga dandasana! Urdhva mukha svanasana! Adho mukha svanasana! Ardha uttanasana! Uttanasana! Urdhva virasana! Samasthiti!«

»Und jetzt die Vinyasa-Übungsabfolge«, pflegte Mindy mit ihrer besonderen Betonung zu sagen: »Jetzt die Vinyaaaaahsa-Übungsabfolge.« Es dauerte ein wenig, bis bei mir der Groschen fiel. Die *Vinyasa*-Übungsabfolge bestand einfach aus einigen Bestandteilen des Sonnengrußes (der hier natürlich *Surya namaskara* hieß), während man bei jeder Bewegung einmal ein- oder ausatmet.

Natürlich hatten wir unsere Bewegungen auch bei Fran mit der Atmung koordiniert, aber nicht so streng wie hier, wo jeder Atemzug so eng mit einer Bewegung verbunden war, dass man nie auf die Idee gekommen wäre, beim Heraufschauenden Hund auszuatmen. Ich kannte zwar alle Sanskrit-Namen für die Haltungen, aber nicht ohne ihre jeweilige Übersetzung, und erst recht nicht in einem solchen Tempo.

Nachdem ich die *Vinyasa*-Übungsabfolge mehrmals durchlaufen hatte, kam ich in den richtigen Rhythmus:

Urdhva virasana. Einatmen. Die Hände über den Kopf strecken. Die Ellbogen neben die Ohren führen. Den Brustkorb heben, aber den Bauch einziehen. Die Schultern bleiben unten. Sich auf die Kernmuskulatur konzentrieren. Das ist ein Moment totaler Bereitschaft, in dem noch alles möglich ist, wenigstens drei Sekunden lang.

Uttanasana, auch als gute alte Vorwärtsbeuge bekannt. Ausatmen. Du bleibst nur ganz kurz in dieser Haltung, also genieße sie. Wobei das vermutlich für jede Haltung in der *Vinyasa*-Übungsabfolge gilt. Manche Yogis würden sagen, das gilt im Grunde für jeden Moment des Lebens. Darüber könnte man noch eine ganze Weile nachdenken, müsste man nicht gleich weitermachen.

Ardha uttanasana. Einatmen. Aus der Vorwärtsbeuge – die

hier natürlich *Uttanasana* genannt wird – wieder etwas nach oben kommen. Der Rücken bleibt gerade, und die Fingerspitzen ruhen auf dem Boden oder auf den Schienbeinen. *Ardha uttanasana* ist jener Moment, in dem Empfinden und Realität ineinander überzugehen beginnen. Der Rücken kann gerade sein oder auch nicht. Kann man das herausfinden? Nein, denn wenn man *Vinyasa*-Yoga macht, begibt man sich nicht wirklich in die Haltungen hinein. Man durchläuft sie so schnell, dass man nie genau weiß, ob man sie korrekt ausgeführt hat oder nicht.

Chaturanga dandasana. Ausatmen. Zurück in den Liegestütz springen, der Körper ist gerade wie ein Brett, die Ellbogen befinden sich neben dem Körper. Ablegen. Wenn Sie nicht ich sind, sondern jemand, den ich beneide, wenn nicht sogar hasse, schweben Sie nun in einem tiefen Liegestütz ein paar Zentimeter über dem Boden. *Chaturanga* ist die Krönung von *Vinyasa*-Yoga. Der Liegestütz ist der schwierigste Teil, der einem schlaflose Nächte bereiten kann.

Urdhva mukha svanasana oder Heraufschauender Hund. Einatmen. Noch in *Chaturanga*, während die Vorderseite der Füße den Boden berührt, aber nicht die Knie, den Oberkörper nach vorn zwischen die Arme schieben. Den Rücken nach oben durchbiegen wie eine Robbe.

Adho mukha svanasana oder Herabschauender Hund. Ausatmen. Den Po nach hinten strecken, die Füße bei gestreckten Beinen bis zu den Fersen abrollen, und schon befindet man sich im Herabschauenden Hund. Es fühlt sich jedes Mal so an, wie nach Hause zu kommen. Der Herabschauende Hund wird so genannt, weil man in der Haltung aussieht wie ein Hund, der seinen Rücken streckt. Aber die Haltung heißt auch noch aus einem anderen Grund so: Der Herabschauende Hund ist der beste Freund des Menschen. Wenn man während der *Vinyasa*-Übungsabfolge in diese Haltung zurückkehrt, scheint alles dort zu sein, wo es hingehört. Selbst wenn *Vinyasa*-Yoga sonst nicht viel ausrichtet – es verbessert den Herabschauenden Hund, weil die Arme irgendwann so müde werden, dass man das Gewicht automatisch nach hinten und auf die Füße verlagert. Man verlagert das Gewicht auf die Füße, auf die Füße, auf die Füße. So lautete das neue Mantra. Das hat man schon von vielen Lehrern gehört, vielleicht schon, als man zum ersten Mal in den Herabschauenden Hund ging, aber jetzt begreift man es wirklich, was das heißt: Das Gewicht auf die Füße verlagern. Bis es Zeit wird, wieder in die Vorwärtsbeuge, in *Ardha uttanasana*, zu springen. Einatmen. So Gott will, befinden sich die Füße neben den Händen. Halb aufrichten.

Wieder in *Uttanasana* hinunter. Ausatmen. Jetzt hat man es fast geschafft, nur, dass man, wie Gertrude Stein das so schön über Oakland gesagt hat, niemals wirklich dort ankommt: Die Bewegung fängt einfach immer wieder von vorn an.

Wieder in *Urdhva virasana*, einatmen. Schwindelgefühle.

Samasthiti. Still stehen. Ausatmen. Sich fragen, warum die Lehrerin dieses Wort immer wie »Samasthit-hiiiii« ausspricht, sodass es fast schon mit einem Pfeifen endet.

Während der Unterricht fortschritt, wurden auch andere Haltungen zu einer Bewegungsabfolge miteinander verbunden. Nach dem Dreieck ging man in *Chaturanga*, den Liegestütz, dann in den Heraufschauenden Hund und dann wieder in den Herabschauenden Hund. Anschließend begann alles wieder von vorn mit dem Dreieck, nur diesmal auf der anderen Seite.

In einem normalen Kurs kann diese Bewegungsabfolge viel Zeit in Anspruch nehmen, ja unter Umständen sogar die ganze Stunde dauern. Jetzt wurde sie innerhalb von Sekunden absolviert und dann noch einmal und noch einmal, bis man wie eine Windmühle rotierte.

Ich weiß noch, wie uns Jonathan in einer Anfängerstunde erklärt hatte, der Herabschauende Hund sei eigentlich eine

Ruhehaltung. Damals unterstellte ich ihm manipulative Motive, aber inzwischen verstand ich, was er damit meinte.

»Nehmt die Stellung des Kindes ein, falls erforderlich«, bot Mindy an. »Wertschätzt euer Üben.«

Dass ich mein Üben wertschätzte, kam nicht infrage. Ich warf einen kurzen Blick in den Spiegel. Mein Gesicht war nicht nur rot, sondern puterrot, fast violett. Ich sah aus, als hätte ich einen Herzinfarkt.

Frans Kurs war wie Algebra, er besaß eine gewisse Logik. Er bestand aus aufeinander aufbauenden Übungen, eines führte zum anderen. Man dehnte eine Körperregion, trainierte sie anschließend und dehnte sie erneut. Man konzentrierte sich eine Stunde lang auf die Hüften und machte dann eine Seitliche Krähe. Man trainierte die Schenkelmuskulatur und probierte es dann mit einem Spagat. Algebra.

Vinyasa-Yoga dagegen erfordert einen gehörigen Vertrauensvorschuss. Worauf läuft das hinaus? Ich habe keine Ahnung. ich mache einfach bloß immer weiter, vielleicht komme ich irgendwo an. So wie in dem Samuel-Beckett-Roman *Der Namenlose*: »Ich kann nicht weitermachen, ich werde weitermachen.«

Mit diesem Vertrauensvorschuss machte man einen Sprung ins Ungewisse. Und zwar im wahrsten Sinne des Wortes: Man sprang von der Vorwärtsbeuge zurück in den Liegestütz, und zwar beschwingt und kraftvoll. Und man sprang vom Herabschauenden Hund in die Vorwärtsbeuge. Dabei musste man sanft landen. »Schwebt durch die Luft«, sagte Mindy. »Wenn ich euch hören kann, spannt ihr eure Kernmuskulatur nicht an.«

Das schien allem zu widersprechen, was ich bisher im Yoga gelernt hatte, nämlich dass man sich stets vorsichtig in eine Haltung hineinbegeben und diese lange halten soll.

Trotzdem ging ich am nächsten Tag wieder hin, und das immer wieder. Irgendwann begriff ich das *Vinyasa*-Yoga zugrunde liegende Muster und bekam den Bogen raus. In den nächsten Jahren war ich wie besessen davon. Sein Rhythmus, sein Tempo entsprach mir vollkommen. Ich wollte es nicht langsam angehen lassen und die Dinge nehmen, wie sie waren. Ich wollte mich verbessern!

Und *Vinyasa*-Yoga, bei dem man es niemals langsam angehen lässt und das einem alles abverlangt, war dafür wie geschaffen.

Unser Haus füllte sich mit Reiseführern, auf deren Einbänden Palmstrände und türkisblaues Meer prangten. Diese Bücher lagen überall: auf der Ablagekonsole hinter der Toilette, im Büro, auf dem Küchentisch. Man wusste nie, wann man darüber stolpern würde. Sie fielen aus dem Schrank und landeten auf meinem Kopf, sie wuchsen im Garten. So kam es mir, die ich nicht nach Belize flog, zumindest vor.

Die Zeitschrift, für die Bruce arbeitete, schickte ihn dorthin. Das war die Krönung einer Reihe von Traum-Aufträgen: Kajaken im Cortés-See, Skifahren mit der US-Nationalmannschaft in Österreich und jetzt eine Dschungelexpedition in Belize. Belize! Aber meine Strategie bestand darin, Bruce zu ermutigen. Manchmal grummelte ich, wenn er zurückkam, aber ich hielt ihn nie davon ab zu fahren und versuchte auch, nicht neidisch auf seine Glückssträhne zu sein.

Unser Leben verlief mehr oder weniger genau so wie vor Willies Geburt, nur hektischer. Ich bekam mehr Aufträge, Bruce bekam mehr Aufträge. Ich bekam weniger Schlaf, Bruce bekam weniger Schlaf. Außerdem war Bruce beruflich ständig unterwegs. Der Belize-Trip war ein Riesending: Er sollte einen großen Artikel über eine Frau schreiben, die dort unten einen Zoo leitete. Anscheinend kämpfte sie gegen einen multinationalen Konzern, der einen Damm mitten im unberührten Regenwald des Landes bauen wollte. Bruce würde mit ihr, einer Gruppe von Fotografen und Wissenschaftlern eine Expedition zum geplanten Baugrundstück unternehmen. Ich war leider nicht eingeladen.

Bruce' Belize-Trip lief fantastisch. Er erzählte mir alles darüber, als er wiederkam. Er erzählte mir von dem Gefühl, Amerika bereits verlassen zu haben, als er gerade erst ins Flugzeug gestiegen war. Er erzählte mir von Belize City, einer Stadt, die aussah wie ohne Sinn und Verstand zusammengewürfelt. Er erzählte mir, wie er sich in einem Mietwagen von der Stadt und dem Meer entfernt habe. Wie er die grünen Täler durchmessen habe und dann in den Regenwald gefahren sei, wo er sich mit den anderen Expeditionsmitgliedern traf und jede Menge erstaunlicher Dinge sah. Sein Gesicht war so voller Leben, als er davon erzählte. Er sah … glücklich aus. Mir fiel auf, dass ich ihn schon lange nicht mehr so glücklich gesehen hatte.

Er beschloss, ein Buch zu schreiben. Ein erzählendes Sachbuch über Belize. Bruce hatte sich in ein Land verliebt. Die düstere Stimmung meines Mannes hatte sich ein wenig aufgehellt, weil er einen neuen, faszinierenden Ort entdeckt hatte. Einen exotischen, merkwürdigen Ort. Das klang so, als würden wir beide in nächster Zeit viel allein sein.

Wenn wir das Atmen vergaßen, war Mindy sofort zur Stelle, um uns daran zu erinnern. »Ausatmen«, erinnerte sie uns, als wir das Gewicht nach hinten verlagerten und in den Herabschauenden Hund gingen, wobei der Rumpf die Bewegung anführte. Nur dass sie es wie »Ausaaaaatmen« aussprach. Sie sagte auch »Einaaaaatmen«. Als wir uns mit dem Brustkorb voran in den Heraufschauenden Hund begaben, ermahnte sie uns: »Einaaaaatmen.«

Mindy gab es gleich in mehrfacher Ausführung. Es gab drei oder vier von ihrer Sorte, alles ernsthafte, energische junge Frauen mit Armen wie Angela Basset. Sie unterrichteten *Vinyasa*-Yoga in ganz Seattle. Manchmal waren sie so ernsthaft und fokussiert, dass sie fast wild wirkten. Wenige Jahre später sollte *Vinyasa*-Yoga zur beliebtesten, am weitesten verbreiteten Variante des Yoga überhaupt werden, vor allem in Fitness-Studios, denn es erinnert sehr an Aerobic. Aber damals praktizierten es nur wenige. An den Kursen nahmen hauptsächlich Frauen teil. Sie waren nicht zuletzt deshalb so von *Vinyasa*-Yoga begeistert, weil es funktionierte. Und zwar in der Hinsicht, dass man davon schlank wird. Ich hatte so das Gefühl, *Vinyasa*-Yoga gebrauchen zu können. Ehrlich gesagt, wurde ich pummelig. Bisher war in diesem Buch noch nicht viel von meinem Körper die Rede. Mein Körper ist ziemlich durchschnittlich. Ich bin einigermaßen groß und kann schon mal zwei bis fünf Kilo zu viel kaschieren, wenn ich mich richtig kleide. Ich habe breite Hüften und dank zweier Kaiserschnitte einen weichen, schwammigen Bauch, der nie mehr fest werden wird, egal, was ich tue. Ich kann mich an jede Kritik, die jemals an meinem Körper geübt wurde, erinnern.

»Claire ist fett, weil sie Fett isst.« Das krähte mein Bruder 1976 am Abendbrottisch über einer Schinkenplatte.

»Das macht mir nichts aus, ehrlich.« Ein Freund, nachdem er in das Speckröllchen an meinem Bauch gekniffen hatte, als wir uns 1985 küssten.

»Du hast, äh, slawische Gliedmaßen.« Das stammte von einer Kollegin, mit der ich 1990 in einem Restaurant in San Francisco arbeitete, kurz vor dem großen Erdbeben. Nicht gerade ein Kompliment.

»Deine Fesseln sehen aus wie Keulen.« Von einem anderen Freund aus dem Jahr 1993. Zumindest nahm er kein Blatt vor den Mund.

Es gab natürlich noch mehr Bemerkungen dieser Art, ich könnte damit ewig so weitermachen. Wahrscheinlich hat jeder so eine Liste im Kopf, jede Frau zumindest. Diese Aussagen lösten ein komisches (haha!) Gefühl in mir aus: Schuld. Wenn ich dick, ja nur ein wenig mollig werde, bekomme ich ein schlechtes Gewissen. Meine Eltern und mein Bruder sind alle dünn, also glaubte ich, ebenfalls dünn sein zu müssen.

Ich war ein pummeliges Kind, und mit dieser Aussage stehe ich nicht allein da. Wenn ich alte Fotos von mir ansehe, sehe ich dicke Pausbäckchen unter meinem Zottelkopf und ein Bäuchlein unter dem gelben T-Shirt. Und daneben meine Mutter, eine Hippie-Twiggy, mit strahlendem Lächeln, einer Pilotenbrille und einer dicken Mähne, ohne jede Kurven.

Nur einmal habe ich versucht, auf mein Fett stolz zu sein. Ich war ungefähr acht Jahre alt. Bridget, Marie und ich spielten auf dem Dachboden ihres Hauses. Sie waren so dünn wie alle in meiner Familie, dürr und gerade gewachsen. Eine von beiden hatte gerade den Zeigefinger in mein Bäuchlein gebohrt.

»Wenn ich dünn wäre, wäre ich gar nicht mehr ich selbst!«, verkündete ich.

»Klar wärst du du selbst«, sagte Bridget.

»Nur dünner. Du wärst du, bloß schöner«, fügte Marie hinzu, die den Ton angab. Das blieb allerdings graue Theorie, da es noch viele Jahre dauern sollte, bis ich meinen Babyspeck loswurde. Ab der achten Klasse schien ich dann jedes Jahr zehn Zentimeter zu wachsen, und anschließend blieb ich einigermaßen dünn. Von meinem schlaffen Bauch und den Keulenfesseln einmal abgesehen.

Als ehemaliges Pummelchen rechne ich stets damit, dass das Fett zurückkehrt. Auch das war natürlich ein Grund, warum ich zum Yoga ging. Um mich gegen die Rückkehr des Fetts zu wappnen. Niemand spricht gern über diesen Aspekt von Yoga: Es macht schlank. Angeblich konzentrieren wir uns nur aufs Atmen, darauf, ganz im jeweiligen Moment zu bleiben. Doch wie oft habe ich mich stattdessen auf Frans beneidenswert schlanke und gestählte Arme und Beine konzentriert? Dabei sollte man beim Yoga eigentlich über dergleichen erhaben sein.

Vinyasa-Yoga war unglaublich effektiv, wenn es darum ging abzunehmen. Die Lehrer waren auch figürlich Vorbilder. Sie besaßen einen gewissen Kultstatus, ihre Schüler folgten ihnen von Studio zu Studio. Alle unsere Trainerinnen sprachen außerdem mit derselben Sprachmelodie: »Ausaaaaaatmen.« »Einaaaaatmen.« Woher kam das? Warum machten sie das? Diese merkwürdige Aussprache ging mit einer merkwürdigen Grammatik einher. Artikel wurden gemieden. Wir wurden aufgefordert: »Vinyasa zu durchlaufen« und »Atem zu spüren«. War ich die Einzige, die sich daran störte? Klangen diese hübschen weißen Mädchen nicht, als sprächen sie Pidgin-Englisch? Ehrlich gesagt fiel mir das an vielen Yogalehrern auf, dieses merkwürdige Nachahmen indischer Intonation. Manche erzählten im Unterricht nette kleine Fabeln von Affen, Löwen und Tigern, so als wäre die Fauna des asiatischen Subkontinents Teil unseres kollektiven Bewusstseins, und nicht *Dschungelcamp*, M&Ms und die *Rolling Stones*. Einige von ihnen trugen Bindis. Andere schienen tatsächlich Vishnu, Krishna und Kali anzubeten, statt sie als Fabelhelden wahrzunehmen. Sie versuchten so, den spirituellen Aspekt in ihre Praxis zu integrieren. Allerdings wirkte das Ganze auf mich recht unbeholfen und in einem Yogastudio, das letztlich ein Ort körperlicher Ertüchtigung ist, doch irgendwie fehl am Platze.

Mittlerweile wurden Bruce und ich in ein weiteres seltsames kulturelles Phänomen eingeweiht. Es wurde nämlich Zeit, eine Schule für Lucy zu finden – ein langwieriger Prozess voller Sorge um die Zukunft unserer Tochter, bei dem wir bestimmt jede Schule der Stadt besichtigten. Wir begannen mit unserer Suche, als Lucy vier Jahre alt war, in der Schule, auf die Bill Gates seine Kinder schickte. Logisch, wo sonst? Wir benahmen uns selbst schon wie nervöse Schulkinder, als wir aus unserem Wagen stiegen. Würde man uns auslachen? Trugen wir die richtigen Pullis? Waren Pullis überhaupt angesagt? Hier waren wir, zwei Autoren oder vielleicht Bohemiens, die vorhatten, den Palast zu stürmen.

An diesem ersten Tag lernten wir, wie eine Schulbesichtigung abläuft:

- Zunächst wird man höflich, aber hastig von einer netten Dame begrüßt, die entweder über die Zulassung entscheidet, eine Freiwillige oder die Schuldirektorin ist. Sie ist jedenfalls immer sehr nett.
- Dann begrüßt man die anderen Eltern, die mehrheitlich bei Microsoft arbeiten und teure, superweiche Lederjacken tragen. Außer es handelt sich um eine öffentliche Schule. Dort trifft man normalerweise immer jemanden, den man kennt, und versichert sich gegenseitig ungläubig, wie unfassbar es ist, dass das eigene Kind schon in die Vorschule kommt.
- Es folgt ein Rundgang durch die Räume, so als gehöre man zu einer Gruppe eingefleischter Historiker, die eine Schlossbesichtigung vornimmt. Klassenräume. Cafeteria. Da wir nun mal in Seattle lebten, entlockte ein gut ausgestatteter Computerraum den Anwesenden stets ein fast schon orgiastisches Stöhnen. Bruce und ich hielten stattdessen nach einem Kostümschrank Ausschau. Wir wünschten uns eine Theatergruppe.
- Als Nächstes kommt das Frage-und-Antwort-Spiel: Dabei stellt man der netten Dame oder ihren Vorgesetzten Fragen nach der Schule. Diese Fragen waren meist sehr verräterisch. Hier ein paar wenige Beispiele: »Wie gehen Sie mit Hochbegabten um?«, was nichts anderes bedeutet als: »Mein Kind ist ein Genie, merken Sie sich das!«; »Welche Konfliktlösungsstrategien verwenden Sie?«, was so viel heißt wie: »Wenn mein Kind verprügelt wird, werde ich Sie verklagen!«
- Zum Schluss kommt die Heimfahrt, die bei uns immer gleich

verlief. Ich hielt die zuletzt besuchte Schule stets für die beste überhaupt, während Bruce jedes Mal skeptisch blieb, so als wäre ihm allein das Konzept »Schule« verdächtig.

Es gab keinen Kostümschrank auf der Bill-Gates-Schule (was für Bill wahrscheinlich kein Problem darstellt), also strichen wir sie von unserer Liste. Auch wir hatten Ansprüche! Eine Schule ohne Theatergruppe war eine Schule, an die wir keine Zeit verschwenden wollten.

Im Verlauf des nächsten Jahres lernte ich viel: Was ein »Rosa Turm« ist (ein Holzpuzzle, das in Montessori-Kindergärten Anwendung findet). Ich lernte, was es mit diesen unglaublichen Lunchboxen in den Waldorfschulen auf sich hat (Waldorfschüler dürfen nichts aus Plastik mitbringen, sie verwenden Weidenkörbe und Wachspapier). Ich lernte, dass Zahlen keine absolute Größe sind. Auf Privatschulen sind zwanzig Schüler eine enorme Klassenstärke, auf einer öffentlichen Schule eine geringe. Ich lernte, dass die Suche nach einer Schule genauso komplex ist wie die Suche nach einer Immobilie. Ich bekam dieselben Schwindelanfälle, erlebte denselben mörderischen Wettbewerb. Die richtige Schule war die ultimative Trophäe, die auch deshalb so begehrt war, weil man sie mit Geld allein nicht erwerben konnte.

Deshalb gab es ein neues Statussymbol: das hochbegabte Kind. Geld allein reichte nicht, um sich Zugang zu einer dieser Mini-Universitäten zu verschaffen. Entscheidend war ein gutes Testergebnis vom Hochbegabtenzentrum der University of Washington. Aber der Clou ist, dass mir noch nie ein Kind untergekommen ist, das weniger als 98 Prozentpunkte bekam, was bedeutet, dass jedes Kind aus North Seattle klüger ist als 98 Prozent der US-Gesamtbevölkerung. Wie wahrscheinlich ist das wohl?

Eine Freundin und Bekannte nach der anderen kam in meine Küche und flüsterte in verschwörerischem Tonfall: »Claire, wie sich herausgestellt hat, ist Dylan/Sophie/Jackson/Camille hochbegabt.« Um dann auch ohne Nachfrage die Prozentzahl zu nennen, die wild zwischen den extremen Polen 98 und 99 schwankte.

Die Aufstiegsorientiertheit, die zu einer Anmeldung an einer Privatschule führt, passte schlecht zum Selbstbild der Eltern aus North Seattle. Also erfanden sie das hochbegabte Kind. Es erlöste sie von ihrem schlechten Gewissen. Ihnen blieb gar keine andere Wahl: Sie mussten ihr Kind auf eine Privatschule schicken, um seine Hochbegabung zu fördern.

Wir waren in einem Wettbewerb gefangen, der uns überforderte. Oder besser gesagt, der mich überforderte. Bruce hätte Lucy bereitwillig auf die hiesige öffentliche Schule geschickt.

Aber ich war zum Streber geworden. Im Rückblick erkenne ich, dass ich mich in den Wahn hineingesteigert hatte, dass, was Bildung angeht, das Beste gerade gut genug war. Wenn ich mich so umsah, musste ich feststellen, dass viele meiner Altersgenossen sehr wohlhabend geworden waren. Ihre Kinder besaßen Kleider, Mobiliar und Kinderwägen aus Europa. Die Kinder gingen auf teure Privatschulen. Tatsächlich auf diejenigen Schulen, die ich selbst besucht hatte. Allein beim Gedanken daran packte mich eine Mordswut: Nur weil sie mehr Geld hatten, verdienten sie noch lange nicht Besseres als wir. Ich beschloss, dass meine Kinder dasselbe bekommen sollten wie die aus wohlhabenden Familien. Dabei verdrängte ich allerdings ein entscheidendes Detail: Diese Eltern hatten alle sichere Jobs. Bruce und ich dagegen waren Autoren und hatten den unsicheren Weg des Künstlers eingeschlagen. Aber ich fand, dass unsere Kinder gerade deshalb eine gute Bildung verdient hatten, und zwar eine, die wir trotzdem bezahlen konnten. Darauf versteifte ich mich und ließ die Alternative, sie auf eine öffentliche Schule zu schicken, außen vor.

Es ist zwar keine Entschuldigung, aber ich stand mit dieser Überzeugung nicht allein da. Das alles fand zu einer Zeit statt, in der die meisten über ihre Verhältnisse lebten. Die Entscheidung, auf welche Schule sie ihre Kinder schickten, ist der beste Beweis dafür: Damals besuchte die Hälfte aller Kinder aus North Seattle eine Privatschule.

Ich war dermaßen auf eine Privatschule fixiert, dass ich für keine Alternative mehr zugänglich war. Vielleicht spürte Bruce das. Vielleicht dachte er, die Suche nach der richtigen Schule sei letztlich meine Aufgabe, Hauptsache, es wurde nicht zu teuer. Wie dem auch sei, ich ging voll in diesem Projekt auf. Die ganze Stadt schien nur noch aus Fünfjährigen und ihren Eltern zu bestehen, die bei Privatschulen anklopften, als wären sie die Pforten zum Paradies.

Meine Strebsamkeit spiegelte sich auch in meiner Art, Yoga zu üben, wider. Ich hatte Fran und ihre sanften Methoden hinter mir gelassen. Während ich im Yoga einst Ruhe und Gelassenheit gesucht hatte, schien mir *Vinyasa*-Yoga eine Art blinde Hingabe an Tempo und Bewegung einzufordern. Und an eine Geräuschkulisse, denn in den *Vinyasa*-Kursen wurde Musik gespielt. Manchmal liefen Chanting-Aufnahmen, manchmal eine New-Age-Chanteuse wie Deva Premal und manchmal ganz normale Tanzmusik, sodass ich mich fragte, was uns eigentlich noch von einem Fitness-Kurs unterschied.

Wie um diesen Eindruck Lügen zu strafen, enthielt *Vinyasa*-Yoga weitaus mehr spirituelle Elemente, als ich es gewohnt war. Mindy baute stets ihren kleinen Schrein vor der Gruppe auf, mit ein paar Bronzestatuen, vielleicht noch mit einem bestickten Tuch. Wir chanteten vor und nach der Stunde und lasen den Text von kleinen Papierstreifen ab, die Mindy uns mitbrachte. Eine Schülerin teilte sie aus und sammelte sie anschließend wieder ein – nicht ohne diesen demütigen Gesichtsausdruck, der besagte: »Ich bin so spirituell.«

Der Text, den wir chanteten, war zwar transkribiert, aber nicht übersetzt worden, und so ertappte ich mich dabei, folgende Worte zu singen:

Om
Swasthi praja bhya pari pala yantam
Nya yena margena mahi mahishaha
Go brahmanebhyaha shubhamastu nityam
Lokaa samastha sukhino bhavanthu
Om

Und zwar ohne das Geringste zu verstehen. Und trotzdem sang ich mit. Nicht etwa, weil ich glaubte, dass es eine Wirkung haben würde. Sondern weil die Lehrerin und ihre Schüler dabei ein so stimmiges Bild vermittelten. Perfektion umfasste nicht nur ihre Körper, sondern auch etwas unsichtbares Inneres.

Ruthies Sohn besuchte eine Schulkooperative. Ruthie war begeistert davon, dasselbe galt für ihren Sohn. Ich beschloss, sie mir anzusehen.

Lucy nahmen wir zur Besichtigung mit. Kaum waren wir eingetreten, standen wir auch schon in einem Flur, in dem es vor Energie nur so brodelte: Erwachsene standen in Grüppchen herum und lachten, Kinder schrien und warfen mit Dingen um sich, Bälle rollten, irgendjemand sang, selbst die Kunstwerke an den Wänden schienen sich zu bewegen.

Lucy rannte ohne zu zögern los und verschwand in der Menge. Nach all dem Suchen wurde die Frage nach der richtigen Schule innerhalb kürzester Zeit von meinem kleinen Mädchen entschieden.

Die Schule rührte mich buchstäblich zu Tränen: Sie entsprach allen (zugegebenermaßen wenig fundierten) Ansprüchen, die ich an die Unterrichtsgestaltung hatte: Kunstunterricht, wild herumrennen dürfen, das eine oder andere in Mathe lernen. Es gab einen riesigen, wackeligen Pappkartondschungel, den die Kinder offenbar selbst gebastelt hatten, ganz in der Nähe der Bücherei. Und über der Tür hing ein von Hand gemaltes Schild, auf dem stand: »Die Kindheit ist eine Reise und kein Wettlauf«. Es gab nicht nur einen Kostümschrank. Es gab eine ganze Kostümkammer. Wir schrieben Lucy auf der Stelle ein.

Ehrlich gesagt war ich froh, dass die Schule eine Kooperative wie Lucys Kinderkrippe war. Bei einer Kooperative muss man tatsächlich einmal die Woche mit dem Kind zur Schule gehen. Für jemand, der so in der Mutterrolle aufging wie ich, war das ideal: Auf diese Weise konnte ich dabei zusehen, wie sie Ton modellierte, Streit schlichtete und schreiben lernte, hurra!

Jede Klasse bestand aus etwa zwölf Kindern. Es war eine echte Kooperative. Es gab vier Lehrer und ein paar Fachkräfte, alles andere wurde von den Eltern organisiert: Hausmeisterdienste, Hilfsunterricht, Fundraising, Reparaturarbeiten, Sekretariat, Zeugnisunterlagen besorgen, Baumaterialien herbeikarren, kochen. Dadurch wurde das Schulgeld nicht so teuer, was allen nur recht war.

Was wir taten, taten wir in reiner Handarbeit. Wir filzten Geldbeutel, nähten Quilts und backten Empanadas. Ständig gab es irgendwelche Treffen. Schon bald hasste ich die ewigen Diskussionen, die meist immer wieder um dasselbe kreisten. Ich gewöhnte mir an, jenen Satz zu sagen, mit dem man sich bei solch ebenso anstrengenden wie heiklen Versammlungen aus der Affäre ziehen konnte: »Danke für deinen Beitrag.« Das funktioniert immer.

Es gab Diskussionen über den Lehrplan und über Sparmaßnahmen. Es gab Diskussionen über Spanischunterricht und über das von der Schule organisierte Zeltlager. Es gab zahlreiche Diskussionen darüber, wie man richtig diskutiert. Aber vor allem gab es Diskussionen über das Essen. Es ist nicht weiter verwunderlich, dass sich Leute, die mit dem Essen eigen sind, für eine Schulkooperative entscheiden. Denn viele entscheiden sich aus denselben Gründen dafür wie ich, nämlich aus Angst. Jeder schien von dieser riesengroßen, undefinierbaren, schwammigen Angst besessen zu sein, den Kindern könnte irgendetwas zustoßen. Sozialanthropologen haben eine Theorie, die besagt, das liege an der modernen Kleinfamilie: Wir haben sehr viel in jedes Kind investiert und haben keine weiteren Kinder »in Reserve«. Diese ansteckende Angst hat aber auch noch andere Namen wie »Liebe« und »Fürsorge«. Und die Sorge dieser Eltern drehte sich ums Essen.

Bei manchen Kindern war die Sache eindeutig: Sie hatten schwere Allergien oder ernsthafte Gesundheitsprobleme. Lucas hatte Zöliakie und vertrug keinen Weizen. Kendra hatte eine lebensgefährliche Erdnussallergie.

Dann waren da die nichtmedizinischen Fälle, die sich immerhin noch vernünftig begründen ließen: Serena und Porter kamen aus einer Familie von Vegetariern. Sie mussten lernen, woran man Fleischgerichte erkennt, damit sie sie weiterreichen konnten.

Doch zu guter Letzt befand man sich auf unsicherem Boden, schlüpfrig wie Bananen auf Sojajoghurt: Es gab Eltern, die gegen Zucker waren; Eltern, die nicht wollten, dass ihre Kinder Essen tauschten; Eltern, die gegen »Kindergerichte« waren; Eltern, die Essen nicht als Belohnung verstanden wissen wollten; Eltern, die Essen »mit Chemikalien« verabscheuten. All das musste diskutiert werden.

Aber das war noch längst nicht alles: Viele dieser Vorlieben wurden als medizinische Notwendigkeit hingestellt. Aus der Entscheidung der Eltern A, weniger Milchprodukte zu essen, wurde so die »Milchallergie« ihres Kindes. Die Eltern B behaupteten, Grayson sei allergisch auf Weizen – warum entdeckten wir dann manchmal Ritz-Cracker in Graysons Pausenbrotbox? Die Mutter, die Chemikalien hasste, rauchte und gab ihrem Kind Süßigkeiten mit. Woher ich das weiß? Weil wir live dabei waren und alles mitbekamen. Deshalb hatten wir uns ja dafür entschieden, unsere Kinder auf eine Schulkooperative zu schicken. Wir waren gute Eltern, Eltern, die nicht das Geringste verpassen wollten. Weizen, Pausenbrottausch und Milchallergien: Das waren unsere Themen.

Die Schule gab unserem Leben einen völlig neuen Rhythmus. Jeden Abend absolvierten Bruce und ich mit einem gewissen sportlichen Ehrgeiz das Ritual von Abendessen, Baden, Vorlesen und ins Bett bringen. Es war eine anstrengende Stunde. Für sich genommen waren das alles keine schlimmen Aufgaben. Sie hielten kleine Glücksmomente bereit, die mich immer wieder überraschten, obwohl es täglich neue gab: ein Kind, das ein Wort laut vorliest, ein intensives Sichanschmiegen, ein Schaumbart. Aber irgendwie schienen diese Momente eine geringere Rolle zu spielen als das große Ganze. Das Problem war das große Ganze. Es war, als hätte ich eine endlose Ebene mit lauter Meilensteinen vor mir, mit Dingen, die ich erledigen musste. Es war das langsamste Hindernisrennen der Welt.

Wir versuchten ständig, unsere Zeit so gut wie möglich zu nutzen. Wir waren dafür berüchtigt, mit getrennten Autos zu Einladungen zu fahren. Auf diese Weise konnte der eine noch weiterarbeiten, während der andere bereits zur Party aufgebrochen war. Das erforderte eine höchst komplexe, auf die Sekunde genaue Zeitplanung. Wir waren dermaßen koordiniert, dass wir einen Raubüberfall hätten ausführen können. Da wir von zu Hause aus arbeiteten, glaubten wir, flexibler zu sein als diejenigen, die um eine bestimmte Zeit im Büro sein mussten. Was wir jedoch nicht sahen, war, dass wir jede Minute verplanten. Wir ließen Zeit nie einfach nur verstreichen, es war, als mache uns Freizeit nervös. Zeit war einst ein leeres Feld gewesen. Jetzt war sie mit allem Möglichen vollgestopft, Überraschungen waren nicht mehr vorgesehen.

Chaturanga ist eine Art Verbindungsglied mit dem Unmöglichen, das bei jeder *Vinyasa*-Übungsabfolge wieder und wieder auftaucht. Jeder hat Haltungen, die er niemals bewältigen zu können glaubt. Na gut, vielleicht nicht jeder. Na gut, nur ich: Die Haltung, die ich niemals einnehmen zu können glaubte, war *Chaturanga*. Zu diesem Zeitpunkt beherrschte ich schon die kompliziertesten Dinge. Ich schaffte den Skorpion, eine Art Kopfstand mit angewinkelten Beinen, bei dem man auf den Unterarmen balanciert. Und wenn es mir gelang, das Denken mal für eine Sekunde abzuschalten, schaffte ich manchmal auch die Seitliche Krähe. Ich schaffte einen vollen Spagat und konnte mich in der Taube zurückbeugen, über den Kopf nach hinten greifen und beinahe meinen Fuß umfassen. Ich konnte das Rad machen, und obwohl ich kein Bein zum Himmel strecken konnte, gelang es mir wenigstens, einen Fuß vom Boden zu heben. Ich konnte durchaus was.

Aber nicht *Chaturanga*, davon war ich überzeugt. Seit ich die Haltung zum ersten Mal gesehen hatte, erschien sie mir unerreichbar. Als ich noch bei Fran Yoga machte, war es nicht weiter schlimm, kein *Chaturanga* zu können, schließlich wurde es nur selten geübt. Aber kaum hatte ich mit *Vinyasa*-Yoga begonnen, spielte *Chaturanga* eine immer wichtigere Rolle. Bei der abgemilderten Variante von *Chaturanga* bleiben die Knie am Boden. Der Körper wird von den Knien bis zur Schulter steif gemacht wie ein Brett und in Richtung Boden gesenkt. Das übte ich Tag für Tag. Und Tag für Tag sagte ich mir, dass ich die Haltung nie richtig einnehmen könnte, indem ich die Knie vom Boden nahm, sodass der Körper von den Zehenspitzen bis zum Kopf eine einzige gerade stabile Linie bildet.

Ich kann das nicht, ich kann das nicht, ich kann das nicht, redete ich mir ein. Was passiert, wenn man sich einredet, etwas nicht zu können, das man täglich immer wieder tun soll?

Tatsache war, dass meine Trizepsmuskeln nach all den gemäßigten *Chaturangas* wirklich trainiert waren. Ich hatte durchaus Kraft. Aber schließlich ist es fast alltäglich, dass wir uns ein Urteil über uns oder unser Leben bilden, das nicht den Tatsachen entspricht.

Das galt auch für meine Ehe. Im Grunde glaubte ich, dass sie auf unsicherem Boden stand, zu unsicher, um die Wahrheit – die Wahrheit über Bruce' Depressionen, die Wahrheit über meinen Perfektionismus, meine Selbstzweifel – aushalten zu können. Ich absolvierte täglich meine Ehe und widmete mich ihr, während ich gleichzeitig an der Stärke ihres Fundaments zweifelte.

Ich war bei Steve und Lisa, lag bei ihnen auf dem Sofa und spielte mit ein paar Anziehpuppen, die Lisas Tochter Sarah dort liegen gelassen hatte. Steve lag neben mir auf dem Boden und spielte immer wieder aufs Neue den Song *Jailbreak* von *Thin Lizzy*. Je mehr wir tranken, desto besser wurde der Song. Die Musik war laut, sodass wir uns nicht unterhalten mussten. (Vielleicht hat Gott deswegen *Thin Lizzy* erfunden?) Der erste Teil der Party lag bereits hinter uns. Bruce war pflichtbewusst mitgekommen und hatte sich mit Lisa, Isabel und Ruthie unterhalten, bis die Babysitterin nach Hause musste. Jetzt lag er zu Hause im Bett, während ich noch geblieben war. Warum, weiß ich auch nicht. Einerseits hätte ich mich am liebsten ebenfalls schlafen gelegt, andererseits verlangte der Konsum mehrerer Drinks unweigerlich nach weiteren Drinks (zumindest dachte das der irische Teil von mir).

Also tranken wir weiter. Jeder auf dieser Party besaß eine große Klappe. Es wurde geschrien, und im Zimmer herrschte der Lärmpegel, der nur entsteht, wenn so richtig gesoffen wird. So wie wir gesoffen hatten, bevor wir Kinder bekamen. Ein paar Leute beugten sich über eine Haschpfeife. Andere versuchten, zu *Thin Lizzy* zu tanzen. Und wieder andere warfen mit Essen um sich. Es war genau die Art Fest, die mich an meine Kindheit erinnerte. Auch meine Eltern feierten wilde Partys, weil sie so jung waren. Die Leute sangen, kreischten und küssten sich, während sie am Kühlschrank lehnten. Damals hatte man als Erwachsener noch nicht so tadellos und zurückhaltend zu sein wie heute. Man durfte immer noch sündigen und die Sünden anschließend bereuen. Ich kannte nicht viele Leute auf der Party. Es waren Freunde von Lisa und Steve da, die sie über die Schule ihrer Kinder kannte, sowie Freunde von Freunden. Unsere alten Freunde waren in der Menge verteilt wie Rosinen im Müsli, der Rest wirkte wie eine einzige gesichtslose Masse.

Ruthie kam, um nach uns zu sehen. Sie ließ sich neben mich fallen und nahm mir die Anziehpuppen weg. »Lass mich eine Weile damit spielen«, quengelte sie. »Diese Leute machen mich müde. Was ist eigentlich mit der los?« Sie zeigte auf eine völlig harmlos aussehende Frau mit roten Locken und einem geblümten Kleid.

»Was soll mit ihr sein?«, fragte ich.

»Sie hat mich mehrmals gefragt, wie lange ich mein Kind stillen will. Dabei bin ich ihr vorher noch nie begegnet!« Ruthie hatte einen zweiten Sohn bekommen und hatte nicht vor, so bald abzustillen. Sie stillte aus nostalgischen Gründen.

»Lisa muss es ihr erzählt haben.«

»Wie auch immer.«

Steve legte eine neue Platte auf, und Ruthie beugte sich zu mir vor und flüsterte. »Geh mal in die Küche und komm dann gleich wieder zurück!«

Ich ging in die Küche. Lisa saß auf einem Stuhl, lachte und zog ihr T-Shirt hoch, um ihre schönen, von lavendelfarbener

Spitze gesäumten Brüste zu zeigen. Das war ihr Ding gewesen, als sie noch keine Kinder hatte, es war eine Art Partygag. Aber warum machte sie das jetzt? Was hatte das zu bedeuten? War es eine Art Rückkehr zu einem früheren Selbst? Ihr Verhalten fand ich allerdings extrem.

Die Leute drum herum machten sich keine solchen Gedanken. Sie schauten, und es gab viel zu sehen. Ich schaute. Es war ein erstaunlicher Körper, schlank und sehnig vom Yoga. Allein schon die Arme waren ein Hingucker, und ihre Brüste waren wie ein Magnet. Aber das Interessanteste war ihr Gesicht. Es war zu einem Lachen verzerrt, dabei aber merkwürdig verschlossen. Sie war ganz auf ihre Vorführung konzentriert, und ihre Augen waren halb geschlossen. Vor Freude? Bestimmt war sie in einer anderen Welt, und wie alle, die sich in einer anderen Welt befinden, konnte man ihr nicht dorthin folgen. Sie war ganz woanders. Meine Güte, sie hatte wirklich eine tolle Figur!

Ich blieb stehen und sah eine Weile zu. Alle lachten, dabei war es gar nicht lustig. Traurig war es auch nicht. Es war vielmehr … folgenschwer. Ein Abschied von allem um sie herum. Denn dass sich eindeutig etwas ändern wird, ist klar ersichtlich, wenn man rumläuft und sein T-Shirt hochzieht.

Ich kehrte zurück ins Wohnzimmer, wo Ruthie mit den Anziehpuppen spielte und Steve die Stereoanlage anstarrte, aus der jetzt eine Coverversion der *Palace Brothers* kam, ein Song, bei dem jeder Lust bekommt, Heroin zu rauchen. Ich wusste, worauf das hinauslief, wenn auch nur musikalisch. Als Nächstes käme *Cat Power*, und am Ende würden wir mit aufgeschnittenen Pulsadern in der Badewanne liegen. Ich riss gegenüber Ruthie die Augen auf, bis sie mir fast aus dem Kopf fielen. Was zum Teufel war da los? Sie starrte zurück an und hob nur fragend die Hände.

Wir trafen uns im Bad. »Und?«, fragte ich und pinkelte.

»Nichts und. Es ist zumindest nicht neu. Wir sehen so was schließlich nicht zum ersten Mal!«

»Meinst du, wir sollten Steve etwas sagen?«

Ruthie sah mich an, als hätte ich den Verstand verloren. »Äh, nein.«

»Es ist komisch, ihn so ahnungslos im Wohnzimmer sitzen zu lassen.«

»Das findest du an dieser Situation komisch?«

Ich wusch meine Hände und ging zurück in die Küche, wo alle T-Shirts in etwa dort waren, wo sie hingehörten.

»Puh, ich muss morgen mit den Kindern raus, weil Bruce arbeitet«, erklärte ich Lisa.

»Ich muss auch gehen«, meinte Ruthie. »Ich begleite dich nach draußen.«

»Langweiler!«, rief Lisa. »Loser!«

Sie sagte die Wahrheit, deshalb zuckten wir nur mit den Achseln. Wir hatten nicht nur unsere Energie, unser gutes Aussehen und unseren Sexualtrieb verloren, sondern auch unsere Neugier. Wir waren das Gegenteil von neugierig. Wir brachten uns gegenseitig zur Tür. Wir wollten lieber nicht wissen, was als Nächstes geschehen würde. Was nicht das Schlechteste war.

Man muss sich das nur mal vorstellen: Etwa zehn Jahre lang krabbelt ein Baby auf einem rum. Erst eines, dann noch eines und dann noch eines. Man hat diesen Babys alles gegeben. Man hat sie mit perfekten Brüsten gestillt, hat jede Nacht das Bett mit ihnen geteilt, ja sogar den Job für sie aufgegeben. Man hat ihnen wunderbare Mahlzeiten gekocht und ihnen, kaum, dass sie alt genug dafür waren, beigebracht, Salat, Sushi und griechische Eier-Zitronen-Suppe zu mögen.

Es gibt eine Zeile in dem Lou-Reed-Song *Street Hassle*, die da lautet: »So the first thing that you see / That allows them the right to be / Why they follow it, you know, it's called bad luck.«

Gut, Lou Reed hat diese Zeile zugegebenermaßen in einem absolut unanständigen, völlig deprimierenden Song über Junkies und Nutten verwendet. Aber nehmen wir mal an, es schlösse auch Hausfrauen mit ein, dann war Lisa einfach der ersten Sache gefolgt, die ihr die Möglichkeit gab zu sein: Sie hatte sich fürs Ehefrausein, fürs Muttersein entschieden. Und jetzt wollte sie aus dieser Existenz ausbrechen.

Wenn etwas nicht mehr funktioniert, muss man es irgendwie hinter sich lassen. Dazu braucht man etwas, das einen befreit. Und jeder weiß, was man braucht, um eine Ehe, eine Familie hinter sich lassen zu können: eine echte Katastrophe. Nicht die Art Katastrophe, die einen aus heiterem Himmel ereilt wie in einem Zeichentrickfilm. Keine Riesenkatastrophe, sondern eher eine Minikatastrophe. Die Art Katastrophe, für die man selbst sorgen muss (wie für alles andere in dieser verdammten Familie auch). Man muss den Palast in die Luft sprengen, in dem man Königin ist. Und Lisa arbeitete methodisch daran, ihre eigene Katastrophe zu kreieren.

Wenige Tage nach der Party rief mich Lisa an, um mir zu sagen, dass sie mit Carl herumgeknutscht hätte. Es sei einfach so über sie gekommen und hätte sie selbst am allermeisten überrascht.

Bruce begann, für Belize zu packen. Ich ging einkaufen: Junior Mints gegen die Traurigkeit. Ein Steak für jeden Abend, den er fort sein würde. Ein paar Flaschen Wein mit dem praktischen Schraubverschluss. Ich hatte nicht mehr genügend Kraft, um mich mit einem Korkenzieher herumzuärgern. Bruce nahm wie immer einen Flug um 5.30 Uhr. Er küsste mich und verschwand, wobei er die Tür leise hinter sich schloss. Aber es war schon zu spät. Ich war schon wach. Ich lag da und machte mir Sorgen über den hartnäckigen Schimmelfleck, der sich an der Südwand unseres Schlafzimmers ausbreitete.

Während Bruce' Abwesenheit kam eines Nachmittags meine Mom vorbei, um Zeit mit den Kindern zu verbringen. »Los, Schätzchen!«, ermunterte sie mich. »Geh arbeiten. Oder mach eine Pause!« Hastig, so als wäre ich auf der Flucht, rannte ich zum Laden an der Ecke, um mir noch mehr Junior Mints, ein Steak und eine Flasche Wein zu kaufen. Dort traf ich eine Mutter aus der Schulkooperative, die in der Nachbarschaft wohnte. Sie stand vor dem Käseregal und machte keinen sehr glücklichen Eindruck.

»Was ist?«, fragte ich.

»Ich soll Käse auf eine Party mitbringen und versuche, Käse aus der Region zu finden. Aber es gibt keinen, und ich habe keine Zeit, noch woanders zu schauen.« Sie sah aus, als würde sie gleich in Tränen ausbrechen.

»Der Cheddar hier ist wenigstens Bio«, riet ich ihr mit sanfter Stimme.

»Ich weiß, aber ich versuche, nur regionale Produkte zu kaufen.«

Das war noch ganz zu Anfang der Bewegung »Think global, buy local«, und ihre Aussage ließ noch manche staunen. Ich sah sie an und dachte mir: »Genau das ist es! Genau das ist aus unserem Leben geworden. Wir versuchen alle, regionale Produkte im Supermarkt zu kaufen, scheitern damit und machen uns deswegen Vorwürfe.« Ich verspürte so etwas wie Mitleid und bekam anschließend ein schlechtes Gewissen. Warum kaufte ich keine regionalen Produkte? Was stimmte nicht mit mir? Sollte ich einen Brief an den Supermarkt schreiben und darum bitten, dass regionale Käseprodukte ins Sortiment aufgenommen würden?

Als ich nach Hause kam, war ich ganz deprimiert, aber dann kletterte Lucy neben mich aufs Sofa und sagte: »Komm schon, Mommy, schau dir mit mir die Seite im Spielzeugkatalog an, bei der mir das Herz hüpft vor Freude.«

Lisa schien nun Männer zu sammeln. Keine Ahnung, wo sie die auftat. Im Internet? Beim Yoga? Unter einem Apfelbaum wie Fallobst? Sie kam ständig mit einem ihrer Kinder im Schlepptau zu mir und redete und redete. Aber ich bekam nicht wirklich etwas über diese Männer heraus. Sie wollte mir nicht verraten, woher sie kamen oder was sie mit ihnen anstellte. Sie bekam so ein böses Funkeln in den Augen, wenn ich danach fragte, und wechselte dann unauffällig das Thema. Stattdessen wollte sie über Folgendes reden: Darüber, was jetzt als Nächstes kam. Wo sie wohnen würde. Wie Steve sie ganz wahnsinnig machte mit seiner Apathie. Sie tat etwas Umwälzendes, wenig Spaßiges: Sie begann sich ein neues Leben aufzubauen. Und sie brauchte Spaß und Männer, um dort anzukommen. Die Männer waren der Sündenfall, den sie brauchte, um sich von ihrem alten Zuhause befreien zu können.

So gesehen war das, was sie mit diesen Männern anstellte (Sie küssen? Sex mit ihnen haben? Mit ihnen ausgehen?), noch das Harmloseste. Bei diesem Thema war mir noch am wohlsten zumute. Mit ihren Männergeschichten konnte ich umgehen, aber über das andere wollte ich lieber nicht nachdenken, nämlich darüber, dass eine Mutter ihren Mann verlässt und damit die Familie zerstört.

Ob die Kinder wohl merkten, was zwischen mir und Bruce vorging? Eines Dezembermorgens wurden wir von heftigem Regengeprassel geweckt. Alle hatten verschlafen. Lucy konnte ihr Buch aus der Leihbücherei nicht finden und weinte bittere Tränen. Es war einer der Tage, an denen Willie in die Vorschule musste. Er saß in einem Sessel und wiederholte: »Ich will nicht in die Vorschule, ich will nicht in die Vorschule.« Natürlich würde er in die Vorschule gehen, ja er würde sogar einen wunderbaren Tag dort verbringen. Trotzdem war es nicht gerade motivierend, ihm zuzuhören.

Bruce schrie beide Kinder an. Ich schrie ihn an, weil er die Kinder anschrie. Und dann schrie ich die Kinder auch noch an. Willie verschwand, und ich fand ihn auf der hinteren Veranda.

Er sah mich an. »Nicht lustig«, lispelte er (bzw. »nicht luftig«).

Ich nahm ihn auf den Arm, und er schlang seine Ärmchen um meinen Nacken. Jedes Mal, wenn mich dieses Kind berührt, verwandle ich mich in einen glücklichen Affen, in ein Säugetier. Ich lief mit ihm in meinen Armen durchs Haus, während Lucy die Ouvertüre von *Seussical: The Musical* sang. Wir drei hielten zusammen, während Bruce allein in den Regen hinausging, um zu arbeiten. Es tat mir nicht leid, ihn gehen zu sehen.

Lisa schien sich für einen Typen entschieden zu haben, für einen gewissen Carl. Trotzdem hatte ich den Eindruck, dass es im Grunde gar nicht um ihn ging. Armer Carl! Er wusste nicht, dass er in Wahrheit eine Zeitbombe war, für die sie sich nur entschieden hatte, um alles auffliegen zu lassen.

Ein Freund, der in New York lebte und wie ich fast vierzig war, rief an, um mir zu sagen, dass er endlich heiraten würde. Nachdem ich ihn über seine Zukünftige ausgefragt hatte, diskutierten wir über die Ehe. Vor ungefähr zehn Jahren, am Tag vor meiner Hochzeit, hatte ich genau diesem Freund erzählt, dass ich »wegen Sex und den guten Gesprächen« heiraten wollte, und ihn um Zustimmung gebeten. Er war in Gelächter ausgebrochen. »Ja, ich glaube, genau darum geht es«, hatte er gesagt.

»Das Ganze ist eine Frage der Werte«, erklärte ich jetzt während unseres Telefonats. »In einer guten Ehe muss man dieselben Werte haben.«

»Dieselben Werte?«, fragte er.

»Ja«, erwiderte ich. »Man sollte ähnliche Vorstellungen von der Kindererziehung, dem Wohnort, dem Umgang mit Geld und davon haben, was richtig und was falsch ist.«

»Was richtig und was ist falsch ist?«, wiederholte er ungläubig.

»Ja, genau.«

Er sprach es zwar nicht aus, aber ich konnte auch so hören, was er dachte: »Meine Güte, das ist ja wirklich die armseligste Beschreibung von Ehe, die ich jemals gehört habe. Was ist denn bloß mit dir passiert?«

Stattdessen sagte er: »Wo bleibt denn da der Spaß?«

Bruce war kurz zu Hause, und wir nahmen unsere Laptops mit in einen Schickimicki-Doughnut-Laden, der erst vor Kurzem aufgemacht hatte. Wir kamen zur Tür herein und sahen Lisa. Sie trug Stiefel mit hohen Absätzen, einen Rock und einen Pulli. Sie wirkte gepflegt, ordentlich und kuschelig weich in ihren Stricksachen. Ich hatte sie schon seit ewigen Zeiten nicht mehr ohne Jogginganzug gesehen, und jetzt wirkte sie wie eine französische Filmschauspielerin.

Sie saß an einem kleinen Tischchen und hatte ihren langgliedrigen, schlanken Körper auf einem winzigen Stuhl verstaut. Ihr gegenüber saß ein Mann, der vollkommen gewöhnlich aussah. Seine Proportionen schienen mehr zu denen von Tisch und Stuhl zu passen als zu Lisa. Er sah aus wie ein Mann, der gerade erst entdeckt hat, dass das Leben deutlich mehr Doughnuts und Sex für ihn bereithielt, als er vorher dachte.

»Hallo, Leute«, grüßte Lisa ungeniert.

»Hallo«, erwiderten wir.

Sie machte eine einladende Geste mit ihrer großen Hand. »Das ist Carl«, stellte sie vor.

Ich weiß, dachte ich. »Schön, dich kennenzulernen«, antwortete ich. »Ich bin Claire, und das ist Bruce.«

Carl sah aus, als wünschte er sich, wir würden verschwinden. Und Bruce sah aus, als wollte er gleich auf ihn losgehen. Ich war deprimiert und zwang mich zu einem Lächeln, das nur dämlich wirken konnte. Die Einzige, die gelassen blieb, war Lisa.

»Welchen Doughnut hast du genommen?«, fragte ich. Auch keine sehr intelligente Frage, schließlich wusste ich, dass Lisa kaum noch etwas aß.

»Wir haben uns einen von den Luftigen hier geteilt, den mit Kokosnuss obendrauf.«

»Köstlich!«, fügte Carl hinzu.

»Oh, ich glaube, ich nehme einen mit Schokolade«, erwiderte ich. »Wir sollten uns lieber an die Arbeit machen. Abgabetermine!«, fügte ich lahm hinzu.

Bruce und ich bezahlten unsere Doughnuts und Espressos und fanden einen Tisch oben auf der Galerie.

»Das ist er!«, zischte ich.

»Echt, meinst du?«, fragte Bruce. »Wie peinlich!«

»Lisa schien es überhaupt nicht peinlich zu finden«, brummte ich. »Was soll ich bloß machen? Steve nichts davon sagen? Das ist einfach unglaublich rücksichtslos.«

»Na ja, ehrlich gesagt konnte sie ja nicht ahnen, dass wir kommen würden.«

»Sie weiß, dass ich manchmal zum Arbeiten herkomme! Das weiß sie genau!«

Aus irgendeinem Grund fühlte ich mich durch den Anblick von Lisa und Carl persönlich angegriffen.

»Wenigstens sind sie nicht im … na ja, Ehebruch-Motel«, meinte Bruce.

»Ein kleiner Trost«, nörgelte ich nicht gerade aufgeheitert und begann zu arbeiten.

Meine Arbeit hatte eine ziemlich merkwürdige Wendung genommen: In meiner Funktion als Kritikerin schien ich ins Jahr 1973 zurückkatapultiert worden zu sein. In einer Rezension von Erica Jongs neuestem Buch schrieb ich ausgiebig über *Angst vorm Fliegen*. Ich schrieb darüber, was ich am Werk von Shel Silverstein aus den 1960er- und 1970er Jahren frauenfeindlich fand. Ich schrieb über Gedichte aus dem Jahr 1973, und ich dachte mir Artikel über die Musik von 1973 aus und verkaufte sie. Und das alles ganz unbewusst. Rätselhafterweise fanden sich immer neue Redakteure, die mich über diese Zeit schreiben ließen. Wer veröffentlicht eigentlich Artikel über 1973? Was für ein merkwürdiger Auftrag! Und doch war es so, als würde ich es magisch anziehen: Ein Redakteur nach dem anderen beauftragte mich mit einer Geschichte über 1973. Oder aber – und das war sicherlich wahrscheinlicher: Ich fand in jeder Story eine Möglichkeit, über 1973 zu schreiben. Und das, ohne zu merken, dass sich meine Eltern 1973 getrennt hatten. Ich merkte gar nicht, was ich da tat. Ich dachte, ich hätte ein neues Thema. Ich dachte, ich interessierte mich für die Siebziger, weil die Kleider damals schöner waren.

Und genau deswegen, habe ich mir sagen lassen, gehen die Leute zum Therapeuten. Denn ohne Psychoanalyse, ohne das Aufreißen alter Wunden, laufen wir immer nur im Kreis, ohne zu merken, wie zwanghaft wir uns verhalten. Wir können bestimmte Dinge einfach nicht auf sich beruhen lassen. Ich suchte keinen Therapeuten auf. Stattdessen schrieb ich kleine Essays über meine Wunde, vertrat eine Meinung in Bezug auf meine Wunde, diskutierte die ästhetischen Vorzüge meiner Wunde.

Es war ein sonniger Septembernachmittag. Ich düngte gerade den Garten, als Steve auftauchte. »Meine Frau macht mit einem Typen namens Carl herum.«

Ich ging in die Hocke und klopfte mir die braune Erde von den Gartenhandschuhen. »Puh. Ich weiß. Ich fürchte, ich hätte es dir sagen müssen.«

»Das ist schon in Ordnung«, sagte er großzügig, so als säßen wir im Restaurant und er böte an zu bezahlen. »Ich glaube, ich weiß jetzt alles, aber sicher bin ich mir nicht.«

»Ich auch nicht. Mehr weiß ich wirklich auch nicht.« Lisa rief mich beinahe jeden Tag an und redete ohne Punkt und Komma. Aber die Informationen, die ich diesen Gesprächen entnahm, ließen sich mit den Worten zusammenfassen, die Steve soeben gesagt hatte: Lisa machte mit einem Typen namens Carl herum.

Ich jätete ein paar Butterblumen, doch ihre Wurzeln wollten sich einfach nicht vom Boden lösen.

»Kommst du klar?«, fragte ich.

Steve zeigte sein typisches Grinsen, das schon immer gezwungen gewirkt hatte, jetzt aber fast diabolische Züge trug. »Am liebsten würde ich ihn umbringen. Im Ernst! Ich würde den Kerl wirklich gern so richtig fertigmachen.« Er dehnte die Worte, so als ließe er sie sich regelrecht auf der Zunge zergehen.

»Und was ist mit ihr?«, fragte ich.

»Wie meinst du das?«

»Möchtest du sie auch fertigmachen? Oder willst du dich trennen?«

»Was soll ich machen? Sie ist die Mutter meiner Kinder.« Das klang wie auswendig gelernt, aber ich war so nett, nichts dergleichen zu sagen.

Lisa hörte auf, mich anzurufen. Die Ereignisse überschlugen sich, sodass ihr keine Zeit blieb, mich auf dem Laufenden zu halten. Ihr Yogalehrer besaß eine leer stehende Souterrainwohnung in seinem Haus. Lisa packte ihre Koffer und zog dort ein. Tagsüber wollte sie nach Hause fahren, um sich um die Kinder zu kümmern. Es sei ja nur vorübergehend.

Ich saß in meinem Büro und schrieb an meinen Millionen Geschichten über das Jahr 1973, das Jahr, in dem alles den Bach runterging. Lisa war abgehauen. Sie war davongelaufen, um ihrem Herzen zu folgen beziehungsweise um zu sich selbst zu finden, genau wie meine Mutter, wie alle Mütter in jenem schicksalhaften Jahr.

Was machte sie gerade? Hatte sie eine Matratze auf dem Boden liegen? Das erschien mir die einzig passende Schlafgelegenheit, wenn man von zu Hause abgehauen ist. Blieb sie lange auf, um mit ihrem Yogalehrer Tee oder Wein zu trinken, zu lachen und zu reden? Machte sie mit diesem Carl herum? Tat sie, was ihr Spaß machte, was sie wollte?

War Yoga ein Auslöser für ihre Entscheidung zu gehen? Oder hatte Yoga ihr nur einen neuen Körper geschenkt? Mehr Selbstbewusstsein? Oder einfach nur einen neuen Freundeskreis? War Yoga ein neues Ziel, ein Ziel, nach dem sie verzweifelt gesucht hatte? Man kann nicht ewig vor sich davonlaufen, irgendwann muss man auch irgendwo ankommen.

Während ich meine letzte Geschichte über das Jahr 1973 überarbeitete, trank ich Whiskey und weinte ein wenig. Was ich in meinem tiefsten Innern spürte, war Folgendes: Eifersucht. Nicht nur Lisa, sondern auch meiner Mutter, ja allen Müttern gegenüber, die sich von ihren üblichen Verpflichtungen befreit hatten. Nicht dass ich meine Kinder verlassen wollte, so etwas würde ich niemals tun. Aber ich hatte das Gutsein satt. Meine Zeit als böses Mädchen lag schon so lange zurück, dass sie fast schon ins Reich der Märchen zu gehören schien. Es war, als wäre sie von einem vollkommen anderen Menschen gelebt worden.

18.
Stellung des Kindes zum Fünften

1983

In die Pubertät fiel ich wie in ein tiefes Loch. Manchmal machte das Fallen Spaß, dann war es schwindelerregend, glamourös, aufregend, schnell. Manchmal war es auch einfach nur beängstigend. Das Leben war nervenaufreibend. Ich sträubte mich gegen die Vorgaben von Schule, Elternhaus und Altersgenossen. Doch als mein Bruder auszog, um aufs College zu gehen, wurden wir an den Abenden fast schon ein trautes Dreigestirn. Plötzlich fand ich mich in einer wichtigeren, ja erwachseneren Rolle wieder. Meine Mom, Larry und ich aßen vor dem Fernseher zu Abend und plauderten über nichts von Bedeutung. Und wenn ich das so sage, dann meine ich das auch so: Unsere Gespräche waren voller Leerstellen, zensiert wie ein Brief zu Kriegszeiten. Zu den Tabuthemen gehörten: mein Vater, meine Noten, mein Drogenkonsum und mein Liebesleben.

Keine Ahnung, warum wir nicht über diese Dinge redeten. Vielleicht war es uns zur Gewohnheit geworden, so zu tun, als wäre alles in Ordnung.

An jenem bewussten Frühlingsabend sahen wir mit halbem Auge fern und plauderten über John, den letzten meiner zahlreichen Freunde (die Larry nur »die Wiesel« nannte). Plötzlich fragte meine Mutter ungewöhnlich neugierig: »Wie viele Jungs hast du schon geküsst?« Und zwar mit der Betonung auf »hast«, und ich glaube, das ließ mich ausrasten. Ich bekam eine Hitzewallung und verspürte einen plötzlichen Drang, mich zu bewegen. Ich erhob mich mit glühenden Wangen von meinem Stuhl, ging in den Flur und dachte aus irgendeinem Grund: Hier bin ich richtig. In der Regel waren unsere Gespräche von munterer Höflichkeit gekennzeichnet, wir waren einfach zu nett, um uns zu streiten. Es gab da so eine undurchdringliche Mauer an Coolness, die kein so heftiges Gefühl zuließ, wie ich es gerade spürte, nämlich schiere Wut.

Ich stand in der Tür zum Flur, drehte mich um und sagte zum blond glänzenden Hinterkopf meiner Mutter: »Das geht dich gar nichts an.« Dann brachen sich die Worte so schnell und unaufhaltsam Bahn wie junge Soldaten, die in einen sicheren Heldentod rennen: »Das ist ja so, als würde ich dich fragen, wie viele Männern du schon gefickt hast.«

Es wurde heiß und hell im Zimmer. Die Lampe sprühte Funken. In meinen Ohren tobte ein blutiger Ozean. Ein Schweigen entstand, und ein merkwürdiges Gefühl ergriff von mir Besitz. Es war genauso fremd und real wie die ihm vorangegangene Wut. Dieses Gefühl war Glück. Ich war glücklich.

Der Hinterkopf eines Menschen kann erstaunlich mitteilsam sein, aber der meiner Mutter war so stumm wie der einer Statue. Irgendetwas an dieser Erstarrung war lächerlich. Langsam drehte sie den Kopf, um mich anzusehen, und in ihren blauen Augen standen Tränen. Aus irgendeinem Grund fand ich auch das lächerlich. Ich unterdrückte ein Kichern. Larry, der mich in meinem ganzen Leben noch nicht ein einziges Mal ermahnt hatte, stieß bellend die vielleicht einzige Plattitüde in seiner Karriere als Stiefvater hervor: »Entschuldige dich auf der Stelle bei deiner Mutter.« Er wirkte dabei nur komisch. Die Rolle des strengen Vaters passte nur schlecht zu seinem bärtigen, langhaarigen, vernünftigen, entspannten Wesen. Dass er ausgestreckt auf dem Sofa lag, machte die Sache auch nicht gerade besser.

Also entschuldigte ich mich bei meiner Mutter, konnte mir aber ein Grinsen kaum verkneifen. Wenn ihre Betonung bei mir ausgereicht hatte, um mich durchdrehen zu lassen, brachte sie mein Grinsen zur Weißglut. Wir kannten unsere jeweilige Körpersprache sehr genau, sodass wir auch wortlos kommunizieren konnten. »Geh auf dein Zimmer. Ich möchte dich nicht mehr sehen«, befahl meine Mom. Ich öffnete den Mund, wusste aber nicht, was ich antworten sollte, und hob perplex die Brauen. Achselzuckend drehte ich mich um und ging.

Es war ein höchst ungewöhnlicher Abend. Larrys Wut war etwas völlig Neues, genauso mein dreckiges Grinsen. Normalerweise war ich zu Hause brav und folgsam und sparte mir meine rebellische Ader für andere auf. Meine Freunde und ich mochten die Magic Mushrooms, die im schattigen Park neben unserer Schule wuchsen, und so wie sie wuchsen auch meine Traurigkeit und Rebellion: fernab des Lichts, schwer erkennbar, aber zäh. Wenn ich nicht zu Hause war, nahm ich Drogen, trank zu viel und ließ mich von Jungs anfassen. Ich fuhr bei Fremden im Auto mit und kaufte mir Acid in einer Absteige in der First Avenue. Ich schrie förmlich nach Ärger, hatte aber ein anderes Wort dafür, nämlich Spaß. Doch zu Hause machte ich keinen Ärger. Ich scharwenzelte um meine Mutter herum, umsäuselte und beruhigte sie. Hauptsache, sie war nicht wütend auf mich. Und wenn ich sie aus Versehen doch einmal wütend machte, reagierte ich äußerst bestürzt darauf: Noch nie zuvor hatte ich ihre Wut lustig gefunden.

Oben auf meinem Zimmer ließ ich mich in meinen alten grünen Brokatsessel fallen. Er stand genau neben dem Flügelfenster, von dem aus ich auf die großen Pinien schauen konnte. Normalerweise konnte ich Schweigen oder Untätigkeit nicht ertragen. Wenn ich allein auf meinem Zimmer war, las ich, hörte Platten oder schrieb Tagebuch. Doch an jenem Abend wollte ich einfach bloß dasitzen und dieses unverdiente Glück genießen. Die Enden der Zweige streiften verschwörerisch mein Fenster. Ich dachte über die merkwürdig impertinente Frage meiner Mutter nach. Sie pflegte mir eigentlich keine Fragen mehr über meine Freunde zu stellen, seit ich ihr mit fünfzehn gesagt hatte, dass ich Sex habe. Ich hatte sie irrtümlicherweise mit ihren eigenen Werten konfrontiert: Sie war ein Freigeist, sie war offen und hilfsbereit, eine Frau von Welt, die sich nicht um gesellschaftliche Konventionen scherte. Oder vielleicht doch? Als ich ihr die Neuigkeit verkündete, sah sie mich mit so einem schmerzlichen Ausdruck in den Augen an, als wäre ich ihr auf den Fuß getreten. »Verhütest du?«, fragte sie, wobei sie sich jedes Wort mühsam abringen musste. »Ja«, erklärte ich eifrig. Sie floh aus dem Zimmer und sah aus, als müsste sie sich gleich übergeben. Ich schnitt das Thema nie wieder an.

Es dämmerte, und die Nachbardächer verloren ihre Identität. Im Halbdunkel hätten sie irgendwelche Hausdächer sein können. Ich stellte mir plötzlich vor, über sie hinwegzufliegen, wie eine von den regenbogengesichtigen Frauen bei Chagall. Es war mehr als nur eine Vorstellung, es war das alles durchdringende Gefühl einer realen Möglichkeit. Der Himmel färbte sich lavendelfarben, dann wurde es dunkel. Mit dem Licht legte sich auch meine merkwürdige Ekstase. Ich spürte, wie mich etwas nach unten zog, so als hielte meine Mutter das Ende einer Schnur in der Hand, die zu meinem Nabel führte. Sie zog und zog. Also erhob ich mich aus meinem Sessel und ging resigniert nach unten, schlich zum Hinterkopf meiner Mutter. An genau derselben Stelle hatte ich bereits vor zehn Jahren gestanden, als mein Vater und sie sich gerade getrennt hatten. Wir sahen damals Helen Reddy im Fernsehen singen *You and Me Against the World*, und ich schlang meine Ärmchen um Moms Nacken und sagte: »Dieses Lied handelt von uns beiden, Mom.« Sogar damals schmeichelte ich ihr. Ich war schließlich nicht dumm: Mein Schicksal war untrennbar mit dem ihren verbunden, und ich spürte, dass es besser war, es mir nicht mit ihr zu verscherzen. Ich vermisste meinen Vater mit einem namenlosen, dumpfen Schmerz. Ich wusste, dass ich ihn nicht erwähnen durfte. Meine Aufgabe – das wusste ich, ohne darüber nachdenken zu müssen – bestand darin, glücklich zu sein. Mit ihr. Mit ihrem Entschluss, in diesem Haus mit diesem Mann zu leben. Also war ich eindeutig glücklich.

Jetzt schlang ich erneut meine Arme um ihren Nacken und flüsterte: »Es tut mir leid.« Sie sah mich anklagend an. »Wirklich?« Es tat mir leid. Es tat mir leid, dass ich mich bei ihr entschuldigen musste. »Ja«, schmeichelte ich, »es tut mir leid. Ich weiß auch nicht warum, es ist mir einfach so rausgerutscht.« Ich war verschlagen genug, ihr die Schuld zuzuschieben. »Ich hatte wirklich das Gefühl, dass du meine Privatsphäre verletzt. Aber ich weiß, dass ich nicht so hätte reagieren dürfen.«

»Na gut«, seufzte sie und starrte auf ihren Schoß wie die Pietà, die wir gerade in Kunstgeschichte durchgenommen hatten. Nur dass darin nicht der sterbende Jesus, sondern nur ihre gefalteten Hände lagen. »Rede nie mehr in diesem Ton mit mir!« Sie sah mich nicht an. Anscheinend hatte sie nicht vor, das Thema zu vertiefen. Plötzlich begriff ich, dass ich wirklich wissen wollte, wie viele Männer sie gefickt hatte. Tja. Da sie mich auch weiterhin nicht ansah, setzte ich mich wieder in den Fernsehsessel.

Wir setzten unser Abendprogramm fort. Alles war wieder so wie immer: Mom war gelassen, Larry gutmütig. Doch in mir glomm eine heiße, weißglühende Wut, so als hätte ich zu lange in die Sonne gestarrt und würde nun weiße Halbmonde vor meinen Augen tanzen sehen.

19.
Fuß hinter dem Kopf

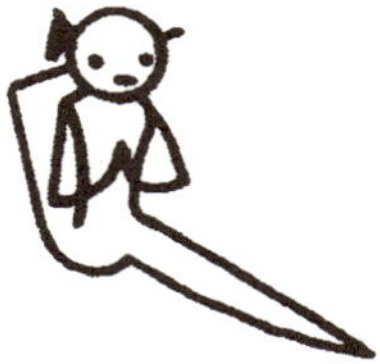

Ich machte *Chaturanga*. Kühles graues Licht fiel durch die hohen Fenster des Studios. Ich ging drei, vier, ja fünf Mal die Woche zum Yoga und floh vor meiner Familie. Auch Bruce hatte Frans Kurse kurz ausprobiert, sich aber schnell gelangweilt. Mich störte das nicht. Yoga war etwas, das ich ganz für mich allein haben wollte. Ich ging nicht mal gern mit einer Freundin hin.

Es wurde dunkel, und auf dem Boden des Studios erzeugte die Deckenbeleuchtung gelbe Lichtpfützen. Wir sahen alle aus wie in Trance, so konzentriert waren wir. Wir versuchten, unseren Kopf ganz leer zu machen, unsere Vergangenheit und unsere Zukunft zu vergessen. Zumindest ich. Ich begriff nicht, dass es noch eine andere Methode gab, nämlich die, einfach loszulassen. Und dass das Bedürfnis, die Vergangenheit und die Zukunft zu vergessen, nicht dasselbe war, wie einfach im Moment zu bleiben. Selbst in meinem Wunsch nach Vergessen und Verdrängung versuchte ich noch Dinge zu kontrollieren, die ich nicht kontrollieren konnte.

Mein Geist suchte nach etwas, woran er sich festhalten konnte. Meine Gedanken rasten hin und her. An diesem Tag hatte ich vergessen, das Kind einer Freundin von der Schule abzuholen, und der Lehrer hatte mich wütend angerufen. Dann dachte ich wieder an die Zukunft: Würde ich es diesmal schaffen, ganz in *Chaturanga* zu gehen? Sollte ich in den Liegestütz springen oder lieber sanft in die Stellung gehen? Was, wenn sie wollte, dass wir anschließend den Skorpion machten?

Ich wollte, dass alle diese Gedanken verschwanden. Ich bewegte mich fest und entschlossen.

»Die Kiefermuskeln entspannen«, erinnerte uns Mindy.

Kurz darauf: »Die Stirn glätten.«

Und danach: »Die Schultern locker lassen.«

Am Ende von *Vinyasa* bat sie uns, eine sitzende Haltung einzunehmen.

»Dieser Kurs könnte ein paar Lockerungsübungen für die Hüften gebrauchen«, erklärte sie. »Ich sehe viele Verspannungen.«

Wir machten ein paar Hippie-Übungen: Taube, Krokodil-Drehung, Hocke, Frosch. Dann nahmen wir den Fuß hinter den Kopf, was wirklich die lächerlichste, klischeebehaftetste Yogahaltung überhaupt ist. An und für sich macht sie Spaß. Wen fasziniert nicht die Vorstellung, den Fuß hinter den Kopf nehmen zu können?

Erst wiegten wir unser rechtes Bein in unseren Armen. Wir schaukelten vor und zurück und genossen das angenehm ungewohnte Gefühl, den Bizeps zu spüren. Der Bizeps wird im Yoga nämlich eher selten gefordert. Dann brachten wir unsere rechte Ferse nach oben, bis wir unseren Kopf vorbeugen und die Ferse hinter den Kopf bringen konnten.

So etwas hatten wir uns eigentlich nicht vorgestellt, als wir an diesem Abend zum *Vinyasa*-Yoga gekommen waren. Wir sahen uns kichernd um. Wir gaben ein sehr komisches Bild ab.

Unsere Lehrerin lächelte, fiel aber nicht aus der Rolle, falls es denn eine war. »Ins Gefühl hineinatmen«, sagte sie, und wir atmeten ein und wieder aus. Das hatten wir ganz vergessen. Es stimmte: Wenn wir atmeten, spürten wir mehr. Wenn man sich im wahrsten Sinne des Wortes verknotet, kann man gar nicht anders, als in das Gefühl hineinatmen. Innehalten, einatmen und feststellen, was man wirklich spürt.

Nach einer Weile war die Übung nicht mehr komisch, wir fanden, es wäre an der Zeit, sie zu beenden. Unsere Lehrerin sprach mit einer hypnotisierenden Stimme.

»Es könnte sein, dass es jetzt unangenehm wird. Wenn ihr aufhören müsst, hört auf. Aber versucht, möglichst in der Haltung zu bleiben. Was heißt unangenehm? Wie fühlt sich das an? Ist es wirklich Schmerz oder nur eine ungewohnte Situation? Damit kann man sich beschäftigen. Die Schultern entspannen.«

Eine unbequeme Sitzhaltung hatte mir bisher noch gefehlt. Schweigen. Ich hatte mich jetzt ganz darin vertieft – eine beängstigende Erfahrung. Es war unglaublich unbequem, und ich konnte nichts dagegen ausrichten. Ich konnte mich nicht schneller bewegen und mich auf die nächste Übung konzentrieren. Es gab keine Aufgabe, die man erfüllen, keine Uhr, die man im Auge behalten, kein Kind, das man wiegen, kein Abendessen, das man kochen, keine Mutter, die man anrufen, keinen Mann, den man aufheitern, keine Freundin, die man trösten, keinen Vater, dem man zuhören, keine Schule, die man putzen, kein Auto, das man volltanken, keinen Termin, den man halten und keinen Redakteur, den man zufriedenstellen musste. Es gab nichts, was ich tun konnte, um dieses Problem zu lösen. Ich konnte mich nur in es hineinbegeben. Es blieb unbequem.

Jahrelang war Yoga der einzige Ort gewesen, an dem ich auf meine Gefühle geachtet hatte. Ich begab mich in Haltungen hinein, und in dem Moment fühlte ich sie. Wenn ich die Taube machte, konnte ich meine rechte Hüfte spüren und spüren, wie sie mir eine Botschaft zukommen ließ: die Kinder in Zukunft auch mal auf der rechten Hüfte tragen. Die Haltungen vermittelten mir echte Informationen. Meine Gedanken klammerten sich an »Ich müsste«, »Ich sollte«, aber die Haltungen geboten ihnen Einhalt, zwangen sie, in diesem Moment zu bleiben. Nicht immer, aber oft genug.

Bis ich mit *Vinyasa*-Yoga begann. Weil die coolen Mädels dorthin gingen. Weil man dort chantete. Weil ich das Gefühl hatte, beim Yoga stets Fortschritte machen, vorwärtskommen, mich verbessern zu müssen. Indem ich mich *Vinyasa*-Yoga verschrieb, gab ich all das auf, wovon ich beim Yoga eigentlich profitierte: das Innehalten und die Konzentration auf das, was man tatsächlich empfindet. Fran hatte versucht, mir diese Dinge beizubringen, aber in meinem Ehrgeiz, mein Yoga zu »verbessern«, hatte ich Fran hinter mir gelassen.

Ich versuchte zu atmen. Ich spürte, wie meine rechte Hüfte ausstrahlte. Ich spürte noch etwas und erkannte es wieder, so wie ein Schiff am Horizont: Erleichterung. Endlich spürte ich mein eigenes Unwohlsein, meine Unfähigkeit, mich im Alltag zu entspannen. Unbehagen, Angst, Sorgen – sie alle lagen schon lange in mir auf der Lauer, und ich hatte sie gemieden, war vor ihnen geflohen, hatte mich so schnell bewegt, dass sie sich gar nicht bemerkbar machen konnten.

Ich saß da, den Fuß hinter dem Kopf, und kam mir vor wie ein Idiot. Wer nimmt schon den Fuß hinter den Kopf?

Ich saß da und begriff, dass ich sehr, sehr unglücklich war. Wir waren unglücklich, Bruce und ich. Ehrlich gesagt litt Bruce an schweren Depressionen, und auch unser Zuhause, das zwar kreativ, bezaubernd und oft lustig war, blieb von seiner düsteren Stimmung nicht unberührt. Dem hatte ich mich bisher einfach nicht stellen wollen. Und wenn ich mich dem stellte, was dann? Ich wusste, wie man fröhlich ist, aus allem das Beste macht und der Realität den Rücken zukehrt. (Und Bruce hatte mich dabei kräftig unterstützt.) Aber ich wusste nicht, wie man mit dem größten, traurigsten Ehemann der Welt umgeht. Ich war überhaupt nicht drauf vorbereitet. Ich wollte nicht, dass irgendjemand davon Wind bekam. Ich wollte selbst nichts davon mitbekommen.

»Fuß entspannen.«

Ich entspannte den Fuß, schüttelte mein Bein aus und massierte es ein wenig. Nun war die andere Seite dran. Welche unangenehmen Neuigkeiten mich dort erwarteten?

Ich hatte den Kindern ihre Gutenachtgeschichte vorgelesen. Nun saß ich mit meinem Buch im Wohnzimmer, während Bruce sich einen Film ansah. Draußen brannte das Verandalicht und beleuchtete den Vorgarten. Im gelben Lampenlicht begannen dicke Schneeflocken zu fallen. Schnee besaß in unserer Stadt denselben Seltenheitswert wie Smaragde. Seattle war eine Stadt, die der Regen fest im Griff hatte. Regen behinderte den Verkehr und schlug sich aufs Gemüt. Schnee war ein Segen, ein fließender, alles bedeckender Mantel. Schnee war großzügig.

Und jetzt verrate ich mein Geheimnis: Ich erzählte den Kindern nichts davon. Ich ging nach oben, löschte ihre Lampen und liebkoste eines nach dem anderen im Halbschlaf. All das, ohne ihnen zu sagen, dass es draußen schneite.

Hätte ich ihnen vom Schnee erzählt, wäre Willie in seinem gestreiften Schlafanzug die Treppe hinuntergerannt. Und Lucy wäre ihm auf ihre unverwechselbare Art zu rennen gefolgt, bei der sie im Laufen den Rumpf zur Seite neigte. Beide wären in ihren Schlafanzügen hinausgerannt und hätten die Nacht in ihrem neuen weißen Kleid betrachtet. Willie hätte glücklich geblinzelt, und Lucy hätte gestrahlt. Bruce hätte mit erhobener Stimme geredet und nach Handschuhen gesucht. Die Idylle hätte aber ihr Haltbarkeitsdatum schnell überschritten. Bruce hätte den Kindern befohlen, wieder hineinzugehen, obwohl sie noch nicht dazu bereit waren, woraufhin ich mir Sorgen gemacht hätte, er zerstöre ihnen diesen besonderen Moment, und auf jeden Fall wäre uns allen sehr kalt geworden. Am Ende hätten sich die Kinder mit feuchtem Haar und kalt glänzenden Wangen unter ihre Decken gekuschelt.

Aber nichts von alldem geschah, weil ich ihnen nichts von dem Schnee erzählte. Ich wollte mich nicht mit ihrer Freude auseinandersetzen.

Stattdessen blieb ich in meinem Sessel sitzen und hatte klar vor Augen, wie unglücklich ich war. Ich war mit einem Depressiven verheiratet. Ich hegte einen unterdrückten, blühenden Hass auf meine Eltern, mir widerstrebten ihre ewigen Einmischungen in mein Familienleben, genauso, wie ich mich über mein anhaltendes Bedürfnis ärgerte, es ihnen recht zu machen. Ich fühlte mich meinem Bruder entfremdet. Ich stand in einem ständigen Wettbewerb mit meinen Freundinnen und beobachtete sie genau, um dadurch auf meine Fehler zu schließen. Ich verbrachte meine Tage damit, Kritiken zu schreiben.

Auch am nächsten Tag würde ich wieder aufstehen und tun, was von mir erwartet wurde, mit etwas wie einem Lächeln auf den Lippen. Mit einem fröhlichen Lächeln. Mahlzeiten würden meinen Tag gliedern, sie würden kommen und gehen. Ich würde sie kochen und servieren wie eine Ehefrau von anno dazumal, und dabei die Teller auf den Tisch knallen.

Aber ich benahm mich nicht wie eine x-beliebige Ehefrau von anno dazumal: Ich hatte es tatsächlich geschafft, das Leben meiner Mutter, bevor sie meinen Vater verließ, anzunehmen. Als Trotzreaktion auf meine Hippie-Mutter war ich zu einer braven Fünfzigerjahrehausfrau geworden. Ich war besessen von dem, was wir aßen. Ich wurde nervös, wenn die Schlafenszeiten nicht eingehalten wurden. Ich tat, was ich konnte, damit mein Mann nicht von seiner Arbeit abgelenkt wurde. Ich hatte einen netten Teilzeitjob, bei dem ich von zu Hause aus arbeiten konnte. Ich rezensierte Bücher! Genauso gut hätte ich Heimarbeit übernehmen können.

Ich war in meinen Ansprüchen gefangen wie in einem Schneesturm. Ich hatte Angst, meine Familie könnte auseinanderbrechen, wenn ich innehielt und sagte: »Hier stimmt etwas nicht!« Letztendlich tun Familien das doch immer. Und ich würde es noch nicht einmal schaffen, dabei alles so durcheinanderzuwirbeln wie meine Mutter und Lisa. Ich wollte das nicht. Ich wollte verheiratet, zu Hause und Mutter bleiben – um jeden Preis. Niemals würde ich meinen Kindern antun, was meine Eltern mir angetan hatten.

Meine Eltern hatten Fehler gemacht. Sie hatten unsere Familie zerstört und so getan, als hätte diese Zerstörung niemals stattgefunden. Genau so ein Verhalten treibt Kinder in den Wahnsinn. Kinder hassen es, wenn ihre feste Ordnung gestört wird, und sie hassen es auch, wenn man sie anlügt. Ich reagierte als Kind darauf, indem ich mich anpasste und mich fröhlich gab. Je älter ich wurde, desto mehr Wutanfälle bekam ich wegen dem, was vorgefallen war. Ich verspürte eine Art unvorhersehbarer Wut, die hin und wieder aus mir herausbrach und dann wieder verebbte.

Aber jetzt … jetzt taten mir meine Eltern gar nichts mehr. Ich tat mir das alles ganz allein an. Meine Eltern hatten vor langer Zeit Entscheidungen gefällt, die mir zwar eine unkonventionelle, aber doch in vielerlei Hinsicht glückliche Kindheit beschert hatten. Meine Sturheit und mein Kontrollwahn dagegen sorgten für das genaue Gegenteil. Ich schuf ein völlig konventionelles Umfeld. Schuf auch ich damit Unzufriedenheit?

Ich hatte eine bestimmte Vorstellung davon, wie die Dinge zu sein haben: Eine vierköpfige Familie. Zwei wohlgeratene Kinder. Glück, und ja, Fröhlichkeit, von morgens bis abends. Keiner läuft davon. Keiner weint. Keine bärtigen Männer tauchen auf. Väter ziehen nicht auf Hausboote. Alle halten zusammen und befolgen die Regeln. Sogar Yoga war von mir auf eine Reihe von Regeln reduziert worden. Diese Regeln, die Vorstellung, dass die Dinge so und nicht anders zu sein haben, raubten uns jede Lebensfreude. Meine Vorstellung davon, wie die Dinge zu sein hatten, zerstörte unsere Familie. Ich hatte solche Angst, die Kinder könnten nicht genug Schlaf bekommen, dass ich es nicht fertigbrachte, sie zu wecken, damit sie den Schnee bestaunen konnten.

20.
Krähe, wieder einmal

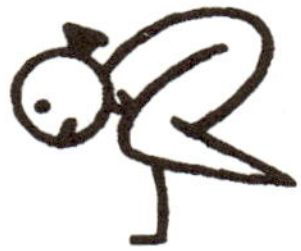

Bruce wurde auf eine Konferenz zum Thema Umweltjournalismus in Austin eingeladen. Er war für einen Preis nominiert worden, und es hieß, dass es sich gut machen würde, wenn er sich blicken ließe – eine nette Umschreibung dafür, dass er gewonnen hatte. Ich begleitete ihn, ganz für Urlaub und Austin eingenommen.

Wir liefen vom klimatisierten Flughafen zum klimatisierten Shuttlebus, der uns zu einem klimatisierten Hotel brachte. Sobald wir hinaus ins Freie traten, drückte uns die Hitze zu Boden wie eine verschwitzte Hand. Wir stolperten mehrere Blocks entlang, ganz überwältigt von unseren Eindrücken. Unser Kopf war dabei vollkommen leer, und es fühlte sich toll an.

Es war ein perfekter Tag: Es gab Grillfleisch, eine tolle Rede und schließlich die Preisverleihung an Bruce für einen undankbaren Artikel über das Gesetz zur Luftreinhaltung. Bruce stand in seinem zerknitterten Blazer am Rednerpult und beugte sich über das Mikrofon. Er hielt eine Dankesrede, die genauso schmuckvoll war wie der seltsame Kronleuchter.

Als er zum Schluss kam, sah er unter seinen dichten Brauen hervor und sagte: »Ich habe in den letzten Jahren mit drei großartigen Redakteuren zusammengearbeitet.« Er nannte zwei seiner Redakteure, beides berühmte, brillante Männer. »Und mit meiner Frau, der besten Redakteurin, die man sich nur wünschen kann. Dass ich immer bessere Artikel schreibe, habe ich ausschließlich ihr zu verdanken.«

Es war nur ein winziger Moment im Rampenlicht. Aber ich ertappte mich dabei, dass ich weinte. Nicht weil ich es so toll fand, als großartige Redakteurin bezeichnet zu werden. Ich kann mir wirklich schönere Komplimente vorstellen. Das war nichts Romantisches, worum ich ihn manchmal gebeten hatte. Noch gewährte er ewige Sicherheit, nach der ich mich so sehnte. Stattdessen war es ein Moment der Anerkennung für jene Realität, die wir gemeinsam geschaffen hatten, und das trotz meiner Sorgen und seiner Depressionen. Heimlich, still und leise führten wir eine Ehe, in der wir uns gegenseitig unterstützten. Unsere Ehe war vielleicht nicht ganz so, wie ich sie mir wünschte, aber das hieß nicht, dass sie nichts wert war. Wir hatten gemeinsam etwas geschaffen, und zwar ohne es überhaupt zu bemerken.

Man kann nicht sehen, wie Brotteig aufgeht, aber er geht auf. Sehen kann man das nur im Zeitraffer. Würde man Aufnahmen von einer Ehe im Zeitraffer machen, was würde man dann sehen? Wie beide Partner immer weniger werden? Wie ein Partner den anderen langsam erdrückt? Einen Streit nach dem anderen, gepaart mit bedeutungslosen Kopulationen? Oder aber etwas Großes, das langsam aufgeht?

Nach der Preisverleihung blieben wir im Foyer stehen und plauderten gerade mit anderen Umweltjournalisten – viele Bärte, viel Jeans –, als ein Mann mit knallblauen Augen neben Bruce auftauchte.

»Du hast mir meinen Preis vor der Nase weggeschnappt«, rief er. Irgendwie sahen sein Bart und seine Jeans besser und lustiger aus als die der anderen. »Ich bin der Zweitplatzierte. Wie wär's, wenn du mir wenigstens ein Bier ausgibst?«

Bruce lachte, und der Mann, der, wie sich herausstellte, Dan hieß, nahm uns mit an eine Bar, wo bereits mehrere andere Bärtige in Jeans standen. (Und das waren nur die Frauen!) In den nächsten Tagen wich Dan nicht mehr von unserer Seite. Er war nicht lästig, sondern wusste nur, wie man Freundschaften knüpft. So wie er das machte, wirkte das ganz einfach. So sagte er doch tatsächlich: »Ich würde mich gern mit euch anfreunden, Leute.« Und so kam es auch. Derart griesgrämige Intellektuellen wie Bruce und ich fanden das revolutionär.

Dan war mit seiner Freundin Wendy gekommen, die ein Umweltjournalismus-Stipendium in Boulder vergab. Hier wimmelte es nur so von Leuten aus Boulder, die ausnahmslos gern Bier tranken. Und selbst wenn sie kein Bier tranken, wiederholten sie sich ständig: »Komm!«, luden sie Bruce ein. »Wir geben dir ein Stipendium. Du bekommst Geld und musst bloß ein paar Kurse belegen, egal welche. Kurse, die einen noch besseren Umweltjournalisten aus dir machen.« Wie Bruce darauf kam, einen Anfängerkurs in Hockey zu belegen, ist wieder eine ganz andere Geschichte.

Am Flughafen schwiegen wir. Es war Zeit fürs Mittagessen, und wir waren hoffnungslos verkatert. Meine Augen waren ganz trocken. Das texanische Licht schien viel zu grell durch die großen Flughafenfenster und warf harte Schatten. Wir aßen Sandwiches mit Grillfleisch und tranken unser letztes texanisches Bier. Ich kaufte einen Stapel Zeitschriften, und wir bestiegen schweigend das Flugzeug. Ich las *People,* was normale Menschen im Flugzeug nun mal so lesen, während Bruce an seinem Buch arbeitete. Nach einer Weile ließ ich mich in meinen Sitz zurückfallen und sah zu, wie er wie wild auf seine Tastatur einhackte.

»Ich dachte gerade …«, sagte ich und verstummte. In einer anderen Geschichte hätte der Satz auf »… wir sollten noch ein Kind bekommen« geendet. Aber dieser Satz endete anders.

Tatsächlich war es Bruce, der den Satz beendete: »... dass ich mich für das Boulder-Stipendium bewerben sollte?« Bruce bewarb sich für das Stipendium, und wir warteten.

Wir waren eigentlich der Ansicht, dass Leute dort bleiben sollen, wo sie herkommen. Unsere Freunde dachten genauso. Wir waren wahnsinnig stolz auf unsere Heimatstadt. Während sie sich zunehmend mit Zugereisten füllte, fühlten wir uns ihnen moralisch überlegen. Wir beobachteten sie sozusagen vom Spielfeldrand aus und überlegten, wie wir unsere Festung am besten halten konnten: Wir waren schließlich zuerst da! Diese Technikfreaks im Café mit ihren Ducatis, diese wohlhabenden neuen Familien, die alle Plätze im Sommerferienlager belegten, waren unsere Feinde und mussten ferngehalten werden.

Aber so funktioniert das Leben nun mal nicht. Wir waren dabei, das Spiel zu verlieren. Seattle wurde immer teurer und wir gaben sehr viel Geld dafür aus, in einer Stadt zu wohnen, die uns nicht mal mit Arbeit versorgte. Warum blieben wir noch mal?

Die Vorstellung, nach Boulder zu gehen, hatte etwas Befreiendes. Wir konnten wegziehen, hatten bloß vorher nie daran gedacht.

Wegziehen. Ich dachte an die Mütter, die ich kannte, die weggezogen waren und die ich deswegen verurteilt hatte. Ich dachte an Lisa, die mit ihrem Kombi voller Klamotten, Toilettenartikel und einer Yogamatte quer durch die Stadt fuhr. Ich dachte an meine Mutter, die mit der Fähre nach Bainbridge Island fuhr, über die Stolperschwelle vom Steg aufs Boot. Die ihr Haus in Laurelhurst, ihre Hausfrauenexistenz und ihren gut aussehenden Mann für eine Strandhütte und einen Freund Anfang zwanzig verlassen hatte. Auch ihr Auto war voller Kinder, meinem Bruder und mir. Waren wir eine Art Anker oder Teil des Abenteuers?

Ich hatte noch nie darüber nachgedacht, wie es wäre, eine Mutter zu sein, die fortgeht. Ich hatte angenommen, dass ich hierbleiben und einen Geburtstagskuchen nach dem anderen backen würde.

Da fällt mir eine Geschichte ein, die mir meine Friseurin Miriam erzählt hat, als ich mir den Haaransatz nachfärben ließ. Sie handelt von ihrer Schwester, die drei kleine Kinder hat. Das Haus der Schwester verfügt über eine Garage, trotzdem parkt sie den Kombi stets am Straßenrand, direkt vor dem Küchenfenster.

»Damit sie ihn sehen kann«, erklärte Miriam. »So weiß sie, dass sie nur hinzugehen braucht und jederzeit von zu Hause abhauen kann.«

»Und, hat sie es je getan?«, fragte ich.

»Nein, das ist ja der Witz an der Sache. Solange sie ihn dort stehen sieht, fühlt sie sich gut. Es ist die Möglichkeit, die sie tröstlich findet.«

Bei dem Gedanken fortzugehen, woanders neu anzufangen, meinen Pflichten zu entfliehen, sah ich mich am Steuer eines Kombis voller Kinder, Bücher und Popcornreste sitzen. Was soll's, Bruce wäre bestimmt auch mit dabei. Wenn wahre Freiheit bedeutet, mutterseelenallein ohne ein klares Ziel vor Augen gen Süden zu brausen, dann ist wahre Freiheit nichts für mich.

Aber die Idee, mit meinen Kindern und Bruce fortzugehen, klang vielversprechend. Ich hatte so eine Chance schon einmal ausgeschlagen, als er sein Buch über Belize schrieb. Damals wäre es mir nie in den Sinn gekommen, dass es gut sein könnte wegzugehen. Damals hatte ich gedacht, dass Weggehen nur etwas für Sünder, Loser und Teenager ist. Und für Mütter auf der Flucht. Aber plötzlich hielt ich es für eine gute Idee. Auch für uns brave Erwachsene. Vielleicht muss sich jeder mal für eine Weile zurückziehen, denn sonst begreift man nicht, wer man ist oder geworden ist.

Yoga war eine Zeit lang so ein Rückzugsort für mich, Yoga war das Wort am Ende eines Präpositionalsatzes: Ich gehe ins Yoga. Ich bin im Yoga. Yoga war meine Form von Flucht, meine Welt fernab der Welt. Aber ich war so besessen und verbissen an Yoga herangegangen, dass es Teil des Problems geworden war: ein weiteres Gewicht am Joch der Verpflichtung.

Mit leichtem Entsetzen begriffen wir, dass Bruce das Boulder-Stipendium noch gar nicht bekommen hatte. Über einer Tasse Kaffee überraschten wir uns am nächsten Morgen gegenseitig mit folgendem Gespräch:

»Vielleicht bekomme ich es gar nicht.«

»Oh, du wirst es schon bekommen. Du bist ein Glückspilz.«

»Aber wenn ich es nicht bekomme …«

»Puh!«

»Ich weiß. Ich halte den Gedanken kaum aus, es nicht zu bekommen.«

»Na ja, wir könnten auch so nach Boulder ziehen. Boulder gehört schließlich nicht nur den angestammten Einwohnern von Boulder.«

»Wir müssen nicht mal nach Boulder gehen. Wir können überallhin gehen. Schließlich können wir überall arbeiten.«

Während Willie am nächsten Tag in der Vorschule und Lucy in der Schulkooperative war, gönnten Bruce und ich uns eine Pause und gingen zu Wide World Books in der Wallington Street. Wir legten einen Stapel mit Reiseführern und Atlanten auf die Auslegeware und begannen zu lesen. Und zu reden. Dabei schlugen wir uns die Ortsnamen nur so um die Ohren:

»Ketchum, Idaho«, hob ich an, so als eröffnete ich eine Auktionsrunde.

»Madison.«

»Iowa City.«

»Flagstaff.«

»Portsmouth wird unterschätzt. Dabei ist es eine echt coole Stadt. 1987 war ich mal da.«

»Wo liegt das?«

»In dem Teil von New Hampshire, der am Wasser liegt.«

»Igitt, Neuengland. Wer braucht denn so was? Wie wär's mit Bozeman?«

»Warum nicht New York?«

»Warum nicht London? Warum nicht Paris? Warum nicht Tabula Rasa?«

»Paso Robles, Kalifornien.«

»Asheville, North Carolina.«

»Asheville!«

Ich kam mir schon vor, als wäre ich bereits unterwegs, nur indem ich diese Ortsnamen aussprach. Wir wollten in keine Großstadt ziehen, sondern in einen Ort mit Bergen. Und Bäckereien. In einen, den man sich leisten konnte. Wo man viel Freizeitsport machen kann. Und das war durchaus machbar. So einfach war das also! Wir staunten.

Dann kehrten wir mit einer Wunschliste zurück: Ketchum. Asheville. Flagstaff.

Eine Art Überlebensinstinkt hatte von uns Besitz ergriffen. Wir mussten fortgehen. Wir mussten unseren Familien und unserer Vergangenheit entfliehen. Es wurde Zeit, Erlerntes zu verlernen. Ich hatte gelernt, ängstlich zu sein und das mit Fröhlichkeit, Ehrgeiz und Pflichterfüllung zu kaschieren. Bruce hatte einfach nur gelernt, dass es einsam und traurig macht, der Ernährer zu sein.

Auf Sanskrit lautet das zweite Sutra: *citta vritti nirodhah. Citta* bedeutet Gedanken, *vritti* Wellen oder Unterbrechungen, *nirodhah* Kontrolle. Die drei Worte sind schon auf die unterschiedlichste Art und Weise übersetzt worden, aber meine Lieblingsübersetzung ist folgende: »Yoga ist jener innere Zustand, in dem die Denkmuster zur Ruhe kommen.«

Diese Übersetzung erinnerte mich an ein Gedicht von William Stafford, das ich sehr liebte, als ich zur Highschool ging: »Ein Muster, das andere geschaffen haben, mag vorherrschend sein auf der Welt/ doch wenn wir dem falschen Gott folgen, kann es sein, dass wir unseren Leitstern verfehlen.«

Wir waren einem Muster gefolgt, das andere geschaffen hatten. Und dieses Muster konnten wir nur verlernen, indem wir fortgingen. Das bedeutete nicht, dass wir uns von uns selbst, sondern nur, dass wir uns von unseren Eltern und unserem Zuhause entfernten. Auch wir würden fliehen. Aber gemeinsam.

Die Großeltern waren gar nicht begeistert. Meine Mom weinte und begann sofort, Hotels in Boulder zu recherchieren. Mein Dad sagte: »Das klingt nach einer großartigen Chance« und legte einen Arm um meine Schulter: »Aber es ist doch nur für ein Jahr, oder?«

Asheville führte unsere Wunschliste an, als der Brief kam: Bruce hatte das Stipendium für Boulder bekommen.

Ich fuhr quer durch die Stadt in ein neues Studio, in dem ausschließlich *Vinyasa*-Yoga unterrichtet wurde. Es war sehr glamourös, mit rot marmorierten Wänden und stampfenden Bollywood-Soundtracks, die aus der Stereoanlage kamen. Ich rollte meine Matte aus und sah mich um. Viele von den hübschen Mädchen mit den muskulösen Armen aus meinem alten Studio waren ebenfalls da – anscheinend waren sie immer auf der Suche nach dem absoluten *Vinyasa*-Yoga, wie Surfer nach der absoluten Welle. Die mir unbekannte Lehrerin stellte sich vor die Gruppe, drehte an ein paar Knöpfen der Stereoanlage und legte los.

In dieser *Vinyasa*-Stunde machten wir auch die Krähe. Inzwischen beherrschte ich sie, wenn auch nur zögerlich. An jenem Tag platzierte ich meine Hände auf dem Boden und meine Knie auf den Ellbogen und stemmte mich in die Haltung hinein. Das viele Training der letzten Jahre, das Kräftigen der Armmuskeln mithilfe von *Chaturanga* sowie der Kernmuskulatur durch Bandha-Übungen zahlten sich aus: Ich konnte fliegen, zumindest ein bisschen.

21. Berg

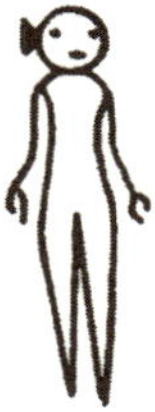

Wir packten unsere Habseligkeiten, vermieteten unser Haus und gaben unseren Platz in der Schulkooperative fürs nächste Jahr auf, um unsere Kinder in einer Schule in Colorado anzumelden.

Endlich war es Zeit aufzubrechen. Genau wie in meiner Fluchtvision beluden wir unseren VW mit Spielsachen, Büchern, CDs, Kissen und mit einem DVD-Player für die Kinder, der bestimmt nicht funktionieren würde. Solche Sachen funktionierten bei uns nie. Wir hatten irgendwie einen eingebauten Defekt, der es unmöglich machte, Sachen zu verwenden, die bei unseren Verwandten und Bekannten problemlos funktionierten. Das hatte schon früh angefangen, mit Zahnringen, Schnullern und babysicheren Nagelscheren, und würde jetzt mit dem DVD-Player fortgesetzt. Nicht dass wir uns wünschten, sie würden nicht funktionieren: Sie taten es einfach nicht.

Wir stiegen in unseren Kombi. Da wir unser Haus vermietet hatten, verbrachten wir unsere letzten Nächte bei meiner Mutter und Larry. An einem frühen Augustmorgen umarmten wir meine Eltern, ließen uns umarmen und fuhren davon. Bruce konnte es kaum erwarten. Es war tatsächlich ein hochdramatischer und vielleicht brutaler Moment. Der VW-Kombi brauste entschlossen davon, während unsere Eltern uns klebrige Spinnwebfäden hinterherschickten, als wären sie Spiderman. Fahrt nicht, fahrt nicht, fahrt nicht!

Wir fuhren. Wir fuhren durch die dunkle Straße mit dem dichten Blätterdach aus Himalaya-Zedern. Rückblickend kommt es mir so vor, als wären wir um die Kurve gesaust wie in einem Fluchtwagen.

Der Lake Washington glitzerte in der Morgensonne, als wir ihn überquerten, und inmitten der funkelnden Wassermassen nahm sich die Autobahnbrücke aus wie ein schmales Band. Wir fuhren nach Osten und entfernten uns immer weiter vom dicht besiedelten Küstengebiet. Die sich anschließenden Wälder wichen hohen, nackten Bergen. Man konnte zwischen den Bäumen hindurchsehen! Wir überquerten die Blue Mountains und fuhren der Sonne entgegen! Tatsächlich, Sonnenschein. Und mehr Sonnenschein. Unglaublich, aber sie war die ganze Zeit da gewesen!

Als wir in Boise Station machten, um etwas zu Abend zu essen, lag die Temperatur bei über 30 Grad. Wir planschten in einem Brunnen und sahen, wie Menschen in ein Konzert eilten. Sie gingen nach drinnen, was töricht wirkte. Wir dagegen würden unsere Flucht fortsetzen. Seit Langem hatte sich nichts mehr so richtig angefühlt.

In Ketchum lagen wir auf dem Rasen meines Cousins und sahen, wie sich die Berge über uns auftürmten. Sie waren braun und verdorrt, ohne Bäume. Überall wuchs Wüstenbeifuß. Die Landschaft war atemberaubend.

In Park City nahmen wir eine Seilbahn zum Gipfel. Wir liefen auf dem Wanderweg, als wäre er ein Regalbrett und wir eine Reihe von Büchern: vorneweg die Mutter, in der Mitte die Kinder und am Ende der Vater. So wollten wir sicherstellen, dass unsere Kinder nicht von Berglöwen gefressen wurden. Unser neues Leben war so einfach! Wir wussten noch nicht, dass

Pappelhaine ein einzelner, lebender Organismus sind, wir hatten noch nicht gelernt, an Goldkieferzapfen zu schnuppern, um ihren Vanilleduft einzusaugen, der so süß und sexy roch wie der Highschool-Schwarm auf einem Abschlussball. Das kam erst später. Im Moment wanderten wir, rasteten an einem Fluss und aßen Kekse, und ich hatte das Gefühl, es gäbe nichts Herrlicheres auf der Welt.

An der Grenze zwischen Utah und Wyoming hielten wir an einem Rastplatz, wo wir gleichzeitig mit je einem Fuß in beiden Bundesstaaten stehen konnten. Wir hatten Muskelkater. Bisher hatte es niemand, nicht einmal die Kinder, geschafft, den DVD-Player zum Laufen zu bringen. Dafür hatte ich am Vormittag ein Vermögen in einer Buchhandlung in Park City ausgegeben und jede Menge Bücher für die Kinder gekauft. Wir aßen eine bescheidene Mahlzeit. Wir standen mit einem Fuß in Utah und mit einem in Wyoming. Die Kinder kreischten: »Das zerreißt uns!« Der Wind trug die nackte braune Erde ab. Auch hier überall Wüstenbeifuß. Unser Kombi quietschte etwas merkwürdig auf der Beifahrerseite, ein Quietschen, das wir nun schon so lange gehört hatten, dass es uns in Fleisch und Blut übergegangen war. Wir waren verkrampft wie eine Hand, die stundenlang gerudert hat. Wir berührten unsere Zehen, viel half das allerdings nicht.

Ein älterer, untersetzter Mann näherte sich mit einem Lächeln. »Sagen Sie, habe ich Sie nicht auch schon auf dem Rastplatz in Ogden gesehen?«

»Nein, das muss jemand anders gewesen sein«, antwortete ich und erwiderte sein Lächeln.

»Ich hätte schwören können, das waren Sie!«

»Nein, wir sind gerade erst aus Park City gekommen, und das liegt in der entgegengesetzten Richtung.«

»Sind Sie sicher?« Er sah mich misstrauisch an.

Ich lachte. »Klar bin ich mir sicher.«

Kopfschüttelnd ging er davon.

Wir freuten uns merkwürdigerweise sehr über dieses Gespräch. Irgendwie waren wir lockerer. Wir waren unterwegs. Tagsüber war uns zu heiß, und nachts froren wir in der kalten Wüstenluft. Diese Luft war neu für uns, und uns dämmerte, dass wir generell neue Luft atmen würden. Wir waren bloß Körper, die über die Autobahn brausten, immer tiefer in die merkwürdigen Berge des Westens hinein. Irgendwie hielten wir es sogar für möglich, dass wir an jenem Vormittag in Ogden gewesen waren. Wir hätten überall sein, alles Mögliche tun können.

Es war September, und der Himmel über Boulder war knallblau. Es war so warm, dass uns fast die Tränen kamen. Die heiße Luft flimmerte über der Prärie und legte die Luft in Wellen, die sich wie heißes Olivenöl in einer Pfanne kräuselt.

Die Hitze kam schon frühmorgens, und sie war unermüdlich. Ich wachte auf, und meine Füße lagen auf der Bettdecke, wo sie beim Einschlafen nicht gewesen waren. Ich drehte mich um und schnupperte. Der berüchtigte süße Geruch des Todes umgab das Haus. Kein Winkel schien vor ihm sicher zu sein.

Wir hatten ein Haus in Chautauqua, einer Ortschaft in den Wiesen am Fuße der Flatirons, gefunden, jenem Teil der Rockies, die an Boulder grenzen. Chautauqua war um die letzte Jahrhundertwende von einer Gruppe texanischer Lehrer gegründet worden, die die sommerliche Hitze in ihrer Heimat nicht länger ertrugen und diese Gemeinde gründeten, die am Fuße der Berge klebte. Das Cottage, in dem wir wohnten, gehörte mehreren erwachsenen Geschwistern, die das Haus von ihrer Mutter geerbt hatten. Miete nie ein Haus, das einer Gruppe von Geschwistern gehört, außer sie leiden an zwanghaftem Putzfimmel! Es war ein altes Haus von der Art, bei dem Holzflure in tote Winkel führen und Türen auf Ziegelwände hinausgehen.

Jede Ecke, jede Schublade, jeder Schrank dieses Hauses waren mit Zeug vollgestopft, das den Geschwistern gehörte. Und das Haus stank. Entweder nach Ratten, Mäusen, Tod oder Verwesung. Es war ein unangenehmer Geruch, ein fettig-süßlicher Geruch, der uns den ganzen Tag in der Nase hing. Aber niemand sonst konnte ihn riechen.

Jedes Jahr brachte die *University of Colorado* fünf Stipendiaten, alles Journalisten unterschiedlicher Medien, zusammen, die über Umweltthemen berichteten und die es gar nicht fassen konnten, sich in so luxuriösen Umständen wiederzufinden.

Bis auf Bruce waren alle Stipendiaten in diesem Jahr Frauen. Jerri, eine Expertin für Wasserpolitik (ein durchaus wichtiges Thema in Colorado), arbeitete in Denver für eine Tageszeitung und war eine echt taffe Reporterin, die aussah wie eine Lady beim Lunch: schlank, vornehm und graublond. Amy war Fotografin und Redakteurin aus Alaska, sie hatte taillenlanges Haar und ein Gesicht, in dem man lesen konnte wie in einem Buch. Kailani war eine mutige, wunderschöne Eingeborenen-Aktivistin aus Hawaii. Und die zierliche rothaarige Leigh war Fernsehjournalistin für eine Sendung namens »Nasdaq stand-up«, und das auf einem Sender, der für mich nur eine bloße Ansammlung von Konsonanten war: CNN oder MSNBC oder CNBC. Ich nannte sie die Sammelpuppen des Umweltjournalismus, aber natürlich nicht, wenn sie dabei waren.

Wir saßen auf der Wiese vor dem Chautauqua-Auditorium. Wir waren zu geizig, uns Konzertkarten zu kaufen, zumal uns Jerri, eine Einheimische, sagte, man höre die Musik auch draußen perfekt, und es wäre typisch für Boulder, sich auf den Rasen zu setzen, Wein zu trinken und ein Konzert zu schnorren. Sämtliche Stipendiatinnen hatten interessante Berufe und klare Meinungen sowie die Fähigkeit, eine Menge Alkohol zu vertragen. Doch eines hatten sie nicht, nämlich kleine Kinder.

Drei waren kinderlos, und eine hatte ältere Kinder. Sie wollten nicht über Kinder reden, und sie wollten nichts von Kindern hören. Am Ende lernten sie meine Kinder trotzdem lieben (und umgekehrt). Aber reden wollten sie trotzdem nicht über sie.

Ich fand es merkwürdig entspannend, dass meine Mutterrolle als Gesprächsthema ausfiel. Und so lagen wir auf dem Rasen vor dem Open-Air-Auditorium und hörten Rosanne Cash, ohne sie zu sehen. Aber um die Musik ging es auch gar nicht. Es ging darum, im kühlen Gras vor dem atemberaubenden Panorama der Berge zu sitzen und Wein zu trinken. Die Bergluft fühlte sich fremd an. Jerri schenkte Wein nach. Ich befand mich unter Fremden und war glücklich.

Am nächsten Tag kam uns die winzige Leigh besuchen, um dem Gestank auf den Grund zu gehen. Sie ging durchs Haus. »Ich habe eine wirklich gute Nase«, behauptete sie. Sie hatte eine süße kleine Figur und Augen, denen nicht das Geringste entging. Sie jagte mir ein wenig Angst ein. Sie schnupperte an den Wänden und Böden. »Ich rieche nichts«, sagte sie, als sie unter der Spüle schnupperte.

»Du stehst sozusagen im Epizentrum des Gestanks«, betonte ich.

»Lass uns heute Abend auf ein Glas Wein gehen«, schlug sie vor.

An jenem Abend gingen wir in ein teures Bistro, von denen es viele in Boulder gibt. Dafür war die Bedienung freundlich und wie alle in Boulder unglaublich gut aussehend. Die Küchenhilfen kletterten die Ziegelwand am Ende des Raums hoch, als wäre es ein Klettersteig.

Leigh bestellte mir ein Glas Viognier und sagte sanft: »Dein Leben hat sich von Grund auf verändert. Als ich nach London gezogen bin, bekam ich am ganzen Oberkörper einen Ausschlag. Du stehst total unter Stress, bist mit der ganzen Familie ans andere Ende des Landes gezogen. Der Körper ist ein Mysterium.«

Mein Körper war kein Mysterium! »Es stinkt!«, rief ich aus und lehnte die Vorstellung ab, dass mein Körper etwas signalisierte, was mein Verstand nicht erfasste. »Das liegt nicht am Stress.« Aber zumindest hatte ich eine Freundin gefunden, auch wenn sie mich für verrückt hielt.

Bruce kaufte mir einen sehr teuren deutschen Luftfilter – wahrscheinlich das teuerste Geschenk, das er mir je gemacht hat. Ich wusste, was das bedeutete: Es war eine Art Schweigegeld: Hier ist dein deutscher Luftfilter. Aber jetzt halt um Himmels willen den Mund!

Bei dem mysteriösen Gestank, den merkwürdigen Fluren, die in einer Sackgasse endeten, und den Schubladen voll fremden Mülls hörte mein Haus – das Haus, in dem ich lebte – auf, ein Ort der Selbstverwirklichung zu sein. Ich verschönerte es nicht und überlegte mir auch keine Renovierungsmaßnahmen. Ich putzte es kaum. Ich war befreit von dem Zwang, einen schützenden Kokon zu errichten. Stattdessen kuschelte ich mich inmitten des Mäusekots in mein winziges Büro in meinen Bademantel, machte meine Arbeit und zitterte.

Ich war neununddreißig, als wir nach Boulder zogen – fast vierzig –, und ich habe da so eine Theorie: Frauen in den Vierzigern hören auf, sich um ihr Aussehen zu bemühen und kümmern sich stattdessen um das Aussehen ihrer Häuser. Ich aber war jetzt Mieterin und hatte kein Haus, bei dem es sich lohnte, auf Äußerlichkeiten zu achten. Ich war die Mieterin eines wunderbaren Lochs. Die Vorstellung, Gäste mit meinem schönen Zuhause beeindrucken zu wollen, war einfach lächerlich. Außerdem hatten die meisten Leute, die ich in Boulder kennenlernte, schon mal in Chautauqua gelebt – zu Collegezeiten, bei ihrem ersten Boulder-Aufenthalt oder wenn sie ihr Haus umbauten. Wie alle Häuser Chautauquas war mein Haus weniger ein Haus als eine Institution. Frühere Mieter kamen hemmungslos herein, wenn sie die Tür unverschlossen vorfanden. Vollkommen zugedröhnte Studenten klopften um drei Uhr nachts ans Fenster und wollten unser Telefon benutzen. Wanderer schlugen sich quer durch unseren Garten. Mein Haus gehörte keineswegs nur mir allein.

Kaum wurden die Nächte kühler, fing die Schule an. Meine heiß geliebte Lucy, die jahrelang auf eine Schulkooperative gegangen war, wo ich sie im Auge behalten konnte, ging nun auf eine öffentliche Schule. Als ich ihr am ersten Tag die Haare kämmte, hatte ich ein ungutes Gefühl. Es fiel mir schwer, sie zu Fremden in eine fremde Schule zu schicken. Dann ging sie mit Bruce aus der Tür und lief den Hang hinunter. Auf der Schwelle hielt mir Lucy noch mal die Wange zum Kuss hin. Ihr Blick war blau und leer, ängstlich und zugleich fest entschlossen.

»Hab einen schönen Tag, mein Schatz!« Ich umarmte sie.

»Den werde ich haben«, antwortete sie tapfer. In dem Moment wirkte sie vollkommen schutzlos auf mich.

Willie und ich stiegen in den VW-Kombi und fuhren den Hang hinab. Ich hatte eine Vorschulkooperative für ihn gefunden, die zur großen Presbyterianerkirche im Zentrum gehörte. Sie machte einen etwas frömmlerischen Eindruck auf mich, aber zumindest war es eine Kooperative. Wir parkten um die Ecke und gingen durch den Sonnenschein. Willie hielt meine Hand. Er hatte einen wunderbar kühlen, pfotenartigen Händedruck. Sein strubbeliges blondes Haar fiel ihm in die Augen. Auf dem Rücken hatte er einen orangefarbenen Rucksack. Er trug sein lila Lieblings-T-Shirt und eine lange, blau gestreifte Hose. Er sah aus wie eine Schachtel Wachsmalkreiden, wie Lebensfreude pur.

Die anderen Moms luden ihre kleinen Jungen und Mädchen aus Geländefahrzeugen. Die Jungen hatten Frisuren und die

Mädchen straffe Pferdeschwänze. Die Moms trugen Twinsets und Ketten mit einem Kreuz um den Hals. Als wir auf dem Weg zum Eingang von einer kleinen Armee dieser Mütter und ihrer Kinder regelrecht umzingelt waren, sah Willie zur Kapelle empor und plapperte laut: »Eine Kirche! Ich wollte schon immer mal in eine Kirche gehen!« Alle Köpfe drehten sich zu uns um, oder so kam es mir zumindest vor.

Ich nahm mein gottloses Hippie-Kind und betrat mit ihm sein Klassenzimmer. Die Lehrerin war eine zuchtmeisterlich aussehende Person mit stahlgrauem Haar, einem bohrenden Blick und einer großen Nase. Sie ging neben Willie in die Hocke. »Hallo«, sagte sie mit einer Stimme so weich wie Moos. Dann nahm sie seine Hand und zeigte ihm, wo er seinen Rucksack aufhängen konnte. Sie führte ihn zu einem Regal mit Holzbauklötzen und strich ihm übers Haar, bevor sie ging. Sie erinnerte mich an eine sanfte Kämpferin. Das sorgte dafür, dass mich das Jesusbild an der Wand weniger nervös machte. So langsam erkannte ich, dass Boulder zwar eine liberale Oase am Rande der Prärie sein mochte, diese Prärie jedoch wie eine riesige grasige Auffahrt direkt in den Mittleren Westen und dann in den Bible Belt führte.

Ich fühlte einen deutlichen Widerwillen zu arbeiten. (Ein Gefühl, das mir durchaus bekannt vorkam.) Normalerweise hätte ich mich gezwungen, meinen Laptop zu nehmen und wenigstens in ein Café zu gehen, aber … ich war einsam. Und verspürte jene Erleichterung, die manchmal mit Einsamkeit einhergeht. Also schwänzte ich.

Ich ging die Pearl Street hinunter, die gepflasterte Hauptstraße, die man in den frühen Siebzigern in eine Fußgängerzone umgewandelt hatte. Ich war schon mal hier gewesen, vor zwanzig Jahren, als hier noch Schmuddelkinder vor nach Räucherstäbchen riechenden Läden saßen. Damals lag eine ganz bestimmte Atmosphäre in der Luft. War es ein Gefühl der Erhabenheit, das sich aus dem hingebungsvollen Chanten ergab? Oder einfach nur die Drogen? Im Boulder der 1980er-Jahre war es entweder das eine oder das andere. Oder aber beides zusammen.

1987 lebte mein Bruder mit ein paar anderen Kletterern in University Hill. University Hill erstreckt sich unterhalb von Chautauqua, und mein Bruder wohnte nur ein paar Blocks von der Schule entfernt, in der Lucy gerade ihren ersten Schultag verbrachte.

Ich war vom College aus mit ein paar Freunden quer durchs Land gefahren. Wir hatten einen Wohnwagen gekauft und zogen ihn nach Westen, wobei wir uns mit zwei verschiedenen Pick-ups abwechselten. In Boulder verließen meine Freundin Julia und ich den Wohnwagen und blieben für ein paar Wochen. Wir übernachteten da, wo es sich gerade so ergab: auf dem Sofa meines Bruders. Auf der Ladefläche ihres Toyota-Pick-ups, der ein Verdeck hatte. Im Haus eines Freundes meines Bruders, wo man uns hochkant hinauswarf, weil wir unsere schmutzigen Unterhosen auf dem Boden herumliegen ließen (junge Leute sind schlechte Gäste).

Ohne seine Studenten war Boulder Valley eine Art Resteschüssel: Übrig blieben nur die Hippies, die Kletterer, die Einheimischen, die Buddhisten, die Bike-Freaks und die Armen. Wir hingen mit meinem Bruder und seinen Freunden ab. Damals war das Klettern noch eine Alternativkultur, die Hirsekost mit Punk-Ästhetik verband. Doch die Kletterer waren nur eine Schicht der großen, seltsamen Boulder-Torte. Die Leute liefen barfuß durch die Straßen. Die Haare reichten ihnen entweder bis zur Taille oder waren komplett abrasiert worden. Oder aber es sah aus, als wäre es mit der Nagelschere geschnitten worden (und genauso schnitten sich mein Bruder und seine Kumpels die Haare). Gearbeitet wurde kaum. Stattdessen verbrachte man die Zeit in den Bergen, auf der Pearl Street, spielte Gitarre oder traf sich mit seinem Guru.

Julia und ich machten alles mit. Sie war die ideale Reisegefährtin, bei allem mit von der Partie. Einmal sah ich sie sogar ein Erdnussbuttersandwich mit Mayonnaise, Salat und eingelegten Gurken essen. Wir rutschten auf Autoreifen durch reißende Bäche. Wir aßen bei den Hare Krishnas zu Abend. Wir wanderten tief in die Berge hinein, nahmen Acid und lösten sämtliche Gesellschaftsprobleme. (»Weißt du, im Grunde sind wir nichts anderes als Ameisen, und deshalb …«)

Jeden Tag schien die Sonne, und jeden Nachmittag gab es ein Gewitter. Wolkenberge trieben in die Stadt, und dann schüttete es wie aus Gießkannen. Wenn es regnete, saß man zeitungslesend im Trident und trank einen Espresso. Nach einer Stunde wirbelten die Wolken wieder davon wie ein Putzfrauenkommando, das in seinen Transporter springt. Anschließend war alles sauber geschrubbt und roch herrlich.

Ich lieh bzw. nahm mir das Rad meines Bruders, und Julia lieh sich bzw. nahm sich das eines anderen. Damit fuhren wir dann zu *Daddy Bruce's Bar-B-Que*, wo wir einen Haufen Buddhisten trafen. »Kommt mit uns chanten!«, luden sie uns ein. Sie nannten uns eine Zeit und einen Ort an der Naropa, der nur wenige Meter weiter liegenden buddhistischen Universität, die von Chogyam Trungpa Rinpoche gegründet wurde. (Was sie wohl in der Grillkneipe zu suchen hatten? *Daddy Bruce* war nicht gerade für sein Seitan berühmt.)

Ich versuchte, Julia zum Mitkommen zu überreden. Julia, die ansonsten immer bereit war, alles auszuprobieren, wollte nicht.

»Die machen mir Angst«, erklärte sie. »Es ist, als würden sie einen sofort durchschauen.« Sie bekam einen Lachkrampf. »Man kommt sich vor, als könnten sie einem bis auf den Grund der Seeeeeele sehen.« Julia fand alles witzig.

Und es stimmte, die Buddhisten vermittelten den Eindruck,

ganz genau zu wissen, was sie da taten. Ja, sie schienen sogar zu wissen, was wir taten. Wir waren kaum dem Teenageralter entwachsen und genauso geheimniskrämerisch wie Teenager. Wir wollten nicht, dass andere wussten, was wir taten.

Trotzdem, was war das, Chanten? Bei mir siegte die Neugier. Eines sonnigen Nachmittags, kurz bevor die Wolken aufzogen, betrat ich den staubigen Vorraum des Ziegelbaus, in dem die Naropa untergebracht war. Ich kam etwa eine Viertelstunde zu spät – was damals für mich normal war. Hinter einer Tür hörte ich ein paar tiefe, sich wiederholende Laute. Es klang, als wäre der Raum dahinter voller Wale mit einem beeindruckenden Rhythmusgefühl.

Ich setzte mich vor die Tür und hörte eine Weile zu. Ich wäre noch länger geblieben, ja vielleicht sogar hineingegangen, wenn mich die Laute nicht abgeschreckt hätten. Sie bedeuteten mir: »Geh weg, das ist nichts für dich! Das ist was für ernsthafte Leute mit Walstimmen.« Ich war ja nicht mal in der Lage, meine schmutzige Unterwäsche einzusammeln, wie sollte ich da chanten?

Julia und ich trennten uns, und auch ich sagte Boulder Lebewohl. Es wurde Zeit, nach Seattle zurückzukehren und Geld zu verdienen.

Ich holte Willie ab und nahm ihn mit nach Hause. Wenige Stunden später holte ich Lucy von der Schule ab. Ich stand auf einer Bank inmitten der zierlichen Mütter, damit sie mich sehen konnte. Sie kam heraus und begrüßte mich zurückhaltend. Ich sah ihr nicht an, wie ihr Tag gewesen war. Wir fuhren nach Hause, und sobald wir da waren, kletterte sie sofort auf meinen Schoß. Ihre Augen waren voller Tränen. »Zum Glück bist du so groß«, murmelte sie. »So passe ich noch auf deinen Schoß.«

Ich war groß für sie und hielt sie im Arm, bis sie sich wieder von der Schule erholt hatte.

Neben *Savasana*, der Toter-Mann-Stellung, ist der Berg die einfachste Yogahaltung. Der Berg ist verwirrend, weil man einfach bloß dasteht, der Lehrer aber so tut, als wenn man Yoga macht. Lehrer reden viel während des Bergs, vielleicht, weil sie endlich wieder zu Atem gekommen sind. Oder weil sie unbewusst auch nicht daran glauben, dass der Berg eine Yogahaltung ist. Also machen sie viele Worte darum, um ihn aufzuwerten.

Der Trick bei der Berg-Haltung, so die Lehrer, besteht darin, das Gewicht auf alle vier Ecken des Fußes zu verlagern, sodass dieser wirklich plan aufliegt. Der Trick bei der Berg-Haltung besteht darin, dafür zu sorgen, dass das Steißbein zum Boden zeigt. Der Trick bei der Berg-Haltung besteht darin, dass man den Brustkorb hebt, ohne die Rippen vorzuschieben. Der Trick bei der Berg-Haltung besteht darin, dass man den Nacken lang macht. Der Trick bei der Berg-Haltung besteht darin, dass man den Bauch weich macht. Der Trick bei der Berg-Haltung besteht darin, dass es keinen Trick gibt.

Die Lehrer reden und reden in der Berg-Haltung, und die Schüler werden immer misstrauischer. Plötzlich sind sie in keinem Yogakurs mehr, sondern in einer Verhandlung. Die Lehrer versuchen, sie von etwas zu überzeugen – nämlich, dass es auch eine Bedeutung hat, wenn man sich einfach nur hinstellt –, doch das nehmen ihnen die Schüler nicht wirklich ab. Schließlich lautet die wichtigste Verhandlungsregel: Wer redet, hat schon verloren.

Andererseits meinten es die Lehrer vielleicht wirklich ernst. Wie zu allen Yogahaltungen veränderte sich meine Einstellung zum Berg. Anfangs kam er mir sehr einfach vor. Simpel. Doch als ich dann regelrecht von Informationen überflutet wurde, wirkte er beängstigend komplex auf mich. Plötzlich kontrollierte ich in Gedanken jede Körperregion, während ich mich in dieser Haltung befand. Ich kontrollierte meine Füße, meinen Po, meinen Bauch.

Dann begann ich, den Berg zu genießen. Oft empfehlen die Lehrer, den Berg mit geschlossenen Augen zu absolvieren. So gesehen ist der Berg eng mit der Toter-Mann-Stellung verwandt: Er entführt einen, wenn man das zulässt, direkt in *Pratyahara,* in jene flüchtige Innenschau, von der uns schon Fran erzählt hatte. Wenn man dorthin gelangt, was fühlt man dann? Für mich ging der Berg mit einem Gefühl von Schwere einher.

Lehrer verwenden gern das Bild einer Verwurzelung für den Berg: »Die Füße fest im Boden verwurzeln!«, sagen sie. Ich stelle mir lieber eine Art Schwere vor: Verwandle dich in einen Berg, werde schwer! Weder deine Füße noch dein Körper gehen irgendwohin. Das ist eine ziemlich radikale Vorstellung: Schwer und unbeweglich sein. Trägheit – und das wird einem in dieser Haltung bewusst – ist auch eine Art Macht.

Schon allein das Wort »Berg« klingt schwer. Es ist ein tolles Wort, es klingt massiv und stabil. Schwer, träge, massiv und stabil – alles Dinge, die Frauen eigentlich nicht sein sollten. Doch ich war laut Lucy groß genug für sie, und ich war froh darüber.

22.
Vorwärtsbeuge im Sitzen

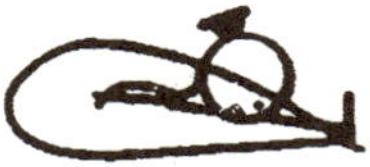

»Ich wandert' einsam wie die Wolke …« Ich konnte von meiner Hintertür in Chautauqua direkt zur Front-Range-Bergkette aufbrechen. Das klingt wie Text aus einer Urlaubsbroschüre, doch es war weitaus aufregender als das: das Aufregendste, was ich erlebt hatte, seit mein Mann meine Hand genommen und ich gewusst hatte, dass er mein Mann werden würde, ja seit ich Kinder bekommen hatte.

Ich drehte den deutschen Luftfilter auf, trank jede Menge Kaffee und brach auf in die Berge. Ganz allein.

Erst hatte ich Angst davor, in Boulder zu wandern. Vor wenigen Jahren war ein berühmtes Buch über Berglöwen erschienen, die in die Stadt kommen und alle auffressen. Ich kannte es nur vom Hörensagen, denn ich fürchtete mich, es zu lesen. Auf der ersten Party hier in Boulder lernte ich den Autor dieses Buches kennen. Er war ein kleiner, ironischer Mann, der mir ein paar besonders blutige Szenen aus dem Buch beschrieb. Meine Mutter hatte es gelesen. Meine Mutter liest alles. Sie rief mich an.

»Wie weit ist es von deinem Wagen bis zur Haustür?«

»Mom, alles ist bestens! Mich wird nichts so leicht auffressen!«

»Nun, ich hoffe doch sehr, dass du die Kinder nicht draußen spielen lässt.«

Unser Haus lag zufälligerweise direkt gegenüber von einem eingezäunten Basketballspielfeld, wo sich die Nachbarskinder trafen, sich anschrien und mit Bällen bewarfen. Das erzählte ich meiner Mutter.

»Wusstest du, dass Berglöwen vier Meter hoch springen können? Wie hoch ist der Zaun? Hast du ihn gemessen?«

Trotzdem begannen die Wanderwege buchstäblich vor meiner Hintertür, und ihre Faszination war unwiderstehlich. Wenn ich nicht arbeitete, wanderte ich. Ich schleppte die Kinder mit, ging allein oder überredete Bruce mitzukommen. Die Heftigkeit meiner Wanderbesessenheit erstaunte mich selbst. Ich kam zwar aus einer Familie von Bergsteigern, hatte mich aber selbst stets als Großstädterin und Nicht-Bergsteigerin betrachtet. Jetzt taumelte ich aus meiner Hintertür und fand mich sofort auf einem sonnigen Wanderweg wieder. Er war breit und wurde stark frequentiert. Er führte zu den Bergen und von dort aus zu anderen, schmaleren, einsameren Pfaden, und das immer weiter, bis tief in die Rockies.

Zum ersten Mal seit Langem, ja zum ersten Mal, seit ich monatelang durch die Wiesen auf Stuart Island gelaufen war, fühlte sich das Leben draußen realer an als das Leben drinnen. Realität gibt es in der Front-Range-Bergkette im Überfluss. Es gibt das Wetter, die Tiere, die überlegen, wie sie einen fressen können, und all die Schönheit der Natur, die einen echt umhaut. Komisch, dass wir das Wort »unwirklich« benutzen, um Schönheit zu beschreiben – meiner Erfahrung nach schleift einen Schönheit an den Haaren in die Realität.

Bruce verbrachte seine Zeit in Uniseminaren und mit Feldforschung, ständig war er von Kollegen umgeben. Er war ein geselliger Mensch, unten in der Stadt. Er lebte regelrecht auf, durch die Aufmerksamkeit, die er erfuhr, durch die Sonne, die

Arbeit, die fehlenden Sorgen. Und in der Zwischenzeit ging ich allein wandern. Jeden Tag notierte ich mir, wo ich hingewandert war, und wenn ich abends einschlief, rief ich mir den Weg wieder genau vor Augen. So wie ich mich einst mit Yogaübungsabfolgen in den Schlaf gewiegt hatte, schlief ich jetzt mit dem Gedanken ein, wie viele Höhenmeter ich überwunden und welche Tiere und Vögel ich gesehen hatte.

Ich verliebte mich regelrecht in die Sinnlichkeit der Wege. Sie konnten so breit sein wie eine Straße und so schmal wie ein Pfad. Sie bestanden aus wunderbaren Dingen, aus rotem Sandstein, der ein wichtiger Bestandteil der Flatirons ist. Sie waren hart, ausgetreten und praktisch. Das waren keine weichgelaufenen, sich windenden Pfade wie auf Stuart Island, das waren keine von Füßen erzählte Geschichten. Stattdessen waren sie sorgsam von Hand angelegt worden. Boulders Wege wurden geplant, gepflegt und gehegt. Die Wege hatten eine Geschichte und eine Bedeutung als öffentlicher Raum. Sie gehörten genauso zur Stadt Boulder wie das Rathaus oder die Fußgängerzone. Es war irgendwie rührend, dass meine jetzige Erfahrung in den Wäldern von den Leuten hier schon vor Jahren geplant worden war. Interessant war auch, wie sehr ich auflebte, wenn ich diese Wege beschritt. Ich lernte eine ganz neue Bandbreite an Emotionen kennen. Im Vordergrund stand die Angst, es gab Bären und Berglöwen, was man nie vergaß – erst recht nicht, wenn man allein oder tief in den Berg wanderte, geschweige denn, wenn man ein Warnschild »Achtung Berglöwen!« passierte, nur weil man unbedingt wissen wollte, was dahinter lag. Es gab nichts, was man tun konnte, um sich vor Berglöwen zu schützen, außer einen großen Stock bei sich zu führen. Berglöwen waren nicht wie Bären, die man mit einer lauten Stimme oder Gesang verscheuchen konnte. Bären werden dann gefährlich, wenn man sie überrascht. Berglöwen verfolgen einen: Sie schleichen unsichtbar zwischen den Bäumen hindurch, bis sich ein geeigneter Moment ergibt, in dem sie zum Sprung ansetzen können.

Die Euphorie ging Hand in Hand mit der Angst, so als wären sie eineiige Zwillinge. Wenn ich mich auf einem Hochgebirgspfad befand, hatte ich den Eindruck, dass sich jederzeit die Schädeldecke lösen könnte. Die Natur schien mir Gefühle deutlicher vermitteln zu können als Yoga.

Gefühle wurden jedoch durch neue Sitten und soziale Regeln kanalisiert, so ist das nun mal. Man denkt, man ist in freier Natur, wo man seinen Gefühlen freien Lauf lassen kann. Aber das stimmt nicht. Ein Wanderweg ist ein Ort menschlicher Begegnung. Und menschliche Begegnung braucht eine Form und Ordnung.

Ich konnte weit in die Berge hineinwandern, so früh, wie ich es schaffte, und stundenlang laufen. Ich sog gierig die dünne Luft ein, bog um eine Ecke und begegnete beispielsweise einem College-Girl mit gezupften Brauen, das seinen Hund ausführte, eine eingegipste Hand hatte und Flipflops an den Füßen trug. In seiner gesunden Hand hielt es einen Frappuccino. Das erinnerte mich an Reiseerfahrungen, die jeder schon einmal gemacht hat: Da eilt man ans andere Ende der Welt, an die fernen Küsten von Banda Aceh oder in die Wüsten Patagoniens und trifft dort auf … einen Deutschen. Egal, wo man hinreist, jemand anderes war immer zuerst da. Er trägt ein verschwitztes schwarzes T-Shirt und wirft einem einen triumphierenden Blick zu. Die Leute von Boulder waren genauso: Sie suchten jeden Winkel der Berge heim. Man konnte ihnen einfach nicht entkommen. Kommunikation gehörte genauso zu diesen Bergen wie Bäume oder Felsbrocken.

Ehrlich gesagt stellten sich mir bei diesen Begegnungen oft die Nackenhaare auf. Eine normale Wanderung erforderte eine Reihe von Antworten, die genauso codiert und bedeutungsschwer waren wie jeder Cocktailparty-Smalltalk. Im Folgenden eine kurze Zusammenfassung einer Wanderung, die ich eines Dienstagmorgens im Gregory Canyon unternahm:

Jemand folgt mir und kommt rasch näher. Ich bin mal an einem sonnigen Sonntagnachmittag mitten in San Francisco überfallen worden. Irgendein Typ rannte hinter mir her und fasste mir unter den Rock. Seitdem kann ich es kaum ertragen, Schritte hinter mir zu hören. Die Schritte hinter mir beschleunigen sich und hallen sanft vom Erdboden wider. Wahrscheinlich ein Jogger. Drehe ich mich um und sehe nach? Grüße ich ihn oder sie? Ich blicke über die Schulter, und unsere Blicke treffen sich. Ich lächle, wie um zu sagen: »Keine Angst, ich tue nichts«, und der andere erwidert dieses Lächeln.

»Guten Morgen«, sage ich zu dem Näherkommenden. Ich reagiere lieber als Erstes.

»Guten Morgen«, erwidert er. Er trägt eine dicke Brille und stabile Wanderschuhe. Er schenkt mir einen freundlichen Blick, und ich habe so den Verdacht, auch er erlebt das euphorische Gefühl. All das kann ich erkennen, während er unter den Goldkiefern näher kommt. Und natürlich hat er noch was zu sagen: »Was für ein wunderschöner Morgen!«, verkündet er grinsend wie ein Moderator, der beim Wrestling-Match einen Ringkämpfer vorstellt.

»Und ob!«, sage ich, nicht ohne ein deutliches Ausrufezeichen hinzuzufügen, um nicht hinter ihm zurückzustehen. Er nickt und geht an mir vorbei, wobei wir einen deutlichen Abstand zueinander einhalten. Unsere vorhersagbaren Satzfetzen sind nur ein Code, der besagt: »Ich bin unterwegs zur Transzendenz, ich glaube, meine Schädeldecke hebt gleich ab, ich kann mein Glück kaum fassen.«

Alle diese Gesten, das Sichumschauen, der Wortwechsel, das Vorgeben, man sähe sich nicht, die Grimasse, die Harmlosigkeit suggerieren soll, der Moment des Aneinandervorbeigehens, das Beiseitetreten des Absteigenden, damit der Aufsteigende leichter vorbeikommt, sind mit Sicherheit uralt. Was ist älter als ein Bergpfad? Als ich mich einer Frau von hinten näherte, wurde mir bewusst, dass auch meine Schritte bedrohlich klingen können. Diese Annäherung und die damit verbundenen Bewegungen und Grimassen waren alte Gesten. Es fiel mir nicht schwer, das romantisch zu finden. Jeder, der mal gewandert ist, muss diese Momente erlebt haben, sei es nun ein afrikanischer Stammesangehöriger, der vor langer Zeit gelebt hat, ein Dichter auf Pilgerfahrt, eine Frau, die ihrem Mann gen Westen und dem Ruf des Schicksals folgt.

So gesehen war Wandern etwas ganz Änhliches wie Yoga. Die Bewegungen waren uralt, die Vorstellung, wie viele Menschen das schon vor einem getan haben, war überwältigend und gleichzeitig aufregend und befreiend.

Die ersten Schneeflocken fielen, dick und weiß. Vormittags wurden sie auf die Motorhaube geweht. Leigh rief an: »Geh raus und puste auf den Schnee!«

Ich ging raus und pustete. Der Schnee hob sich wie eine glitzernde Wolke, schwebend und völlig schwerelos.

Als wir an jenem Abend im Bett lagen, hatte der Mäusegestank vorübergehend nachgelassen. Lucy übernachtete bei einer Freundin. Willie war in der Vorschule allein aufs Klo gegangen. Ich hatte einen Artikel in meinem winzigen Büro fertig geschrieben. Und Bruce war so froh wie jemand, dem die Flucht geglückt ist. Er besuchte Seminare, fuhr mit dem Fahrrad durch die Gegend und trank Bier mit den Stipendiatinnen.

Wir waren also glücklich, als wir im Bett lagen. Langsam begann das Haus zu schwanken. Der Wind wurde stärker, und das Haus wackelte hin und her wie eine biegsame Tänzerin. Ich musste an das Robert-Frost-Gedicht und die Zeile »it gently sways at ease« denken. Der Wind war heftig und aggressiv, aber das Haus bewegte sich sanft. Ein Haus, das seit hundert Jahren am Rand einer Bergwiese steht, weiß, wie man den Wind nehmen muss.

Der Wind wurde stärker. Man spürte förmlich, wie er anschwoll, wie ein Ballon. Und dann wurde es heiß – oder bildete ich mir das bloß ein? Es wurde zunehmend heißer im Zimmer. Ich zog erst mein Schlafanzugoberteil aus und dann meine Hose. Bruce wälzte sich hin und her. Auch wenn das kaum noch möglich schien, nahm der Wind weiter zu, und auch die Temperatur stieg weiter. Ich fühlte mich wie in einem Reagenzglas, erhitzt und gerüttelt.

Der Wind blies ins Zimmer und ergriff von meinem Körper Besitz. Ich hatte schon gehört, wie der Regen laut aufs Dach prasselte, und ich hatte bereits heiße Nächte auf der Haut gespürt. Aber noch nie zuvor hat Wind so sehr von meinem Haus und meinem Kopf Besitz ergriffen.

Als ich Willie am nächsten Morgen in die Vorschule brachte, erklärte mir seine Lehrerin, dass dieser Wind Chinook heißt. Der Chinook kommt rasch von den Bergen herab, durch die damit verbundene rasche Kompression erhitzt sich die Luft teilweise um zehn Grad Celsius innerhalb einer Stunde. Der Chinook ist ein Föhnwind, wie Meteorologen solche Fallwinde nennen.

Willies Lehrerin hatte in Deutschland gelebt. Sie erklärte, dass die Leute bei Föhn Kopfschmerzen hätten und generell gereizt wären. Nach der Vorschule nahm ich meinen Laptop mit ins Café, wo ich Fritz traf, einen Vater von Lucys Schule, den der Föhn zu entzücken schien, wie das oft bei Leuten der Fall ist, wenn das Wetter ungewöhnlich, aber ungefährlich ist. Ich teilte seine Euphorie, und als ich in der Bücherei vorbeischaute, um etwas für einen Artikel zu recherchieren, nahm ich mir die Zeit, den Begriff »Föhn« nachzuschlagen. Der Föhn, so erfuhr ich, wurde zuerst in den Alpen beobachtet, aber es gibt ihn überall auf der Welt. Im kalifornischen Santa Ana gibt es manchmal Föhn, »Teufelswinde« genannt. Sie sind von Joan Didion in ihrem Essay *Vom Sinn, ein Notizbuch zu besitzen* verewigt worden. Der Mistral in Südfrankreich ist ebenfalls ein Föhnwind. Der Schirokko besteht teilweise aus Föhnwinden. Alle möglichen unangenehmen Winde auf der Welt sind Föhnwinde, von den Appalachen über Südamerika bis nach Kroatien. Der Föhn ist berühmt dafür, Übelkeit, Migräne, ja sogar Verbrechen zu verursachen. W.H. Auden schreibt: »Der Schirokko ruft die niederen Teufel herbei.«

In Seattle waren die Berge meilenweit weg. Sie sorgten für ein schönes Panorama, aber nicht für heftigere Gefühle, als man sie bei der Betrachtung eines schönen Fotos empfindet. Die Flatirons dagegen verfolgen einen bis in den Schlaf, holen einen mit ihrem heißen Wind ein und lassen einen ausrasten. Ich war an einen Ort gezogen, wo Berge Gefühle hervorrufen können.

Ich hatte keine Zeit mehr für Yoga. Wenn ich nicht wanderte, musste ich arbeiten und mich um die Kinder kümmern. Mein Körper wurde immer unbeweglicher. Bald schmerzte mich das Sitzen, und Treppenstufen kamen mir endlos vor. Wandern war meine neue Berufung, die auch meinen Körper veränderte.

Ich begann damit, zu Hause ein paar Yogaübungen zu machen. Einfache Übungen wie den Sonnengruß, Drehübungen, eine Übungsabfolge, bestehend aus den Kriegern, dem Dreieck, dem Halbmond sowie aus Grätschübungen im Stehen. Außerdem machte ich jede Menge Vorwärtsbeugen im Sitzen, um meine Waden zu dehnen. Nach meiner bereits erwähnten Wanderung im Gregory Canyon zwang ich mich, meine Matte in dem nach Tod riechenden Wohnzimmer auszurollen. Ich machte mit Ach und Krach etwas *Vinyasa*-Yoga.

Zu Hause üben nervte. Die Gesten und Bewegungen, die ich im Kurs so aufregend fand, nahmen sich allein zu Hause ausgesprochen platt und langweilig aus. Im Kurs vibrierte die Luft schier vor Spannung, während die Körper in Haltungen hineingingen und sie wieder verließen, während sie versagten, Erfolg hatten und atmeten. Man hatte das Gefühl, an einer äußerst langsamen, aber realen Transformation teilzunehmen. Zu Hause wurden dieselben Übungen zu bloßen Dehnungsübungen – zum langweiligen Teil von Sport.

Im Kurs konzentrierte man sich, man lenkte die Aufmerksamkeit auf bestimmte Punkte. Was geschah da nur im Yogakurs, das diese Momente so viel wertvoller machte? Lag es nur am Geld, das man dafür bezahlte? Leute, die bei den Weight Watchers teilnehmen, geben an, dass sie die Bezahlung sehr motiviert, sie gibt ihren Anstrengungen einen Wert. Vielleicht lag es auch am Lehrer, der einen anleitet. Vielleicht gibt es ein Bedürfnis danach, die Handlungshoheit abgeben zu dürfen, ein Bedürfnis nach Führung und Anerkennung durch den Lehrer. Und dieses heimliche Bedürfnis kann nur die Kursumgebung befriedigen. Vielleicht liegt es auch daran, dass man während des Unterrichts zu mehreren in einem Raum ist. Der Fokus springt von einem zum anderen und intensiviert sich dabei.

Ich beugte mich über meine Beine: Den Oberkörper auf die Beine legen, den Bauch in Falten legen, so als hätte man einen dicken kleinen Hund auf dem Schoß. Spüren, wie sich der Brustkorb zu den Zehen neigt wie ein Liebhaber, der weiß, dass seine Liebe stets unerwidert bleiben wird. Die Nase zu den Schienbeinen bringen.

Diese Haltung war perfekt dazu geeignet, sie allein zu machen. Denn dabei wurde die Aufmerksamkeit nach innen gelenkt. Das war die einsamste Haltung überhaupt – von der Art Einsamkeit, wie man sie als Kind empfindet, wenn man zufrieden in seiner eigenen Welt lebt und begreift, dass der eigene Körper in sich geschlossen ist, begrenzt, kompakt und selbstgenügsam.

Mein Leben schrumpfte. Niemand rief an, und niemand schaute vorbei. Die Stipendiatinnen kamen und gingen sofort wieder. Sie überfielen uns nicht. Ich versuchte nicht, es ihnen recht zu machen, das wäre auch lächerlich gewesen. Sie selbst wollten nicht gefallen, zumindest keiner anderen Frau. Mein Familienleben war bisher zu einem gewissen Grad eine Darbietung für meine Umgebung gewesen, die allen anderen, aber auch mir beweisen sollte, dass alles bestens war. Nicht gut, sondern bestens, perfekt. Jetzt war mein Familienleben mein Familienleben, privat, fast schon ein Geheimnis: Wir waren ein Haufen Bären in einer Höhle, zappelnd, haarig und sehr intim. Ich hatte kein Publikum mehr.

Und ohne Publikum passierte etwas Merkwürdiges: Mit ihm verschwanden auch meine Sorgen, meine Scham und Bruce' Depressionen. Dafür gab es wahrscheinlich mehrere Gründe: die Stipendiatinnen. Die Sonne. Die journalistische Fakultät, die ihn wie einen geschätzten Kollegen behandelte. Das warf die Frage auf, ob meine Zweifel die Depressionen überhaupt erst hervorgerufen hatten? Dadurch, dass ich ihn stets mit Habichtsaugen beäugt und darauf bestanden hatte, dass alles nach Plan lief, hatte ich ihn vielleicht bedrängt und überfahren.

Bruce brachte Lucy jeden Morgen zu Fuß zur Schule, und sie hüpften fröhlich davon. Es gab weder Geschrei noch Klagen, sondern nur pures Glück: Vater und Tochter gehen gemeinsam zur Schule. Ich war davon ausgenommen. Ich versuchte nicht, diesen Schulweg zu organisieren, dafür zu sorgen, dass er gut verlief. Ich sagte einfach nur tschüss, brachte Willie in die Vorschule, schrieb ein paar hundert Wörter und ging wandern. Allein.

Meine Kinder verwechselten gern »Geographie« mit »Geologie«, aber in Boulder war beides tatsächlich oft gleichbedeutend. Ich war wie besessen davon. Die Berge prägten das Leben in der Stadt. Seattle wurde meiner Ansicht nach von seiner Sozialgeschichte geprägt, und als ich noch dort wohnte, lebte ich ganz nach Muriel Rukeysers Motto: »Das Universum besteht aus Geschichten, nicht aus Atomen.« Jede Straßenecke besaß ihre eigene Geschichte, und zwar im wahrsten Sinne des Wortes. In Boulder hatten wieder die Atome das Sagen: Stürme kamen in mein Haus und erschütterten mich. Efeu kletterte durchs Fenster herein. Wenn ich im Regen spazieren ging, kam ich nicht nur nass, sondern schlammbespritzt nach Hause, und der Schlamm bildete dicke Krusten unter meinen Sohlen. Die Natur war hier kein romantisches, sentimentales Etwas, für das jene sie halten, die sich niemals hineinbegeben. Sie war unmittelbar und intensiv. Sie konnte einen verschlingen. Sie hatte begonnen, mich zu verschlingen.

23.
Toter Mann

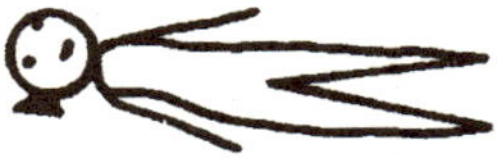

Wie heißt es so schön? »Wenn der Schüler bereit ist, kommt der Lehrer.« Als ich in Boulder wohnte, schienen die Lehrer nur so vom Himmel zu fallen. Es regnete Lehrer.

Nachdem ich dort eine Weile gelebt hatte, bat mich eine Redakteurin der *New York Times*, einen Artikel über kontemplative Erziehung an der Naropa, der Buddhisten-/Beatnik-Universität, zu schreiben. Meine Redakteurin klang recht pragmatisch, und ich erzählte ihr nicht, dass ich es 1987 nur in die Vorhalle geschafft hatte und mich die Walgesänge davon abgehalten hatten, sie wirklich zu betreten.

Naropa war eine heiß geliebte Institution in Boulder. Ich machte ein paar vorbereitende Recherchen und erfuhr, dass sie 1974 als Naropa Institute von Chogyam Trungpa Rinpoche gegründet worden war, einem Lehrer für tibetischen Buddhismus, der über Oxford in die Vereinigten Staaten gekommen war, um fernöstliches und westliches Wissen miteinander zu verbinden. Er lud Künstler aus dem ganzen Land ein, die wiederum ihre Freunde mitbrachten, sodass am Ende 2500 Personen zusammenkamen. Viele von ihnen beschlossen, in Boulder zu bleiben, darunter auch der Dichter Allen Ginsberg. Er blieb, um die recht elegisch klingende *Jack Kerouac*

School of Disembodied Poetics mitzubegründen. Ich fuhr fast täglich an der Naropa vorbei. Das Hauptgebäude war eine alte Schule an der Arapahoe Avenue. Der Campus sah fröhlich und sehr gepflegt aus, neue, moderne Gebäude und grüne Rasenflächen umgaben den alten Ziegelhauptbau.

Studenten liefen über sonnige Bürgersteige und sahen aus, wie man sich einen typischen Naropa-Studenten eben vorstellt: Sie hatten Dreadlocks, trugen mottenzerfressene Strickjacken, handbemalte Lederjacken und bodenlange Patchworkröcke. Als Schuhwerk kamen anscheinend nur Motorradstiefel infrage, oder man lief gleich barfuß. Vom Auto aus, wo mir die Kinder in den Ohren lagen und meine Abgabetermine schwer auf mir lasteten, wirkten die Studenten äußerst rührend und ein klein wenig lächerlich, wobei das bestimmt nicht der Eindruck war, den sie hinterlassen wollten.

Die Zeitung wollte einen Artikel darüber, wie die Universität kontemplative Praktiken in ihre Seminare integrierte. Die PR-Abteilung der Schule stellte den Kontakt zu einigen Professoren her, die dafür geeignet waren. Ich sollte eine Woche lang Seminare besuchen und mit den Leuten reden. Mein erstes Seminar hieß »Der kontemplative Künstler« und wurde von einem gewissen Robert Spellman gehalten. Man erwartete, dass ich an allen Seminaren, die ich besuchte, aktiv teilnahm, so die PR-Dame. Doch das oberste Gebot für eine freie Journalistin lautet: Ein Job ist ein Job, auch wenn man dafür chanten muss.

Eines heißen Septembermorgens zog ich einen kurzen Rock und ein Tank Top an, witzelte ein wenig mit meinem Mann, dass ich als buddhistische Eso-Tante zurückkehren würde, und machte mich auf den Weg zum Arapahoe-Campus, einem umgewidmeten modernen Bürogebäude. Wenn man die Flatirons in Richtung Osten verlässt, verwandelt sich Boulder schnell in Prärie, und so gesehen war dieses glänzende, mit Tibetflaggen geschmückte Bürogebäude aus Beton und Glas, das da mitten in der Prärie stand, schon ein merkwürdiger Anblick. Noch merkwürdiger war es, auf dem Grünstreifen, der den Parkplatz von dem Gebäude trennte, Studenten im Schneidersitz zu sehen, die aus Zeigefinger und Daumen einen Kreis bildeten und meditierten.

Der Bau selbst verströmte den Geruch öffentlicher Gebäude, der allen Universitäten eigen ist. Es gibt ihn nur auf Colleges, und er hat etwas mit Körpergerüchen und Putzmitteln zu tun. Studenten lächelten und wuselten herum, ein Mädchen mit Irokesenfrisur zeigte mir den Raum, in dem mein Seminar stattfinden sollte. Zögernd stieß ich die Tür auf. Der Betonboden war mit jenen runden, harten Meditationskissen übersät, die aussehen, als würden sie zur Rauchenden Raupe aus *Alice im Wunderland* gehören. Erste Lektion: Trage niemals einen kurzen Rock, wenn du ein Seminar besuchst, das das Wort »kontemplativ« im Titel trägt. Unter vielem Gezupfe und Gezerre schaffte ich es, mich auf einem Kissen niederzulassen. Der Raum füllte sich mit Studenten, die sich lässig darauffallen ließen.

Die Tür ging auf, und ein grauhaariger Mann kam herein. Er sah hier völlig fehl am Platze aus mit seiner Baumwollhose, dem hellblauen Oberhemd, der Hornbrille und seinem hellwachen, konzentrierten Gesichtsausdruck. Er war der typischste Tweedjackett-Träger, den man sich nur vorstellen kann. Er begrüßte mich, nickte den Studenten zu, ließ sich auf einem Sitzkissen nieder, schlüpfte aus seinen auf Hochglanz polierten braunen Oxford-Slippern, verschränkte die Beine, legte die Hände auf die Knie und meditierte schweigend zwanzig Minuten lang.

Als er schließlich die Augen öffnete, sahen sie völlig erfrischt aus wie ein soeben gegossener Rasen. Dann blickte er lächelnd in die Runde und begann zu reden: »Wenn wir uns zum Ziel machen, ein guter, heiliger Meditierender zu sein, ohne uns dieses Ziels bewusst zu werden, machen wir uns zum Narren.«

In der nächsten halben Stunde redete er in diesem Ton weiter und versuchte seinen Studenten zu erklären, was sie da soeben getan hatten. Er sprach in Metaphern. Und sprang in seinem Vortrag von Dolores Umbridge, einem der negativen Charaktere aus *Harry Potter*, zur heiligen Brigida von Kildare. Er sprach von der Heiligkeit der Stubenfliege und vom frontalen Stirnlappen. Er schien ständig abzuschweifen bei dem Versuch, jeden seiner Zuhörer zu erreichen. Er wollte sie irgendwie aufrütteln, einen jeden mit der treffendsten Metapher beglücken – mit derjenigen, die einen dazu anregte, sich hinzusetzen und selbst mit dem Meditieren zu beginnen. Schließlich warf er eine seiner Metaphern aus wie ein großes Netz, und ich war gefangen. Er sprach von Tom Brown, einem Fährtensucher aus New Jersey. Wenn man wilde Tiere sehen will, so Brown, muss man in den Wald gehen und dort reglos verharren. Ist man ganz ruhig, kommen die wilden Tiere zu einem. Damit hatte er sofort meine Aufmerksamkeit erregt. Bruce war für einen Artikel mit diesem Brown unterwegs gewesen. Spellman sagte, dass das Meditieren genauso funktioniere. Ist man vollkommen ruhig, nähert sich der unberechenbare, wilde Geist, der sich nicht mit »Ich müsste« und »Ich sollte« sowie anderen Lappalien beschäftigt.

»Ach du Scheiße!«, dachte ich.

Dann wurde es Zeit zu zeichnen.

»Es ist wichtig, locker zu bleiben, wenn man Kunst machen will«, erklärte Spellmann, während wir uns im Raum ausbreiteten.

Die Sonne fiel durch die hohen Fenster. Es roch ein wenig trocken nach Kreidestaub und ein wenig nach Ei, wie bei Temperafarben.

»Bleibt locker!«, fuhr Spellman fort. »Das hilft dem Körper zu entspannen, wenn man von einer Aktivität zur nächsten übergeht. Den Unterkiefer ganz schlaff werden lassen, vollkommen schlaff. Und dann vor sich in den Raum starren. Vielleicht ein bisschen nach oben. Einfach loslassen. Ich komme gleich wieder, ich gehe nur nach nebenan, um Material zu holen. Nicht vergessen: Locker bleiben! Schlaff!«

Zehn oder zwanzig Sekunden später kehrte er zurück und sah, wie wir mit hängenden Kiefern und schlaff herabbaumelnden Armen dastanden.

Er musste lachten. »Meine Güte, ihr seht wirklich komisch aus.« Wir setzten uns an lange Tische und zeichneten die Umrisse von Vasen und Gefäßen. Ich machte eine außerordentlich hässliche Skizze von einem Sahnekännchen. Ich war glücklich. Wir saßen gemeinsam da und zeichneten. Die Zeichnungen, die ich in Spellmanns Seminar machte, waren die reinste Katastrophe. Und doch war ich lächerlich stolz auf sie.

Anschließend traf ich mich mit Bruce auf einen Kaffee und sprudelte förmlich über vor Begeisterung über mein Kunstseminar. »Spellman ist genau der Richtige!«, rief ich. »Wenn ich mich für einen Guru entscheiden müsste, würde ich ihn nehmen.« Bruce, der mich keine vier Stunden zuvor mit einer gehörigen Portion Skepsis zur Naropa University hatte gehen sehen, meinte: »Meine Güte, du bist genau wie Woody Allen in *Radio Days*. Erinnerst du dich an die Szene, wo er zu seinen kommunistischen Nachbarn geht, um sich über den Lärm zu beschweren, und anschließend zurückkommt und Parteislogans von sich gibt?«

Da sich meine Skepsis angesichts von Spellmanns Intelligenz und seiner Hornbrille etwas gelegt hatte, besuchte ich noch andere Seminare, zum Beispiel eines zum Thema »Kontemplative Praxis« bei Judith Simmer-Brown, die in buddhistischen Kreisen einen hervorragenden Ruf genoss.

Nachdem wir die Lektüreliste besprochen hatten, schlug sie eine Meditationsübung vor. Das klang ein wenig beängstigend, aber zum Glück trug ich eine Hose.

Sie baute eine improvisierte Bühne am Rand des großen, staubigen Seminarraums auf. Sie bat jeden Studenten, die Bühne zu betreten, sich zu verbeugen und schweigend in die Mitte der Bühne zu gehen. Jeder stand da, ohne sich zu bewegen, ohne zu lachen, zu lächeln oder zu reden. Das Ziel bestand darin, schweigend dort zu stehen und jedem im Raum in die Augen zu sehen. Einige waren sichtlich peinlich berührt. Andere standen gelassen und wie angewurzelt da und sahen jedem eindringlich in die Augen.

Nachdem alle einmal auf der Bühne gewesen waren, sah Simmer-Brown mich an. Diese Lehrer hier besaßen wirklich eine hypnotische Gabe. Sie sah mich weder erwartungsvoll an noch forderte sie mich zu etwas auf. Sie sah mich einfach nur an. Ich ertappte mich dabei, aufzustehen und mich vor den Kurs zu stellen. Am Rande der Bühne hielt ich inne und verbeugte mich. Meine Hände zitterten, und ich versuchte, das als Zeichen für meine Menschlichkeit, als Pranakörper zu betrachten. Ich stand wirklich neben mir, aber jetzt gab es kein Zurück mehr.

Auf einmal wirkte die Bühne sehr real und kein bisschen improvisiert. Ich stand mit zitternden Händen da und sah in die Gesichter dieser Studenten. Ich sah das Mädchen mit dem lila Haar, den Jungen mit den Dreadlocks, das Mädchen mit den glatten braunen Haaren und der randlosen Brille, die aussah wie die Jahrgangsbeste ihrer Highschool in Lincoln, Nebraska. Und dann war da noch Simmer-Brown höchstpersönlich. Ich hatte erwartet, dass sie mir bestätigend zunicken würde, aber ihr Gesicht blieb vollkommen reglos.

Eigentlich waren alle Gesichter reglos. Das war mir vorher gar nicht aufgefallen, als ich zwischen ihnen mit meinem Laptop, diesem idiotischen Hilfsmittel, auf dem Boden gesessen hatte. Ihre Gesichter spiegelten weder Bestätigung noch Spott wider. Niemand lächelte mich an. Und niemand betrachtete mich stirnrunzelnd. Simmer-Brown hatte ihnen beigebracht, nicht zu urteilen. Sie standen mir vollkommen neutral gegenüber. Diese Meditationsübung funktionierte in beide Richtungen: Sie war sowohl eine Herausforderung für das Publikum als auch für denjenigen auf der Bühne.

Als ich nach Hause kam, war ich fix und fertig. In dem Seminarraum hatte ein extrem geschärfter Sinn für die Realität geherrscht. Es war wie das Gegenteil einer Drogenerfahrung, ein Übermaß an Klarheit. Interessant: Wenn man sich kein Urteil mehr bildet, gewinnt man an Klarheit. Ich hatte mich beruflich wie privat stets auf meine Urteilskraft verlassen, um mich zurechtzufinden. Aber vielleicht war das gar nicht hilfreich. Vielleicht machte ich das Wasser eher trübe, als es zu klären. Ich kannte mich gut genug, um zu wissen, dass ich nie in der Lage sein würde, urteilsfrei auf die Welt zu blicken. Aber ich konnte es wenigstens versuchen. Diese Studenten hatten es versucht, und mit ihrer Ausstrahlung hätte man eine ganze Kleinstadt erleuchten können.

Am nächsten Tag ging ich in das Yogastudio an der Naropa. Der rothaarige Lehrer – eindeutig kein Inder – sprach mit einem stark indischen Akzent und erzählte eine Fabel von einem Affen. Ich sah das längst nicht mehr so kritisch wie früher. Im Grunde hätte mich vieles an der Naropa nerven oder ärgern müssen, stattdessen war ich entzückt.

Ich hatte eine eher hyperspirituelle Atmosphäre erwartet – stellen wir Westler uns nicht so Buddhisten vor? Sie scheinen etwas zu wissen, das wir nicht wissen. Und sie wissen, dass sie es wissen, wodurch sie so einen überheblichen Eindruck machen. Doch stattdessen schien mir die Urteilslosigkeit, die ich im Seminar von Simmer-Brown erlebt hatte, eine Art Erlaubnis zum Experimentieren zu geben. Es war völlig in Ordnung, mal etwas Neues auszuprobieren. Die Studenten, ja selbst die Lehrer hier schienen sich in alle möglichen Unternehmungen zu stürzen.

Schon vor langer Zeit war mir aufgefallen, dass Fran, wenn sie so richtig in Form war, großen Nachdruck auf den Satz »Warum eigentlich nicht?« legte. Sie pflegte eine Haltung vorzuschlagen wie die Krähe und fügte dann hinzu: »Warum eigentlich nicht?« Auf diese Weise kam sie dem urteilenden Geist verbal zuvor, jenem Geist, dem gleich tausend Gründe dagegen einfielen.

Und genau dieses Gefühl nahm ich aus der Naropa mit: dass sie ein Ort war, an dem die Urteilskraft weniger zerstört als ausgetrickst wurde. Ich hatte eher mit einer anti-intellektuellen Atmosphäre gerechnet, aber dem war nicht so. Die Naropa war ein Ort, an dem die Lehrer der Urteilskraft mit Klugheit auswichen – etwas, das meine Vorstellung von Klugheit komplett auf den Kopf stellte.

Der rothaarige Yogalehrer mit dem indischen Akzent fesselte meine Aufmerksamkeit mit dem Satz: »Diejenigen, die sich wirklich ungeschickt beim Yoga anstellen, sind hier genau richtig. Ich hoffe, dass ihr euch heute zugesteht, euch richtig ungeschickt anzustellen, und dass ihr nicht perfekt sein wollt. Echtes Yoga hat nichts mit perfekten Haltungen zu tun, sondern mit ungeschickten, in die man aber dafür richtig hineinspürt. Man muss sie von innen heraus spüren, statt sie von außen gut aussehen zu lassen.«

Wir gingen bewusst lange in *Savasana*, die Toter-Mann-Stellung, was typisch für die Naropa zu sein schien. Natürlich spielte *Savasana* hier eine große Rolle. Wir legten uns mit dem Rücken auf den Boden.

Der Raum war eine riesige, hohe, lichterfüllte rechteckige Schachtel. Die Matten lagen dicht an dicht. Nicht nur Studenten fanden sich hier ein, sondern auch Universitäts- und Verwaltungsangestellte, die in ihrer Mittagspause hergekommen waren. Genau so machte ich am liebsten Yoga: mit allen möglichen Leuten, mit allen Figuren und in allen Altersstufen.

Meine Matte war staubig. Hatte ich sie jemals gewaschen? Eher nicht. Ich strich sanft mit den Fingern darüber und entdeckte eine kleine Kiefernnadel. Mein Haarknoten am Hinterkopf wurde in den Boden gedrückt. Ich drehte den Kopf etwas vor und zurück und spürte die Form des Knotens.

Mein Nebenmann machte schnarchende Geräusche, so als schliefe er gleich ein. Ich fand das gemütlich. Der Lehrer ging durch den Raum. Ich konnte seine Schritte hören. Mein Schweiß begann ein wenig zu trocknen, und mir wurde kalt. So leise wie möglich griff ich nach meinem Sweatshirt, das neben der Matte lag, und breitete es über meine Brust.

Ich lag da, spürte den Staub in der Nase und das angenehme Gewicht meines Sweatshirts auf der Brust und merkte: Ich meditierte. Da lauerte nichts Beängstigendes unter der Oberfläche. Bloß Realität.

Plötzlich dachte ich: »Was, wenn das Gegenteil von gut gar nicht böse ist? Was, wenn das Gegenteil von gut einfach Realität ist?«

Nach dem Yoga lief ich ganz benommen die Straße hinunter, um mich mit meinem Freund Dan auf ein Bier zu treffen. Wir setzten uns in einem irischen Pub im Zentrum an einen Fenstertisch. Riesige rosa Wolken rollten die Berghänge herab. Wir sahen aus dem Fenster und strahlten. Es war ein dermaßen herrlicher Anblick, dass uns nichts anderes einfiel.

Dan bestellte unsere Pints bei der Kellnerin, auf seine sanfte, charmante Art. Wir nippten an unseren Stouts, und dann fragte er: »Was macht eigentlich dein Artikel über Naropa?«

Ich wurde rot. Es war mir peinlich, wie viel mir Naropa inzwischen bedeutete. Es war mir peinlich, wie wichtig ich die dort geleistete Arbeit fand. Es war mir peinlich, das, was dort stattfand, überhaupt mit dem Wort »Arbeit« zu belegen. Doch das war nichts, worüber man in der *New York Times* schreiben kann.

»Der ist gar nicht so leicht zu schreiben«, sagte ich.

Er sah mich wissend an. »Ich war einmal für *Newsweek* zwei Wochen lang mit dem Dalai-Lama unterwegs. Anfangs stand ich der ganzen Sache reichlich skeptisch gegenüber. Ich empfand das Ganze eher wie eine Art Industrie, eine spirituelle Show. Doch dann hörte ich ihm zu, wohnte seinen Auftritten bei und musste meine Haltung neu überdenken. *Newsweek* hat nichts von meinem Text übernommen. Denn ich habe nicht über den Dalai-Lama berichtet. Ich habe ihm geglaubt.«

Ich gab meinen Artikel ab, und sie strichen all das Wundersame heraus und ließen nur noch die bloßen Fakten stehen. Das ist typisch für eine Zeitung, und vielleicht muss das auch so sein. Wer will schon in der Zeitung von Wundern lesen?

24.
Sprung in die Vorwärtsbeuge

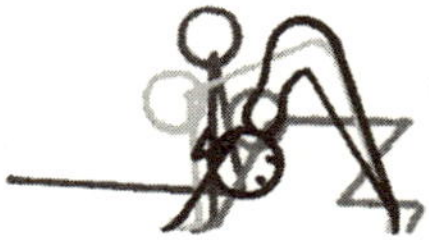

Ein Klempner – beziehungsweise eine Klempnerin – kam vorbei, um dem Gestank nachzugehen. Ich saß in einem Tanktop draußen und las ein Buch, das ich rezensieren musste. Die Sonne brannte so heiß vom Himmel, dass mir die Schweißperlen auf der Oberlippe standen. Am Vortag hatte es zehn Zentimeter geschneit. Boulder war schizophren.

»Ich rieche nichts«, erklärte die Klempnerin schnuppernd. »Rufen Sie mich an, wenn der Geruch nicht verschwindet. Ich muss jetzt gehen, denn in zwanzig Minuten beginnt meine Yogastunde.«

»Oh!« Sofort hatte ich den Gestank vergessen. »Wohin gehen Sie?«

»Ich gehe zu Richard Freeman. Keine Ahnung, warum Leute überhaupt woanders hingehen.«

»Wo unterrichtet er?«

»Ihm gehört der Yoga-Workshop. Haben Sie noch nie etwas von ihm gehört?«

Doch, ich hatte tatsächlich schon von ihm gehört. Er war so etwas wie ein berühmter Guru für *Ashtanga*-Yoga – einer der Ersten, die in den 1960er- und 70er-Jahren nach Indien gegangen waren. Ich hatte schon mal ein Bild von ihm gesehen – in einer Zeitschrift oder auf einem Videocover. Ich erinnerte mich an graues Haar, einen intelligenten Gesichtsausdruck und Radlerhosen.

»Sie sollten unbedingt zu ihm gehen«, empfahl sie. »Er ist ein Genie!«

Dann sah ich nur noch ihren wippenden langen grauen Pferdeschwanz, und schon war sie verschwunden.

Mein hastiger morgendlicher Sonnengruß blieb unbefriedigend. Ich beschloss, den Yoga-Workshop auszuprobieren. Am Sonntag fand ein Anfängerkurs statt. Zu dem wollte ich gehen, denn *Ashtanga*-Yoga klang einschüchternd. Zumindest machte es einen einschüchternden Eindruck, sobald man sich Madonnas Arme einmal genauer ansah.

Ich erkundigte mich nach Freeman. Er schien zur alten Garde von Boulder zu gehören, zu den Freaks, zu denjenigen, die ständig pleite waren, zu den Hippies. Obwohl er inzwischen weltberühmt war, behielt er sein Studio in dem kleinen Häuschen aus Schlackeziegeln, in dem er angefangen hatte. Er bot, wie alle sagten, »das volle Programm«.

Sobald er sich bewegte, sah man, dass er tatsächlich ein Genie war. Er absolvierte nahtlos die einfachen Bewegungen des Sonnengrußes und schwebte förmlich über dem Boden, so als inhalierte er Helium statt Sauerstoff. Sein Körper war Intelligenz pur, jede seiner Fasern schien zu wissen, wo sie sich genau befand und wie sie mit dem übrigen Körper verbunden war. Ich musste an Akrobaten, ans Fliegen denken. Bisher war meine Vorstellung von den Möglichkeiten des menschlichen Körpers doch sehr beschränkt gewesen. Meist saß ich nur da und staunte.

Nachdem er die Übungsabfolge vorgemacht hatte, begannen wir mitzumachen. Allein mit ihm in einem Raum zu sein war so aufregend, dass aus meinem üblichen Zittern ein Vibrieren wurde. Als ich die Hände über den Kopf streckte, zitterten sie so, dass sie sich kaum noch trafen, sondern sich begegneten wie zwei alte Freunde, die sich nicht mehr wiedererkennen.

Seine Anweisungen waren konkret und unglaublich hilfreich, wenn es darum ging, sich in den einzelnen Haltungen zu entspannen. »Die Zunge entspannt an den Gaumen legen«, befahl er zum Beispiel, und ich gehorchte. Meine Kiefermuskulatur entkrampfte sich und konnte sich mit der Zunge in dieser Position gar nicht erneut verkrampfen.

Er war geistreich und witzig, die perfekte Mischung aus Weisheit und lustigen Sprüchen. Als wir ins gedrehte Dreieck gingen, sagte er mit seiner Schlafwandlerstimme: »Seht es einfach als komplizierte Atemübung.«

Aber das Beste war: Er intonierte »ausaaaaatmen« und »einaaaaatmen«. Man merkte irgendwie, dass Mindy und ihre Leute ihn nachahmten und nicht umgekehrt. Ich war zur Quelle vorgestoßen.

Das war meine erste Begegnung mit jemand, der bei den Meistern gelernt hatte. Das Genie hatte jahrelang in Mysore bei K. Pattabhi Jois studiert, der seinerseits bei Tirumalai Krishnamacharya gelernt hatte, dem Vater des modernen Yoga. Krishnamacharya hatte drei Schüler, die das moderne Yoga nachhaltig geprägt haben: seinen Schwager B.K.S. Iyengar, der die gleichnamige Schule begründet hat, die sich auf Ausrichtung und Genauigkeit konzentriert; Krishnamacharyas Sohn T.K.V. Desikachar, der die Lehren seines Vaters weiterverbreitete und Viniyoga bekannt machte, ein sehr sanftes, therapeutisches Yoga; und Jois, der sein Leben lang *Ashtanga*-Yoga studierte, weiterentwickelte und bekannt machte – jene Form des dynamischen Yogas, das in seiner populären, vereinfachten Variante unter dem Namen *Vinyasa*-Yoga bekannt wurde.

Echtes *Ashtanga*-Yoga nach Jois war deutlich strenger als das *Vinyasa*-Yoga, das ich kannte. Die *Vinyasa*-Bewegungsabläufe, die ich geübt hatte, waren nur eine Art Kitt für das *Ashtanga*-Yoga, um eine Reihe oder Serie von Haltungen miteinander zu verbinden. Im Grunde gab es sogar mehrere solche Serien: »Serien von Serien«, wenn man so will. Es gab insgesamt sechs Serien, die in einer bestimmten Reihenfolge absolviert und von einleitenden und abschließenden Chants und Bewegungen eingerahmt wurden. Schon die erste Serie kann einen ein Leben lang beschäftigen. Die Bandbreite der Haltungen reicht von einfach bis schwer, sie alle werden durch einen komplexen, eleganten *Vinyasa*-Tanz miteinander verbunden, der beinhaltet, dass man Sprünge macht, auf dem Boden herumrollt, hüpft, balanciert und – wie im Fall des Genies – schwebt.

Im Anfängerkurs beschäftigten wir uns einfach nur mit der *Vinyasa*-Abfolge und nahmen manchmal vereinfachte Haltungen aus der ersten Serie ein. Wir konzentrierten uns auf die Verbindungsglieder zwischen den einzelnen Übungen. So trainierten wir beispielsweise ausgiebig, in die Vorwärtsbeuge zu springen, eine uralte *Ashtanga*-Bewegung: Man beginnt im Herabschauenden Hund, springt (oder schwebt) dann mit den Füßen zwischen die Hände und landet in einer Hockstellung. (Bitte gleich mal versuchen und anschließend lachen – oder weinen – und weiterlesen!)

Man erlebt dabei eine kognitive Dissonanz: Erst sieht man zu, wie das Genie in die Vorwärtsbeuge springt, als wäre es das Simpelste, was es je gegeben hat. Man ist so davon beeindruckt, dass man sofort zum Gläubigen wird. Man sieht, wie das Genie in die Vorwärtsbeuge springt, und ist fest überzeugt, das auch zu können. Man bereitet sich darauf vor, spannt im Herabschauenden Hund erwartungsvoll die Kernmuskulatur an. Diesmal ist man stark, diesmal wird man es schaffen! Man atmet aus, sammelt seine Kräfte, springt … und rutscht mit den

Füßen über die Matte oder plumpst nahe der Hände auf. In den seltenen Fällen, in denen es mir tatsächlich gelang, richtig in die Vorwärtsbeuge zu springen, war ich so aufgeregt, dass ich mich kaum beruhigen konnte. Ich glühte förmlich vor Stolz und wusste nicht mehr, was jetzt als Nächstes kam. Also genau das Gegenteil dessen, was der Sprung in die Vorwärtsbeuge eigentlich bezwecken soll. Er dient dazu, die Bewegung im Fluss zu halten, und soll dafür sorgen, dass die Übungsserie nicht ins Stocken gerät.

Das Genie schwebte aus einer Haltung einfach in die nächste, die übernächste und die überübernächste.

Die erste Serie war so schwer, dass ich mich manchmal fragte, ob ich die Stellungen überhaupt richtig ausführte. Ich ging sanft in die Haltung – zum Beispiel in eine, bei der die Beine über die Oberarme geklemmt und die Füße davor verschränkt werden. Ich befand mich in dieser Haltung, spürte aber gleichzeitig, dass ich im Vergleich zum Genie und seinen Schülern gerade mal einen Zeh ins Wasser hielt. (Natürlich soll man sich nicht vergleichen!) Die anderen schienen ganz darin aufzugehen. Aber das bedeutete nicht, dass die Kurse sich für mich dahinschleppten.

In dem kleinen Schlackeziegelbau im Zentrum von Boulder lag eine köstliche Ernsthaftigkeit in der Luft. Manche kamen schon seit Jahrzehnten hierher und versuchten, die Energie anzuzapfen, die von Krishnamacharya auf Jois und von ihm auf Freeman übergegangen war. Diese direkte »Abstammung« von einem Guru besaß eine nicht zu leugnende Kraft. Heute gibt es kaum etwas, das noch so sehr auf oralen Traditionen beruht wie Yoga. Bisher kann beim Yoga nichts den leibhaftigen Lehrer ersetzen. Wie ich bereits zu Anfang meiner Yogakarriere merkte, funktioniert es nicht mit einem Video und auch nicht mit einem Buch – nicht einmal, wenn es ein Buch ist, das so dicht an der Quelle bleibt wie Iyengars *Licht auf Yoga.* Viele Autoren haben sich mit dieser geheimnisvollen Form der Überlieferung auseinandergesetzt. Aus irgendeinem Grund ist es wichtig, Yoga bei einem Menschen aus Fleisch und Blut zu lernen. Vielleicht, weil man die Haltungen dann dreidimensional wahrnimmt, trotzdem glaube ich, dass noch mehr dahintersteckt: Zeigt einem der Lehrer, wie etwas geht, entsteht ein Bewusstsein dafür, was möglich ist, und der Funke springt über: Ja, das ist machbar. Ich sehe es mit eigenen Augen. Besuchte man einen Kurs bei Freeman, hatte man so ein merkwürdiges Gefühl von Schicksalshaftigkeit, so als ob alles vorher genau zu diesem Moment geführt hätte. War man unbewusst längst unterwegs zu diesem Guru gewesen? Seine Lehre und sein Wissen um die eigene Position in der Guru-Abfolge strahlte eine Art Wärme aus. Er gab etwas ganz Wesentliches weiter, so als müsste er es loswerden, zumindest empfand ich das so.

Jedes Mal, wenn ich zum Unterricht ging, wusste ich die eifrige Schülerschar, die er sich herangezogen hatte, mehr zu schätzen, aber auch die bescheidenen Räumlichkeiten, seine beängstigende Körperbeherrschung und seine konkreten Anweisungen. Ich ging stets in den Anfängerkurs am Sonntagmorgen. Ich lief zu Fuß dorthin. Anschließend holten mich Bruce und die Kinder ab.

»Er ist einfach ein Genie!«, schwärmte ich jedes Mal, und damit begann unser Familientag.

»Wie meinst du das, er ist ein Genie?«

»Er schwebt einfach durch die Luft«, erklärte ich und legte meine Füße aufs Armaturenbrett.

»Können Genies fliegen?«, erkundigte sich Willie vom Rücksitz aus.

Gleichzeitig sagte Bruce: »Das heißt noch lange nicht, dass er ein Genie ist. Das heißt nur, dass er topfit ist.«

»Nein, da steckt mehr dahinter. Alles, was er tut, wirkt so simpel. Er hat eine Methode entdeckt, wie man es schafft, nicht mehr so viel über alles nachzudenken. Ich weiß, das kling furchtbar, aber er lebt einfach völlig im jeweiligen Moment.«

»Wenn er nicht denkt, ist er dann nicht das Gegenteil von einem Genie?«

»Nein! Warum musst du alles hinterfragen, was ich sage? Warum vertraust du mir nicht einfach?«

»Ich habe Hunger und will in die Bibliothek«, verlangte Lucy.

Normalerweise hätte das zu einem Streit zwischen Bruce und mir geführt, zu einer von jenen Auseinandersetzungen, die leicht Stunden, ja sogar bis zum Zubettgehen dauern konnten. Diesmal hörten wir einfach auf und betrachteten die Situation einen Moment von außen, wie einen seltsamen Käfer, den man auf der Küchenarbeitsplatte findet. Es war nur eine Auseinandersetzung und kein böses Omen. Anschließend besprachen wir, was es zum Mittagessen geben sollte.

Es kam uns selbstverständlich vor, unseren Aufenthalt um ein weiteres Jahr zu verlängern. Wir fühlten uns in Boulder pudelwohl, wenn auch nicht in dem nach Mäusen stinkenden Haus. Wir zogen in ein Haus hoch in den Bergen, das aussah wie eine riesige Skihütte. Die Besitzer gingen für ein Jahr nach Ecuador, um ihr Spanisch zu verbessern. Unsere Kinder würden den Bus nehmen müssen, der die acht Kilometer lange, eng gewundene steile Bergstraße in die Stadt fuhr. Wir würden viel Schnee haben, erzählten uns die Besitzer. Wir würden Elche, Bären und Berglöwen sehen, Rotluchse und wilde Truthähne. Wir würden echte Bergbewohner werden. So viel zum Thema Realität: Zum Haus gehörte ein eigener Schneepflug. Vom Gipfel aus sah man auf der einen Seite eine Feuchtsavanne namens Walker Ranch und auf der anderen die Kontinentale Wasserscheide. Wir kicherten den ganzen Tag vor lauter Entzücken. Leigh kam gleich am ersten Abend zum Abendessen. Als wir unsere Suppe schlürften, sah sie sich in dem atemberaubenden

Skihüttenambiente um und meinte: »Ihr wisst schon, dass normale Leute nicht so wohnen? Und dass ihr irgendwann ins normale Leben zurückkehren müsst?«

»Wir tun so, als wären wir im Auswärtigen Dienst, wie Diplomaten«, sagte Bruce.

»Egal, Hauptsache, ich darf auch einziehen.«

Von Anfang an hatte ich kuriose Begegnungen mit Tieren. Ich, die ich nicht gerade eine Frühaufsteherin bin, lief mit einer Tasse Kaffee in der Hand direkt vor meiner Tür in eine Herde Elche hinein. Auf der Garagentür mit Glaseinsätzen prangten dicke Pfotenabdrücke von einem Bären, der sehnsüchtig auf die dort stehenden Mülltonnen gestarrt hatte. Und in meiner Küche entdeckte ich ein Streifenhörnchen. Es sah aus, als würde es gleich wild drauflos singen wie die Hörnchen von Walt Disney.

Wenige Wochen nach unserem Einzug rief mich meine Mom an. Gut, meine Mom rief jede Woche an, wenn nicht sogar jeden Tag. Sie war fest entschlossen, sich von Kleinigkeiten wie einer riesigen Gebirgskette und Tausenden von Meilen nicht von uns trennen zu lassen. Wie dem auch sei, meine Mom rief an: »Hallo, Schätzchen. Sind Lucy und Willie zu Hause?«

»Sie sind in der Stadt. Lucy spielt bei Juliana, und Willie ist bei Amar. Ich wollte gerade ins Tal fahren, um sie abzuholen.«

»Oh, zu schade. Sag ihnen bitte, sie sollen mich anrufen, wenn sie zu Hause sind. Ich will wissen, was sie so treiben.«

»Gut, aber das kann ein paar Stunden dauern.«

»Nun, dann plaudere doch noch kurz mit mir. Ich bin froh, dass ich dich erwische. Dein Dad und ich überlegen, uns scheiden zu lassen.«

»Wie bitte?«

»Wir überlegen nur.«

»Das ist ja großartig! Los, macht endlich!«

»Es wird langsam Zeit.«

»Dir ist schon klar, dass mich das ziemlich überrascht, oder?«

»Ich denke schon, Schätzchen. Sag den Kindern, sie sollen mich anrufen.«

»Gern!«

Ich kontrollierte meine E-Mails, bevor ich losfuhr. Mein Dad hatte geschrieben:

> Dave und Claire:
> Ich wollte euch nur Bescheid sagen, dass eure Mutter und ich erwägen, uns scheiden zu lassen. Ich halte euch auf dem Laufenden.
> xo Dad

Das kam so plötzlich. Hatten sie endlich dem Drängen meines Bruders nachgegeben? Hatte sich durch meinen Wegzug irgendwas verändert? So wie mir ihre unausgesprochenen Beweggründe für ihr Zusammenbleiben über Jahre hinweg verborgen geblieben waren, blieb mir auch der Grund für diesen Entschluss verborgen. Machten das alle Eltern so oder nur meine? Ihre Entscheidungen wurden hinter vorgehaltener Hand getroffen. Man konnte zwar fragen, was sich dahinter verbarg, bekam aber nie irgendeine Antwort. »Wir tun unser Bestes«, sagten sie meinem Bruder und mir immer wieder und meinten das todernst. Mehr war aus ihnen nicht herauszubekommen. Insgeheim vermutete ich, dass sie selbst gar nicht wussten, was während ihrer exzentrischen Ehe eigentlich in ihnen vorging. Wahrscheinlich wollten sie es auch gar nicht wissen.

Als ich zweiundzwanzig war, also so alt wie meine Mutter bei ihrer Hochzeit, hatte ich gerade das College abgebrochen und lebte in Australien bei meinem Freund, einem sonnigen Gemüt mit langem Haar, der in einer Punkrockband sang. Wir wohnten in einem kleinen Haus an einer belebten Straße in einem Gewerbegebiet südlich von Sydney. Es war eine Art Paradies. Der Strand war nur einen Häuserblock weit entfernt. Wenn ich pleite war, fuhr ich Gabelstapler und verlud Kisten in einem Lagerhaus in Sydney. Außerdem stand ich Modell für einen Kurs im Aktzeichnen an der Kunstakademie, etwas, das ich zu Hause niemals getan hätte. Wenn ich wieder etwas Geld zusammen hatte, legte ich mich an den Strand und las Tolstoi. Und wenn mir nach einem Tapetenwechsel zumute war, hielt ich den Daumen raus und trampte tausendsechshundert Kilometer weit nach Queensland.

Ich lebte jahrelang so. Ich umrundete den Pazifik, indem ich von Australien erst nach San Francisco, dann zurück nach Seattle, anschließend nach Südostasien und dann wieder nach Seattle reiste. Ein Freund löste den anderen ab, aber zwischen zwanzig und dreißig gab ausschließlich ich den Ton an. Hätte ich zu Zeiten meiner Mutter oder Großmutter, ja zu noch früheren Zeiten gelebt, wäre ich längst verheiratet und Mutter gewesen.

Es ist schon erstaunlich, mit welchem fast schwindelerregenden Tempo dieser Wandel stattgefunden hat. Hunderte von Jahren lang mussten Frauen spätestens mit fünfundzwanzig verheiratet sein. Meine Mutter heiratete 1962. Manche Statistiken sagen, dass das durchschnittliche Heiratsalter der Frau damals bei zweiundzwanzig lag, andere setzen es sogar bei zwanzig an. Für mich und meine Freunde stand dagegen fest, dass wir nicht vor Ende zwanzig, Anfang dreißig heiraten würden. Innerhalb jener zwanzig Jahre, die zwischen der Jugend meiner Mutter und meiner eigenen lagen, war die Norm der frühen Heirat vom Winde verweht worden. Ganz so, als hätte sie nie existiert. Ich dachte nicht im Traum ans Heiraten. Als mir ein oder zwei Freunde einen Antrag machten, konnte ich mir nur mit Mühe ein Lachen verkneifen. »Machst du Witze, oder spinnst du?«, hätte ich am liebsten gesagt. (Aber natürlich verkniff ich mir das.)

Meine Mom, ihre Schwestern und deren Freunde waren dagegen mit fünfundzwanzig verheiratet und davon begeistert. Schließlich hatte man ihnen ein Leben lang eingetrichtert, dass Heiraten, Erwachsensein, ja sogar Mutterschaft mit Freiheit, Glück und anderen schönen Dingen einhergehen.

Meine Mutter erzählt, dass man sich, wenn man in den 1940er- und 1950er-Jahren aufwuchs, regelrecht danach sehnte, erwachsen zu werden. Die Kindheit wurde ertragen, sie war ein langer dunkler Tunnel, an dessen Ende einen das Erwachsenenleben erwartete. Vergnügungen waren etwas für Erwachsene. Bis es so weit war, konnte man zwar auch Spaß haben, aber letztlich befand man sich in der Warteschleife.

Meine Mutter war vierundzwanzig, als sie meinen Bruder bekam. Egal, welchen x-beliebigen Meilenstein der Gegenkultur man als Vergleichsdatum heranzieht – sie war schon an Mann und Kind gefesselt. Als das Beatles-Album *Sgt. Pepper* herauskam, war sie mit mir schwanger und hatte bereits einen zweijährigen Sohn. Als Woodstock stattfand, hatte sie ein zwei und ein vier Jahre altes Kind. Als 1970 *Der weibliche Eunuch* erschien, kam mein Bruder in den Kindergarten, während ich zu Hause saß und nach mehr Blaubeerjoghurt verlangte. Wie unzählige andere Frauen hatte sie sämtliche Regeln für ein gutes Leben befolgt. In den Romanen, die sie ihr Leben lang gelesen hatte, stand: Freiheit beginnt mit der Ehe. Heirate, bekomme Kinder, führe deinen eigenen Haushalt, dann bist du deine Eltern für immer los. Als meine Mutter eine junge Erwachsene war, wurden die alten Normen völlig auf den Kopf gestellt: Lass dich scheiden, und du bist deinen Mann für immer los! Dann wirst du Freiheit, Geld und Liebe finden. Es ist Zeit zu gehen. Geh einfach!

(Und welche Geschichte war für die Generation der Töchter, also für mich, aktuell? Wohl die, dass wir alles unter einen Hut zu bringen haben: Ehe, Beruf, Kinder und Selbstverwirklichung. Unser Emblem war das der vielarmigen Frau, der Hindu-Göttin, die versucht, alles gleichzeitig zu bewältigen. Diejenigen, die beschlossen, nicht zu arbeiten oder keine Kinder zu bekommen, waren in der Minderheit. Die überwiegende Mehrheit der Frauen tat beides.)

Dieser große Umbruch in der Generation meiner Mutter spiegelt sich auch in vielen Romanen der damaligen Zeit wider. Mit am berühmtesten ist natürlich Erica Jongs *Angst vorm Fliegen*, die Geschichte einer Frau, die ihren verrückten Mann verlässt, um mit einem sexy Akademiker in einem Cabrio (aber klar doch!) quer durch Europa zu fahren. Die Heldin, Isadora Wing, sagt etwas, das die Stimmung jener Jahre perfekt auf den Punkt bringt: »Eine anständige Frau hätte ihr Leben der Sorge und der Pflege ihres geisteskranken Mannes gewidmet. Ich war keine anständige Frau. Ich hatte noch zu viel vor im Leben.«

Erica Jongs Beschreibung von Isadoras »Flug« wurde fast zu einer Art Pamphlet: Manche sahen in ihrer Reise nur eine eskapistische Fantasie, einen Ersatz für das wirkliche Leben. Die Schriftstellerin Lois Gold ließ sich auf der Hardcover-Ausgabe mit dem Satz zitieren: »Sie wird Sie weiter von zu Hause fortführen, als Sie es je zu träumen wagten.« Für andere Frauen war Jong eine Sirene, die sie ans andere Ufer hinüberlockte. Ein Porträt über Jong, das 1975 in der Zeitschrift *Newsweek* erschien, lässt erahnen, welche Wirkung das Buch damals hatte: »Immer wieder stehen davongelaufene Ehefrauen vor ihrer Tür und verkünden, sie würden gern bei ihr einziehen.«

Jongs Stimme wurde durch einen ganzen Chor anderer Autorinnen verstärkt. Während Frauen in Liebesromanen am Ende heiraten, besteht das Schicksal der neuen Heldinnen darin, sich scheiden zu lassen. Als ich zwölf war, hatte ich diese Romane alle gelesen. Ich sah darin kein radikales Gedankengut. Ich genoss einfach die Lektüre und las sie parallel zu *Vom Winde verweht, Rebecca, Stolz und Vorurteil* – zu all den anderen Büchern, die junge Mädchen so verschlingen, bevor sie sich seriöserer Erwachsenenliteratur zuwenden. Aus meiner Sicht erzählten die Bücher alle nur ein und dieselbe Geschichte – die, die mich interessierte, nämlich die von der Flucht in die Freiheit.

Diese Bücher erschienen überwiegend zwischen 1973 und 1978, ein bisschen spät für die meisten, die es damals nach Freiheit dürstete. Zu diesem Zeitpunkt war die Kultur schon fast ein Jahrzehnt dabei, diesen Freiheitsbegriff zu verbreiten. Was ja alles gut und schön war, wenn man nicht gebunden war. Doch wie, bitte sehr, sollte man aussteigen, wenn man Mutter war? Ich versuchte mir vorzustellen, wie das wohl war, ständig hören zu müssen: »Jugend ist das Tollste, Freiheit ist das Tollste«, wenn man bereits seine nicht unerhebliche Energie in eine Ehe investiert hatte.

Womit sich die Frage stellt, wie es möglich wurde, dass wir in unseren Zwanzigern die absolute Freiheit genossen, arbeiteten, studierten oder Partys feiern konnten. Dass man von uns nicht erwartete, dass wir heirateten. Das verdanken wir den Konflikten unserer Mütter, die rauswollten aus dem Ehevertrag. Ihre Leistung sollte man nicht unterschätzen, denn für uns ist ihr Kampf ein Segen. Sie machten sich Gedanken, unternahmen große Anstrengungen, gingen Umwege und hinterfragten die Ehe, um uns all das zu ersparen.

Dass ich nicht früh heiraten und Kinder kriegen würde, stand von Anfang an fest und wurde auch nie hinterfragt. Ich machte mir keine Gedanken über das Privileg, mit solchen Freiheiten aufzuwachsen. Die Vorstellung von der Ehe als Joch lag mir genauso fern wie die Vorstellung, einen Reifrock zu tragen. Es war keine Freiheit, nach der ich strebte, es war eine Freiheit, die für mich selbstverständlich war und die ich vielleicht auch missbrauchte. (Andererseits: Was ist das schon für eine Freiheit, wenn man sie nicht auch missbrauchen kann?) In meiner Vorstellung hatten meine Freiheit und die Geschichte meiner Mutter nichts miteinander zu tun. Wenn ich an die Frauenbewegung dachte, fielen mir die Suffragetten und das 19. Jahrhundert ein. Dass meine Mutter auch etwas damit zu tun haben könnte, wäre mir im Traum nicht eingefallen. Ich begriff nicht, was es mit Feminismus zu tun haben sollte, dass sie meinen netten Vater für ihren jüngeren Freund verlassen hatte.

So wie Freeman das Erbe des *Ashtanga*-Yoga überliefert, so hat mir meine Mutter das Erbe des Feminismus überliefert. Natürlich war das längst nicht so grandios, wie es klingt – es bestand aus einem schäbigen grauen Haus in Manitou Beach, einem bärtigen jungen Mann, der gern lachte – aber genau das war es, das Erbe weiblicher Selbstbestimmung.

Diese Frauen und Mütter, die Anfang der 1970er-Jahre ihre Männer verließen, waren eine Avantgarde-Bewegung, egal, ob sie nun politisch motiviert waren oder nicht. Sie waren diejenigen, die uns von den alten Normen befreiten. Wie streikende Gewerkschaftsmitglieder nahmen sie die Arbeitsbedingungen des frühen Heiratens und Kinderkriegens einfach nicht mehr hin und legten die Arbeit nieder.

Gut möglich, dass es nicht einfach war, das Kind dieser Generation zu sein. Gut möglich, dass sich die meisten von uns gewünscht hätten, ihre Eltern würden sich nicht scheiden lassen. Gut möglich, dass wir wütend auf sie waren, versuchten, ihre Fehler wiedergutzumachen, und dem hinterhertrauerten, was wir als Kinder verloren hatten. Aber möglicherweise trifft auch Folgendes zu: Hätten sie das alles nicht getan, würden wir möglicherweise heute ein anderes Leben führen. Hätten sie kein neues Leben angefangen, hätten wir als junge Frauen vielleicht das Leben einer lebendig Begrabenen geführt und wären in dem Leben gefangen gewesen, das sie hinter sich gelassen hatten: in einem Leben, in dem man mit einundzwanzig heiratet und mit zweiundzwanzig ein Kind bekommt. (Und wer weiß: Vielleicht wird es eines Tages wieder so kommen, wie in einer endlosen Zeitschleife.) Dann wären wir es vielleicht gewesen, die flohen. Dann hätten wir unsere Ehe beendet, hätten die verwirrten Kinder an die Hand genommen und wären ins Auto gestiegen, um auf und davon zu fahren. Manche von uns müssen das immer noch tun. Lisa verspürte den unwiderstehlichen Drang, früh zu heiraten und Kinder zu kriegen. Doch dann musste sie fortgehen, um ihren eigenen Weg zu finden.

Ob meine Mutter mich wohl vor diesem Schicksal bewahrt hat? Vielleicht hat sie das für mich getan, so wie sie so manches für mich getan hat, ohne es groß zu betonen.

Ohne unsere Mütter und ihren Massenexodus in den 1970er-Jahren hätten wir diese wichtigen Jahre vielleicht nie erleben dürfen, in denen wir gelernt haben, wer wir sind. Ich bin mir nicht sicher, ob unsere Mütter uns dieses Geschenk ganz bewusst gemacht haben, dieses zweischneidige Geschenk der Freiheit. Ich bin mir sogar sicher, dass meine Mutter häufig sehr genervt darüber war, was ich mit dieser Freiheit anstellte: von der Schule fliegen, die Flucht ans andere Ende der Welt, so als könnte ich es kaum erwarten, endlich von zu Hause wegzukommen. (Zu meiner Verteidigung kann ich nur sagen, dass ich sie eingeladen habe!) Aber sie haben uns diese Freiheit gelassen, eine Freiheit, die sie mit ihrem Mut erkauft haben.

Neulich habe ich eine Historikerin für einen Artikel über die Suffragetten in Washington State interviewt. Sie war eine kühle, elegante Frau und blieb während unseres Gesprächs äußerst beherrscht und ungerührt. Ich konnte ihr viele interessante Fakten entlocken. Als ich mein Aufnahmegerät ausschaltete und meine Sachen einsammelte, hob sie kurz den Finger, so als wollte sie sagen: »Nur eine Minute!« Sie zog eine Kopie aus einem Papierstapel und meinte, sie würde mir gern ein Zitat von Susan B. Anthony, der Pionierin der amerikanischen Frauenrechtsbewegung, vorlesen. Das Zitat lautete: »Eines Tages wird man auf uns hören. Dann werden alle denken, dass das schon immer so war, so wie heute viele junge Leute glauben, dass sämtliche Privilegien, Freiheiten und Besitztümer, die Frauen heute zustehen, ihnen schon immer gehört haben.«

Noch beim Vorlesen stockte der Historikerin die Stimme, und ihre Augen füllten sich mit Tränen. Ich überlegte schon, ihr ein Taschentuch anzubieten. Ohne sich ihrer Tränen im Geringsten zu schämen, fuhr sie mit Anthonys Worten fort: »Sie ahnen nicht im Geringsten, dass jeder Zentimeter Boden, auf dem sie heute stehen, nur durch den unermüdlichen Einsatz einiger weniger Frauen in der Vergangenheit erkämpft worden ist.« Sie fuhr sich über die Augen. Während sie hinter ihrer Brille die Tränen wegblinzelte, schloss sie: »An diese Worte sollten wir uns alle erinnern.«

Aber so einfach ist das natürlich auch wieder nicht.

Einerseits hat meine Mutter, indem sie mit den an sie gestellten Erwartungen brach, mir vielleicht sogar die Freiheit gelassen, mich langsam zu der Autorin, Mutter und Ehefrau entwickeln zu können, die ich heute bin. Andererseits bin ich durch Australien getrampt und zu Fremden ins Auto gestiegen. Irgendwann wurde dann eine Ehefrau und Mutter aus mir, die so erschöpft war von dem Chaos in ihrer Kindheit, dass sie ihre eigene Ehe in ein Gefängnis verwandelte. Doch als ich jung war, konnte ich tun und lassen, was ich wollte. Diese Freiheit war chaotisch und manchmal auch beängstigend.

Wünsche ich mir dieselbe Freiheit für meine eigenen Kinder? Auf gar keinen Fall! Gut möglich, dass die Trennung meiner Eltern dazu geführt hat, dass ich als junge Erwachsene psychisch etwas instabil war. Wenn ich daran zurückdenke, was ich als Zweiundzwanzigjährige in Australien alles angestellt habe…

Vielleicht stimmt beides: Vielleicht führte ich sowohl ein befreites als auch ein wahnsinnig chaotisches Leben. Ich weiß, dass ich in diesen rastlosen Jahren große Angst hatte, weil mein Leben so ziellos war. Mir war nämlich durchaus bewusst, dass andere kein so kompliziertes Verhältnis zu Schule, Arbeit und Alltag hatten. Andererseits darf man auch nicht vergessen, dass ich mein wildes Abenteuerleben genoss.

Und wer weiß? Vielleicht wäre ich noch chaotischer geworden, wenn meine Eltern zusammengeblieben wären. Sozialforschung ist im Grunde reine Spekulation: Wäre Faktor A oder Faktor B nicht gewesen, wäre X oder Y dabei herausgekommen. Vielleicht habe ich einfach nur eine besonders heftige Pubertät gehabt. Wenn man sich also solche Was-wäre-wenn-Spielchen sparen kann, muss man sich auf die Fakten verlassen, die da lauten: In den 1970er-Jahren ließen sich immer mehr Frauen und Männer scheiden. Heute heiraten viele Frauen gar nicht erst. Und wenn die Frau bei ihrer ersten Eheschließung sechsundzwanzig oder älter ist, hat sie eine um siebzig Prozent größere Chance, dass ihre Ehe hält, als wenn sie sie bereits mit einundzwanzig eingegangen wäre. Wo man auch hinschaut – diese neue Freiheit ist ein Segen!

Es lag also nicht an Mom. Es war mein Sicherheitsbedürfnis, das mich so engherzig machte. Aber irgendwie hatte ich diesen Sprung trotzdem geschafft – diesen kleinen Sprung, gemeinsam mit meiner Familie, ans andere Ende des Landes. Jetzt waren wir gemeinsam hier und ganz benommen vor lauter Glück. Wir hatten es geschafft!

Familienleben besteht nicht aus wichtigen Meilensteinen, sondern aus ganz alltäglichen Dingen wie Mahlzeiten, Auseinandersetzungen, darin, sich gegenseitig etwas vorzulesen, im Hinterhof Fußball zu spielen und sich für die Schule fertig zu machen. Wir versteckten uns auf unserem Berg und genossen den Alltag. Unser Schlafzimmer lag direkt unterm Dach, sodass man das Gefühl hatte, der Kopf befinde sich auf knapp zweitausendfünfhundert Meter. (Die Einwohner von Colorado sind ganz besessen von Höhenmetern.) Das Zimmer war groß und bestand überwiegend aus Fenstern, die erbebten, wenn die Stürme mit einer Geschwindigkeit von 50 km/h über den Gipfel fegten. In diesem hohen Raum stand ein Hochbett. Bruce ist 1,93 m groß, die Matratze befand sich also für ihn in Brusthöhe. Wir brauchten eine Leiter, um hinaufklettern zu können.

Eines Samstagnachmittags hat niemand Lust, auf den Berg zu gehen oder hinab ins Tal zu fahren. Meine Familie hat es sich mit Comics und Radios auf dem Bett gemütlich gemacht. Sie streitet und fährt die Ellbogen aus. Willie baut einen Hindernisparcours auf und springt vom Bett auf verschiedene Kissen. Lucy liest *Harry Potter* und hört gleichzeitig ein Radioquiz, während sie auf dem Ergometer neben dem Bett sitzt und strampelt. Ich falte Wäsche zusammen, und Bruce überlegt, was er als Nächstes essen soll.

So einfach ist das.

Wir waren rundum zufrieden. Ich faltete das letzte Handtuch zusammen und fragte Bruce: »Meinst du, wir sollten bleiben? Hier in Boulder?«

Bruce sah mich an: »Ich glaube, wir sollten ernsthaft darüber nachdenken.«

25.
Rad

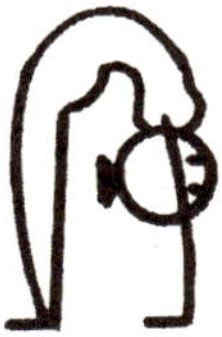

Niemals hätte das Genie Perfektion oder übertriebene Güte eingefordert. Aber für mich war er der Inbegriff von beidem. Gleichzeitig ahnte ich, dass ich genau das gerade nicht brauchte. Das war eine ganz neue Erkenntnis, und ich spürte instinktiv, dass ich sie hegen und pflegen musste. Sogar ich begriff das. Das Genie war wirklich unglaublich, aber so langsam wurde es Zeit, das Unglaubliche mal für eine Weile beiseitezulassen und die Normalität zu genießen.

Ich probierte einen Yogakurs nach dem anderen aus. Ich war auf der Suche, genau wie Diane Keaton in *Auf der Suche nach Mr Goodbar*, nur ohne die Drogen. Und die Männer. Und die Todessehnsucht. Und ihre tollen Haare. Aber ansonsten war ich genau wie sie. Ein paar Studios gefielen mir durchaus. Sie waren nett und sauber, litten aber ausnahmslos am Boulder-Syndrom, sprich zu fit, zu jung, zu pseudo-spirituell. Ich war zwar inzwischen toleranter als zu Beginn meiner Yogakarriere, fand es aber nach wie vor schwer erträglich, mich von einem muskulösen Zwanzigjährigen in den Sinn des Lebens einweihen zu lassen.

Es gab ein Studio in einem Einkaufszentrum ganz im Osten der Stadt. Das Center sah eher aus wie ein Ort, an dem man einen Drogendeal abwickeln kann, als eines, in dem Yoga geübt wurde, es vermittelte den Eindruck eines großen unbeleuchteten Parkplatzes. Aus diesem Grund hatte ich mich auch lange gesträubt, das dortige Yogastudio aufzusuchen. Leigh hatte dort mal einen Kurs bei der Inhaberin gemacht und sie als »einfühlsam« beschrieben. Da das von einer taffen New Yorkerin wie Leigh kam, wusste man nicht, ob das ein Kompliment oder eine Beleidigung sein sollte. Trotzdem beschloss ich, einen Vormittagskurs zu besuchen. Ich rollte meine Matte aus. Es waren Leute aller Altersklassen, Größen und Geschlechter da. Das war schon mal ein gutes Zeichen.

Eine sommersprossige Frau um die fünfzig kam herein. Sie trug ein ausgeleiertes T-Shirt und hatte nicht gerade eine Topfigur. Ich schämte mich, dass ich sofort über ihre Figur urteilte. Was sollte das werden, das »Urteil des Paris«? Warum tat ich das? Sie setzte sich vor uns auf den Boden, genau in die Mitte der östlichen Wand, und sah mit dem typischen Lehrerblick in die Runde, der den Beginn des Unterrichts ankündigt. Seid ihr alle da? Sind wir so weit? Doch dann begann die Lehrerin, Katherine Seidel, ihre Füße zu massieren. Das war nicht weiter ungewöhnlich, manche Kurse beginnen mit einer sogenannten Selbstmassage, wobei ich meist albern kichern muss.

Nur diesmal rief sie uns nicht ebenfalls zur Fußmassage auf, sondern plauderte los: »Mir ist gerade eingefallen, dass ich Laurie Anderson mal live erlebt habe. Zusammen mit Lou Reed. Ihr wisst doch, dass die beiden ein Paar sind, oder? Sie waren wirklich unglaublich, vor allem Laurie. Sie hatte so ein gewisses inneres Leuchten.«

Ihre Miene erhellte sich. Es war schon merkwürdig, sich im Yoga über Laurie Anderson zu unterhalten, aber vielleicht wollte die Lehrerin auf irgendeinen markigen yogischen Spruch hinaus. Manchmal leiten Lehrer den Unterricht mit einer kleinen Anekdote ein. Doch wie bereits erwähnt, sind das meist eher indisch orientierte Anekdoten. Diese hier klang eher … wie Klatsch.

»Ich finde es erstaunlich, dass sie einfach ihre Kunst macht. Sie hat eine solche Ausdauer …« Sie verstummte. »Mögt ihr die Musik von Laurie Anderson? Sie ist irgendwie schräg, stimmt's?«

Ein paar Leute sagten, sie hätten Laurie Anderson in den 1980er-Jahren gehört.

Die Lehrerin lächelte sie an und meinte: »Okay, egal, machen wir ein paar Übungen!«

Wir fingen an. Sie hatte eine unglaublich gelassene Ausstrahlung, aber ohne jede Angeberei oder Aufdringlichkeit. Sie war so gelassen wie ein Vogel auf der Hochspannungsleitung, so nach dem Motto: »Gut, und jetzt?«

Sie sah zu, wie wir trainierten. Das fühlte sich an, als würde man von einer wohlwollenden Kindergärtnerin mit einem schrägen Sinn für Humor beobachtet. Sie machte hin und wieder Bemerkungen wie »Die nächste Übung werdet ihr bestimmt hassen!«, und das mit einer unvergesslich tiefen, warmherzigen, festen, sarkastischen Stimme.

Als ich gerade anfing, sie für eine verrückte Verfechterin von Lach-Yoga zu halten, bat sie uns, den Drehsitz einzunehmen. Dabei dreht man den Oberkörper so, dass er sich an ein aufgestelltes Knie anlehnt, und schaut über die Schulter.

»Das ist eine interessante Haltung«, erklärte sie mit ihrer kehligen Stimme. »Es ist eine der wenigen Yogahaltungen, bei denen der Blick über den Rand der eigenen Matte hinausreicht. Man schaut in die Ferne. Davon gibt es weniger Haltungen, als man meinen sollte. Meist fixiert man einen Punkt in der Nähe, der sich noch auf der eigenen Matte befindet. Behaltet den Blick bei euch, innerhalb der Grenzen der Matte. Damit lenkt ihr die Aufmerksamkeit dorthin, wo sie hingehört: nach innen.«

Das war wahrscheinlich der nützlichste Rat, den ich je im

Yoga gehört hatte: Den Blick auf einen Punkt innerhalb der Grenzen der Matte richten. So simpel war das also. Im Grunde war es die äußerliche Beschreibung jener Lektion, die Fran uns schon vor Jahren zum Thema *Pratyahara*, also in Bezug auf die Innenschau erteilt hatte. Es war eine ganz konkrete Anweisung, wie man Ablenkungen vermeidet. Es war viel einfacher, einen Punkt innerhalb der Grenzen der Matte zu fixieren, als »Pratyahara zu üben«.

Außerdem entzückte mich ihre Formulierung »den Blick bei sich behalten«. Mir gefiel die Vorstellung, dass der Blick etwas ist, das man bei sich behält und behütet wie ein Schaf. Dadurch wurde der Blick zu einer Art Ressource. Er war immer da, um einem zu helfen, wenn man ihn gut behandelte.

Gegen Ende des Kurses meditierten wir. Allein daran, wie sie dasaß, sah man, dass sie viel meditierte. Ich beobachtete sie. Als sie die Augen schloss, lag ein Ausdruck von echter Unbefangenheit auf ihrem Gesicht, und so etwas sieht man selten – erst recht nicht bei jemandem, der die Augen geschlossen hat. Sie schützte sich nicht, sie gab nicht an, es war ihr egal, ob man sie beobachtete oder nicht. Woher ich das wusste? Keine Ahnung, vielleicht lag es an ihren Sommersprossen. Als sie die Augen wieder aufmachte, glänzten und strahlten sie.

Ich begann, Seidels Kurse regelmäßig zu besuchen. Ich nannte sie im Stillen immer nur Seidel. Das passte perfekt zu Spellman und Freeman. Als Lehrerin war sie entweder extrem extrovertiert, nämlich dann, wenn sie lachte, Witze machte und lächelte, oder aber ganz introvertiert. Jene dritte Kategorie, in die die meisten von uns fallen dürften, schien sie gar nicht zu kennen.

Obwohl die meisten Lehrer im Yogastudio in der Einkaufspassage beim Genie gelernt hatten, hätten ihre Kurse gar keinen größeren Gegensatz zu *Ashtanga*-Yoga bilden können. Sie praktizierten eine Art Anti-*Vinyasa*-Yoga. Bei ihrer Form von Yoga schien es darum zu gehen, sich nicht abzumühen, sondern die effizienteste, am wenigsten anstrengende Methode zu finden, wie man eine Haltung einnehmen kann. Die einzelnen Haltungen wurden nur selten zu einer Übungsabfolge miteinander verbunden. Ganz so, als wären hier Wissenschaftler am Werk, und die Haltungen wären ihre Experimente: Was passiert mit der Hüfte des Standbeins im Paradiesvogel? Und was mit dem C3- und C4-Wirbel in der Brücke?

Die Lehrer kannten merkwürdige Methoden, mysteriöse Muskeln zu isolieren und zu entspannen – Muskeln, die Leute jenseits des Einkaufszentrums überhaupt nicht kannten. Man lag beispielsweise auf dem Rücken vor der Wand, verschränkte die Beine hinter dem Kopf in einer merkwürdigen Formation, begann schon sich zu langweilen und fragte sich, wann es endlich losging – bis man versuchte, sich zu bewegen und feststellte, dass man sich irgendwie selbst gerolft hatte. Überraschung, Überraschung!

Besonders gut waren die Lehrer, wenn es um die Brustwirbelsäule ging. So nennt man den mittleren Rücken, der ihrer Meinung nach zu wenig Aufmerksamkeit bekommt. Das war fast schon eine fixe Idee von ihnen. Sie fanden, dass die Brustwirbelsäule ungerechtfertigterweise in die Ecke gestellt worden war und sie dringend wieder in den Körper integriert werden müsse.

Sie waren regelrecht besessen vom menschlichen Skelett. Sie wollten, dass wir unsere Muskeln vergaßen und uns an unsere Knochen erinnerten, ihnen vertrauten. »Macht diese Haltung mit eurem Skelett!«, lautete ihr Refrain. »Vergesst die Muskeln und vertraut eurem Körpergerüst!« Das sollte dazu führen, dass man sich nicht mithilfe der Muskeln an Ort und Stelle hält, sondern eine Ausrichtung des Skeletts findet, die sich auch ohne die Unterstützung der Muskeln für eine Weile aufrechterhalten kann.

Eines sonnigen Vormittags forderte uns Seidel auf, die Brücke zu machen. Sie wollte uns beibringen, unseren Knochen zu vertrauen und aufzuhören, unsere Muskeln anzustrengen. Meine Angewohnheit, mich mithilfe der Muskeln in eine Haltung hineinzubegeben und mein Trick, die *Bandhas* anzuwenden, um in ihr ausharren zu können, wurden im Einkaufszentrum nicht geduldet. Anstrengen verboten! Wir lagen auf dem Rücken, beugten die Knie, stellten die Füße auf und stemmten unsere Hüften nach oben. Ich tat das mit einem ziemlichen Kraftaufwand, um den Rücken schön durchzubiegen.

»Nein, nein, nein!«, rief Seidel wie eine alte Ballettzuchtmeisterin. »Ihr seid alle viel zu hoch gegangen! Noch mal, aber nicht so hoch! Stemmt euch nur mit den Beinen nach oben, aber nicht mit den Pomuskeln!«

Wir versuchten es erneut. Ich konzentrierte mich auf meine Beine.

»Das ist immer noch zu hoch! Hört zu, stemmt eure Hüften nur wenige Zentimeter in die Höhe.«

Wir versuchten es. Es fühlte sich an, als würden wir schummeln, so gering war die Distanz zum Boden. Bestand die Aufgabe nicht darin, so hoch wie möglich zu kommen?

»Und jetzt hängt euer Gewicht zwischen Schultern und Knien auf. Ohne jede Anstrengung. Hört auf, eure Muskeln zu benutzen. Entspannt eure Pomuskeln! Lasst euch ausschließlich von der Anordnung eurer Knochen tragen.«

Ich spürte gar nichts.

Wir kamen wieder herunter.

»Was sollen wir dabei fühlen?«, fragte ich.

»Genau!«, rief sie. »Was soll man dabei fühlen? Keine Ahnung. Wir arbeiten mit dem Energiekörper, und er wird uns überraschen. Wir müssen nur vorher beiseitetreten. Und jetzt noch einmal!«, sagte sie. »Nicht die Pomuskeln verwenden, alles auf einer tiefen, strukturellen Ebene geschehen lassen.«

Auf diese Weise machten wir die Brücke noch ein paarmal. Sie lief zwischen uns hin und her und kontrollierte, dass unsere Pomuskeln ja nicht angespannt waren.

Dann wollte sie, dass wir das Rad probieren, das auch unter dem Namen »Vollständige Rückwärtsbeuge« bekannt ist. Wenn es eine Übung gibt, bei der ich sämtliche Muskeln anspanne, dann die Rückwärtsbeuge! Ich drängle mich mehr oder weniger hinein, wie ins Kaufhaus beim Schlussverkauf. Rückwärtsbeugen sind mir immer schon schwergefallen. Ich mache gern einen Buckel. Im Stehen und im Sitzen, wenn ich schreibe. Manchmal habe ich den Verdacht, dass mir das viele Stillen einen krummen Rücken beschert hat.

Während ich mich auf das Rad vorbereitete, dachte ich an Fran zurück, die das Gefühl in meiner Brust spontan als Angst identifiziert hatte. Und das war kein Scherz: Ich fand es beängstigend, meine Brust zu dehnen, etwas zu öffnen, das normalerweise stets geschlossen blieb.

Ich dachte an Fran und die Angst, als ich das Rad machte. Die Vorbereitung auf das Rad war jedes Mal ein kleines Drama für mich. Ich war zu schwach, zu unbeweglich. Bestimmt würde ich mit einem dumpfen Schlag auf den Kopf fallen und mir den Hals brechen.

Während ich meine ellenlange Litanei an Ängsten durchging wie ein Kampfpilot seine Checkliste, sagte Seidel: »Keine Ahnung, wie es euch geht, aber ich mache häufig einen Buckel. Wenn ich ins Yoga gehe, mache ich das genaue Gegenteil. Ich öffne mich. Ich nehme meine Schultern zurück. Früher dachte ich, ich müsste nur oft genug ins Yoga gehen, dann würde ich auch sonst keinen Buckel mehr machen. Ich wollte mich dazu bringen, keinen Buckel mehr zu machen. Ich wollte nur noch mit zurückgenommenen Schultern herumlaufen.«

Ich platzierte meine Füße ein paar Zentimeter weit auseinander. Ich nahm die Hände hinter die Schultern, die Handflächen zeigten nach unten, die Finger in Richtung Rücken. Ich spürte dieses merkwürdige Ziehen auf der Oberarmrückseite, das Rückwärtsbeugen vorausgeht. Dieses Öffnen der Handgelenke und des Trizeps geschieht nur bei Rückwärtsbeugen – nichts anderes kommt im Alltag diesem Gefühl gleich.

Mit tiefem Zweifel – und seinem kierkegaardschen Zwilling, dem Glauben –, der jeder Rückwärtsbeuge vorausging, machte ich das Rad. Ich bekam Panik und hörte auf zu atmen.

»So, jetzt seid ihr oben. Ihr flippt aus, stimmt's? Ihr habt Panik. Das ist cool. Ignoriert es.«

Wir machten meckernde Geräusche, statt zu lachen.

»Gut, ihr wisst ja, dass eure Beine kräftig sind. Benutzt sie. Hört auf, eure Arm- und Rückenmuskeln zu beanspruchen. Denkt an die Bein- und Rumpfmuskeln. Und lasst zu, dass sich eure Rückenmuskeln über die gebogene Wirbelsäule legen. Stellt euch euer Skelett als Stück Architektur vor, und legt die Muskeln einfach darüber.«

Für den Bruchteil einer Sekunde hatte ich im wahrsten Sinne des Wortes den Bogen raus. Meine Muskeln entspannten sich. Und das nicht von selbst, ich entspannte sie. Ich ließ locker. Eine beängstigende Erfahrung. Aber eine Sekunde lang traute ich der Situation. Meine Architektur war stabil. Es würde gut gehen. Und es war himmlisch, ganz so, als würden meine Muskeln über einen Felsen fließen.

»Toll!«, lobte sie uns. »Und jetzt kommt um Himmels willen wieder runter!«

Wir ließen uns zu Boden sinken.

»Wie dem auch sei, für mich ist Yoga ein Gegengewicht zu meinem sonstigen Leben. Es ist mir egal, ob ich ansonsten einen Buckel mache oder nicht – ich weiß, dass ich mindestens eine Stunde am Tag wunderbar offene Schultern habe. Ich habe den Ehrgeiz aufgegeben, ständig offene Schultern zu haben. Ich genieße einfach den Moment, in dem es so ist.«

Ein Gegengewicht! Das war die prägnanteste Definition, die ich je bezüglich Veränderung gehört hatte. Man bereitete sie nicht vor, analysierte sie nicht und versuchte nicht, sie in verschiedenen Situationen herbeizuführen. Man schaffte nur die bestmöglichen Ausgangsbedingungen für die Verwandlung, und das verwandelte einen. Man musste nicht alles an sich ändern, die Angst besiegen oder ein neuer Mensch werden. Man verhielt sich einfach wie die Person, die man sein wollte, wenn man das schaffte.

Man neigt dazu, in Yoga eine Heilmethode, ein Programm, eine Weltanschauung zu sehen. Man bildet sich ein, besser, entspannter und kräftiger zu werden, wenn man Yoga macht, und will das dann in den Alltag hinüberretten. Man lernt im Yoga, wie man sich richtig verhält, und will dann auch sonst danach handeln oder zumindest annähernd, zum Beispiel wenn man im Auto sitzt, Lebensmittel einkauft oder die Kinder ins Bett bringt.

Doch was, wenn man – wie Seidel es vorschlug – einfach nur Körper und Geist während des Yoga genoss, anstatt sich mit Erwartungen zu überfrachten? Was, wenn es beim Yoga gar nicht darum ging, sich auf die Zukunft vorzubereiten, sondern nur darum, sich hier und jetzt wohlzufühlen?

26.
Handstand

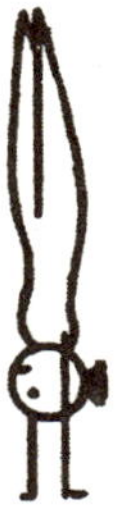

Am nächsten Morgen wurde ich wie gewohnt wach. Die Sonne beschien wie gewohnt den Berggipfel. In der Woche davor hatte ich einem Mann, den ich in einer Bar kennengelernt hatte, erklärt, dass ich nicht wisse, warum ich mich hier in den Bergen besser fühle als in Seattle. Woraufhin er antwortete: »Meine Güte, vielleicht liegt es an dem großen Feuerball, der jeden Tag aufs Neue am Himmel erscheint.«

Mein Bett zeigte nach Westen. Ich konnte die Sonne, diesen Feuerball, hinter mir spüren. Ich wälzte mich aus dem Bett und nahm die Pflichten in Angriff, die sich wie ein Feldweg vor mir her wanden, der zur Bushaltestelle führt: die Kinder wecken, Frühstück machen, Pausenbrote schmieren, Kleider herauslegen, Haare kämmen, Zähne putzen, zum Bus gehen, ihnen einen Abschiedskuss geben.

Wie mein Bett zeigte auch die Küche nach Westen. Die Sonne hatte es noch nicht bis dorthin geschafft. Bruce war da und hatte bereits einen Kaffee für mich gemacht. Jeden Tag begrüßte er mich mit einem Kaffee. Verschlafen schüttete ich Rosinenmüsli in eine Schale. Wie so oft am frühen Morgen verschwand die Zeit wie ein Haufen Mäuse, die zwischen die Dielen huschen. Man bekam gar nicht mit, wie sie sich verflüchtigt.

Ich sah auf. Die anderen redeten miteinander, etwas, das mir morgens nicht gegeben ist. Ich sah auf die Uhr: Es war schon spät! Es wurde Zeit zum ... Haarebürsten.

Ich griff nach der Bürste. Als Lucy mich damit sah, ergriff sie sofort die Flucht. Schließlich erwischte ich sie im Wohnzimmer. Resigniert ließ sie sich auf der Sofalehne nieder. Ich fuhr ihr mit der Bürste durchs Haar.

»Autsch!«, rief sie. Lucy, die sich so wunderschön und originell ausdrücken kann, stieß jedes Mal diesen ordinären Schrei aus, wenn ich ihr das Haar bürstete. Bevor ich Kinder hatte, hatte ich mir vorgestellt, dass ich beim Kämmen auf das Kind eingehen würde. Typisch ich! Jetzt ignorierte ich ihren Schrei, ja fuhr ihr vielleicht sogar noch etwas gröber durchs Haar. Ich band dicke Strähnen zu einem Pferdeschwanz zusammen. Die Pferdeschwänze, die ich machte, waren irgendwie unpassend, unordentlich. Vielleicht lag es an dieser Unordnung, dass ich ihr so ruppig mit der Bürste durchs Haar fuhr, fest entschlossen, ihre widerspenstigen Haare zu bändigen.

Manchmal merkte ich beim Haarebürsten, dass ich damit eine bleibende Erinnerung für mein Kind schuf. Vielleicht würde Lucy es für immer und ewig hassen, sich die Haare bürsten zu lassen, diesen Moment absoluter Kontrolle.

Lucy sah mich an. »Du bist total grob.« Sie starrte mich an. Ich musste mir dringend die Haare schneiden und färben lassen. Lucy machte mich darauf aufmerksam: »Mommy, deine Frisur ist unordentlich.« Schweigen. »Deine Frisur ist eine Katastrophe.«

Sie schnappte mir die Bürste weg, ahmte die Brutalität meiner Bewegungen nach und fuhr mir damit durch mein widerspenstiges, fettiges Haar. Ich fand es unerträglich, mir von meinem eigenen Kind die Haare bürsten zu lassen. Ich stieß einen lauten Schrei aus und riss die Bürste wieder an mich. Unsere Blicke trafen sich. Lucy hatte mich ertappt. Sie starrte auf die

Bürste in meiner Hand. »Das hier«, erklärte sie, »ist ein Folterinstrument, und das weißt du jetzt auch.«

Ich sah sie an. Ich hatte nicht vor, auf- oder nachzugeben. Dann dachte ich: Warum eigentlich nicht? Warum sie nicht ungekämmt zur Schule gehen lassen? Ist das wirklich so schlimm? Sanft nahm ich ihr die Bürste ab und warf sie auf das Sofa.

Es wurde Zeit für den Bus. Ich zog einen Mantel über meinen Schlafanzug. Draußen sahen wir, wie die Sonne über dem Green Mountain aufging. Während ich ein Stück zurückblieb, beobachtete ich, wie meine Tochter den Weg zum Schulbus nahm. Bruce und Willie liefen voraus, der eine riesig, der andere winzig, ein zum Bild gewordener Witz. Der Körper meiner Tochter war gerade und groß gewachsen. Ihr Pferdeschwanz wippte zerzaust und selbstbewusst hin und her. Meine Tochter war der Inbegriff dessen, was ich als Kind nicht gewesen war: geradlinig, schön und authentisch. Und trotzdem versuchte ich, sie noch perfekter, noch salonfähiger, noch ordentlicher zu machen. Weniger authentisch, aber besser.

Was, wenn ich Seidels Konzept vom Gegengewicht hier und jetzt anwandte? Was, wenn ich mir kein Ziel setzte, sondern einfach anders handelte? Wenn ich einfach aufhörte, alles perfekt machen zu wollen?

An der Bushaltestelle küsste ich meine Kinder zum Abschied, und Lucy umarmte ich ganz besonders fest.

Am Ende derselben Woche ging ich zu einem Yogakurs in einem Studio, das ich normalerweise nicht aufsuchte. Es war eine Art Yoga-Mühle mit Filialen in einem halben Dutzend Bundesstaaten. Daraus ergab sich eine ganz merkwürdige Dynamik: Man fühlte sich tatsächlich wie ein kleines Rädchen in der großen Yoga-Maschinerie, wenn man dorthin ging. Studentinnen füllten die großzügigen, extrem sauberen, gesichtslosen Räumlichkeiten voller Corporate Design und ärgerlich teuren Miethandtüchern. Auf paradoxe Weise führte das aber auch zu einer Art Reinheit: Wenn Yoga bedeutet, sich selbst nicht so wichtig zu nehmen, dann fühlte man sich in diesem Ambiente ausnehmend entpersönlicht. Von den Spiegeln überall vielleicht einmal abgesehen. Sie erinnerten einen wieder daran, wer man war.

Aber das war der einzige Kurs, zu dem ich es schaffte. Die Yoga-Mühle bot ungefähr zwanzig Kurse pro Tag an, sie war wie McDonald's ständig für einen da und ersetzte eine vollwertigere Mahlzeit. Das Kursangebot bestand aus lächerlichen Imitaten. Hot Yoga war schlichtweg nicht lizensiertes Bikram-Yoga. Dieselben durchgedrückten Knie, dieselben bescheuerten Liegestützen mit gestreckten Beinen. Dieselbe Hitze. Power Yoga war eine etwas lässigere Variante von *Ashtanga*-Yoga. Manchmal sah ich Schüler des Genies, die hier als Lehrer schufteten. Sie mussten die von der Yoga-Mühle vorgeschriebenen Übungsabfolgen einhalten und durften keine der verrückteren Anweisungen des Genies einbauen. Ein Satz wie »Die Knie blähen wie Segel im Wind« würde hier auch irgendwie komisch klingen.

Ich ging ins Power Yoga, wo mehr oder weniger dieselbe Übungsabfolge absolviert wurde, die ich auch zu Hause allein machte: ein paar Mal den Sonnengruß, mehrere einfache Stehhaltungen hintereinander, einige Drehhaltungen und ein paar Dehnübungen im Sitzen. Gegen Ende des Unterrichts schlug die Lehrerin vor: »Lasst uns heute mal den Handstand ausprobieren. Die Matte bitte an die Wand legen.«

Umkehrhaltungen schienen gut zu der jugend- und körperorientierten Herangehensweise der Yoga-Mühle zu passen. Trotzdem wurde nur selten dazu angeregt. Wahrscheinlich aus Angst vor einer Klageflut.

Aber vielleicht hatte diese spezielle Supermodel-Lehrerin, die kaum dem Teenageralter entwachsen schien, das noch nicht mitbekommen. Ich starrte sie an. Jetzt, wo sie das Wort »Handstand« ausgesprochen hatte, merkte ich plötzlich mit schlechtem Gewissen, dass das mit ein Grund war, warum ich zu dieser Yoga-Mühle ging. Insgeheim fand ich es tröstlich zu wissen, dass man mich dort nicht zum Handstand auffordern würde. Denn das war die Haltung, die ich auf keinen Fall bereit war einzunehmen. Ich hatte meine Abneigung gegen *Chaturanga* überwunden, ich absolvierte die Übung, so gut ich konnte. Aber der Handstand, bei dem das ganze Körpergewicht auf den Handflächen ruht, war einfach eine Nummer zu groß für mich. So weit vertraute ich mir nicht. Den Kopfstand beherrschte ich inzwischen, aber der für den Handstand erforderliche Gleichgewichtssinn schien jenseits meiner Fähigkeiten zu liegen.

Ich schleifte meine Matte zur Wand und überlegte, in den Kopfstand zu gehen, was kein Problem für mich war. Meine Unterarme und Schultern waren kräftig, das wusste ich. Aber innerhalb weniger Sekunden fällte ich eine Entscheidung: Scheiß drauf! Ich lebte in Boulder! Ich war in der Lage, mit Skiern aufzusteigen und dann Abfahrten zu machen! Auf dreitausend Meter Höhe! Mit Sicherheit würde ich auch den Handstand schaffen. Ich würde einfach nur meinem Skelett vertrauen, wie Seidel so schön sagt, und nicht zu viel darüber nachdenken.

Ich platzierte meine Hände ein Stück weit von der Wand entfernt auf den Boden. Ich spreizte die Finger. Ich ging in den Herabschauenden Hund und lief mit den Füßen zu meinen Händen. Mein Po (oder »Popo«, wie Lucy zu sagen pflegte) ragte immer höher in die Luft. Der entscheidende Moment kam näher. Ich holte mit dem rechten Bein Schwung und spannte die Bauchmuskeln an. Kurz waren beide Beine in der Luft, und ich stand Kopf. Dann kippte ich um und fiel mehr oder weniger auf meine Matte zurück, und das sicherlich mit der größtmöglichen Erzeugung von Lärm, zu der ein menschlicher Körper fähig ist.

Ich setzte mich mit roten Wangen auf. Die zierliche Lehrerin eilte zu mir. »Alles in Ordnung?«

Ich saß da und rieb mir die Stirn wie Harold Lloyd nach einer seiner Slapstick-Nummern. »Alles bestens.«

»Wirklich?« Sie wirkte nervös. Vielleicht war ihr gerade wieder eingefallen, dass sie keine Umkehrhaltungen unterrichten durfte, wenn leicht pummelige mittelalte Frauen am Kurs teilnahmen.

»Ja, ich glaube, es ist alles in Ordnung.« Ich bewegte mich ein wenig, um ihr zu zeigen, dass meine Gliedmaßen noch heil waren.

»Nächstes Mal sollten Sie an die Kernmuskulatur denken.« Sie klopfte sich auf den Bauch.

»Ich weiß, ich weiß«, sagte ich. Ich stand kurz davor, mich dafür zu entschuldigen: Zwei Kaiserschnitte hatten mir eine schwache Bauchmuskulatur beschert. Aber es blieb nun mal eine Tatsache: Ich war umgekippt.

Der Kurs war zu Ende, und ich verdrückte mich verlegen. Ich würde sie nicht verklagen. Noch nicht.

Auf dem Weg zu meinem Gipfel begann ich mich von meiner Erniedrigung zu erholen. Ich begann, über Umkehrhaltungen nachzudenken. Was ist so beängstigend daran? Mit Sicherheit ist es eine Frage der Kraft: Unsere Arme sind nicht so stark wie unsere Beine (und wir würden auch reichlich merkwürdig aussehen, wenn dem so wäre). Aber das ist noch nicht alles: Umkehrhaltungen sind beunruhigend. Sie erfordern, dass wir unsere Perspektive ändern. Die Welt sieht völlig anders aus als vorher. So ein Perspektivwechsel kann schwerfallen, ja sogar unerträglich sein.

Kaum dass ich zu Hause war, schlug ich das Wort »umkehren« in unserem Wörterbuch nach. Die erste Definition lautete schlicht »umdrehen«. Ich las weiter: »umwenden, umstülpen«. Das war eine gute Beschreibung dessen, was manchmal beim Yoga passiert, vor allem, wenn ich an die kleine Erleuchtung auf der Matte zurückdachte, die ich neulich in *Savasana* hatte: Yoga hatte das Verhältnis zwischen meinem Streben nach Tugendhaftigkeit und meiner Lebensrealität von innen nach außen gestülpt.

Ich hatte mit Yoga angefangen, weil ich wollte, dass mich andere für meine Güte bewundern. Ich war mit ausgestreckter Schale ins Yoga gegangen und wollte darin erneut das auffangen, nach dem ich schon mein Leben lang hungerte, nur in einer neuen, cooleren Verpackung. Yoga war Teil meines Projekts, gut zu sein. Doch was mich Yoga lehrte, war etwas ganz anderes: Wen kümmert es? Wen interessiert schon Tugend? Wen interessierte, welchen Eindruck man macht? Es gibt nur diese Frau, die am Boden liegt. Niemand hat je behauptet, dass man in der Realität eine würdige Figur abgeben würde.

Wenn ich meiner Realität wirklich auf den Grund gehen wollte, würde ich zwangsläufig auf Makel stoßen. Wie sah sie eigentlich aus, die Realität, wenn sie nicht durch das Gute geschönt wurde, geglättet und gebürstet?

Ich wollte lernen, in dieser Umkehrung meines hergebrachten Denkens zu existieren.

27.
Löwe

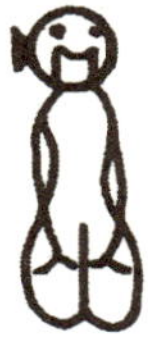

Wir machten eine Reihe schmerzhafter Waden- und Fußdehnungen. Wir gingen in den Herabschauenden Hund, aber mit eingerollten Zehen, wobei wir das Gewicht zunehmend auf die Füße verlagerten. Wir knieten mit einer aufgerollten Matte auf den Waden auf dem Boden und verlagerten dann unser gesamtes Körpergewicht auf diese Matte, die sich tief in unsere Waden grub.

»Puh!«, grinste Seidel. »Das tut richtig weh! Ihr hasst das, stimmt's?«

Wir nickten und lachten in der Hoffnung, sie würde uns bald dazu auffordern aufzuhören.

»Ihr wollt, dass ich sage, ihr sollt aufhören. Gut, hört auf, wenn ihr wollt. Oder aber haltet noch ein wenig länger durch.«

Irgendjemand stöhnte. Seidel lachte.

»Gut. Wir machen Folgendes: Wir machen den Löwen.«

Der Löwe ist jene Haltung, in der man tief einatmet und die Luft dann mit einem lauten »Ha!« hervorstößt. Währenddessen reißt man den Mund weit auf, streckt die Zunge heraus, presst die Augen hervor und schaut nach oben.

Wir gehorchten. Tief einatmen. Laut ausatmen, Zunge und Augen rausdrücken. Und das immer wieder.

»Oh, Löwe der Erkenntnis«, rezitierte Seidel. »So lautet der Anfang eines Gedichts von Yogananda. Ihr wisst schon, der Typ, der die Autobiografie eines Yogi verfasst hat. Oh, Löwe der Erkenntnis…« Sie verstummte. »Tja, schockierend, aber mir fällt leider nicht ein, wie es weitergeht.«

Wir rollten auf unsere Matten und erholten uns einen Moment. Der Löwe hatte mich schon immer genervt. Er hat so was bewusst Ungehemmtes. Er ist als Freiheitsgeste so extrem, dass sie die Aufmerksamkeit genau auf diesen Anspruch lenkt: »Schau mich an! Es ist mir egal, ob mich jemand ansieht!« Irgendetwas am Löwen erinnerte mich an das Lachen von Hippies, das besagt: »Ich bin leichten Herzens und mir trotzdem meiner Schwächen bewusst. Ich bin so frei! Sehr, sehr frei!« Das hört man oft bei Vorträgen von Nicht-Westlern. Selbst wenn der Nicht-Westler einen total schwachen Witz macht, einen, der so lahm ist, dass er ihm in der Heimat höchstens ein gezwungenes Lächeln oder eine hochgezogene Braue einbringt, bricht das westliche Publikum in ein Hippie-Gelächter aus. Es ist dasselbe Kichern, das man hört, wenn ein Yogalehrer eine wahnsinnig komische Geschichte von einem Affen erzählt. Oder wenn ein Dharma-Lehrer gesteht, wie er einmal im Stau die Geduld verlor.

Es gibt weitere Verhaltensweisen, die zum Hippie-Gelächter passen: Singen und Tanzen in der Öffentlichkeit, zum Beispiel mitten im Gang eines Öko-Supermarkts. »Ich bin ja so frei! Ich mach mich einfach ein bisschen locker mit ein paar Tanzschritten direkt neben dem Tahini!«

So verhielt es sich für mich auch mit dem Löwen. Er fühlte sich an wie geheuchelte Freiheit. Wie ein Ausrufezeichen dort, wo auch ein Punkt genügt hätte. Trotzdem fragte ich mich, ob meine Einstellung nicht etwas von einer alten Dame hat, die missbilligend hinter ihrer Spitzengardine hervorsieht. Ich musste an meine alte College-Freundin denken, die mir, nachdem sie eine Rezension von mir gelesen hatte, folgende E-Mail schrieb: »Dein Metier scheint in Enttäuschung zu bestehen.« Warum nervte mich der Löwe so? Damit tat ich schließlich niemandem weh.

Van Morrison hat einen Song geschrieben, der *Listen to the Lion* heißt. Es ist der Van-Morrison-typischste Van-Morrison-Song. Morrison knurrt und röhrt und bringt kaum ein verständliches Wort hervor, außer »Listen to the Lion inside of me«. (Obwohl er auch noch irgendwas darüber faselt, nach Kaledonien zu segeln.) Es ist ein total spastischer, ungehemmter Song.

Im College hatten wir eine alberne Regel: Geh nie mit jemandem ins Bett, der Van Morrison nicht mag. So jemand ist auch schlecht im Bett. Diese Überzeugung beruhte darauf, dass Van Morrison peinlich ist, und Sex ist ebenfalls peinlich.

Und der Löwe ist ebenfalls peinlich. Man fühlt sich dabei wie Van Morrison, so als produzierte man unkontrollierbare, äußerst merkwürdige Laute. Auf seine Art verzieh einem der Löwe nichts: Man konnte ihn nicht halbherzig machen. Mein Vernunft-Ich, der Teil meiner Persönlichkeit, der die Rechnungen zahlte und daran dachte, Anti-Frizz-Shampoo zu kaufen, wurde völlig von ihm verdrängt. Umgekehrt konnte mein Vernunft-Ich den Löwen richtig ruinieren. Wenn man nachdachte, während man den Löwen absolvierte, verzerrte man das Gesicht nur minimal. Der Löwe war so etwas wie Tango, auch er funktioniert nur, wenn man sich ihm voll und ganz hingibt. Wozu macht man das sonst?

Seidel, die gerissen genug war zu wissen, wenn sie einen wunden Punkt getroffen hatte, ließ uns den ganzen Kurs über den Löwen machen. Gegen Ende grunzte ich wie alle anderen. Ich fühlte mich wahnsinnig peinlich berührt, ein bisschen frei und ein winziges bisschen ungezogen. Meine drei Lehrer – Freeman, Seidel und Spellman – hatten alle so etwas von der

Ehefrau in einer Karikatur, die einem die Wahrheit mit der Bratpfanne überbrät. Spring über deinen Schatten! Du wirst es vermasseln, und das ist gut so! Mit ihren Stimmen im Ohr konnte ich mich wieder erhobenen Hauptes nach Hause wagen.

Ich betrat Bruce' Arbeitszimmer, um mir den Stundenplan der Kinder anzusehen. Draußen hämmerte der Goldspecht – und zwar immer derselbe – gegen die Hauswand. Er rhythmisierte unseren Arbeitstag. Oft sah ich, wie Bruce und der Goldspecht sich halb belustigt, halb aggressiv durch die Scheibe anstarrten. Aber heute saß Bruce schweigend da und hatte den Kopf in die Hände gestützt.

Oh je.

»Ich weiß nicht, wie wir das alles bezahlen sollen!«, sagte er.

Ich kannte das bereits, diesen gesenkten Kopf, diesen gekrümmten Rücken.

»Irgendwie schaffen wir es doch immer.«

»Ich weiß nicht, wie ich uns als freier Autor ernähren soll.«

Ich versuchte ihn wie immer behutsam zu beruhigen.

»Am besten, wir machen eine Liste, mit sämtlichen Honoraren, die wir in den nächsten Monaten zu erwarten haben.« Ich zückte umständlich ein Blatt Papier und einen Stift, und gemeinsam erstellten wir eine Liste, die sich beängstigend mickrig ausnahm. Also tat ich, was ich in diesem Fall normalerweise tue: Ich machte eine Liste mit Artikeln, die ich anbieten konnte. Wenn ich sie alle verkaufte, würden wir unsere Rechnungen vielleicht bezahlen können. Einen Monat lang.

Es stimmte schon, dass unsere finanzielle Situation auf Sand gebaut war. Und es stimmte auch, dass Bruce sich eigentlich nicht für so ein Leben eignete. Andererseits saßen wir an einem ganz normalen Wochentag hier in den Bergen und schrieben. Da konnte man nicht auch noch eine stabile finanzielle Situation erwarten.

Und genau das sagte ich ihm auch, doch es tröstete ihn nicht. Diesmal brach Bruce' Depression ganz massiv und ohne Vorwarnung über uns herein. An diesem Abend fand er keinen Schlaf, was sich in den nächsten zwei Wochen nicht ändern sollte. Ich wälzte mich besorgt neben ihm hin und her.

Aus zwei Wochen wurde ein Monat. Ich machte mir Sorgen, erzählte aber niemandem, was los war.

Ich verfiel in meine alten schlechten Angewohnheiten zurück. Erst war ich einfühlsam, wurde dann aber immer besorgter, gereizter und zickiger.

»Geh schlafen!«, sagte ich abends. »Nimm Schlafmittel.«

Und tagsüber: »Geh spazieren! Es ist schönes Wetter draußen.«

Aber nach einer Weile ergriff ein neues Gefühl von mir Besitz, so nach dem Motto: Na und?

Ich legte mich aufs Sofa in seinem Arbeitszimmer und sprach es aus: »Du hast also Depressionen. Na und? Die werden auch wieder vergehen. Es ist nicht das Ende der Welt. Bis vor zwei Wochen warst du noch glücklich. Du scheinst überwiegend glücklich zu sein. Das ist harmlos.«

»Na, hoffentlich!«, meinte er. Seine Haare waren vollkommen zerrauft, und ich sah, was er dachte: Er wollte weiterarbeiten.

Noch am selben Tag rief Leigh an und wollte wissen, ob wir Lust auf eine Party hätten. »Bruce hat Depressionen«, antwortete ich. »Ich werde allein kommen.« So, ich hatte es ausgesprochen! Und davon war die Welt nicht untergegangen, genauso wenig wie meine Ehe. Vielleicht stimmt es gar nicht, dass jede Belastung einen weiteren Riss im Ehe-Panzer erzeugt, bis eine Scheidung unausweichlich ist. Vielleicht sind es vielmehr die Belastungen, die eine Ehe ausmachen.

In diese Zeit fiel auch unser zehnter Hochzeitstag. Meine Mom kam zu Besuch und kümmerte sich um die Kinder, damit wir übers Wochenende wegfahren konnten. Uns fiel kein Ort ein, an dem wir lieber gewesen wären, also blieben wir und planten mehrere ausgedehnte Wanderungen und Restaurantbesuche.

An dem Abend, an dem meine Mutter kam, saß ich mit ihr über einem Glas Wein am Küchentisch. Wir redeten über das Übliche, klatschten über meine Cousins.

Dann entstand eine Pause.

»Ich habe mir einen Anwalt genommen.«

Das machte mich überraschend nervös. Keine Ahnung, warum mich das so überraschte. Wenn sie sich scheiden ließen, brauchten sie natürlich auch einen Anwalt. Wenn sie sich denn tatsächlich scheiden ließen.

»Oh. Und wen?«

»Sie ist super! Sie ist jünger als du und so was von clever! Sie hat mir genau erklärt, wie so etwas abläuft.«

Anscheinend hatte meine Mom beschlossen, dass eine junge, clevere Anwältin der idealste Anwalt ist, den man nur haben kann.

»Hat sie sich bereits mit Dads Anwalt getroffen?«

»Wir bereiten uns gerade auf dieses Treffen vor.«

Sie bereiteten sich auf dieses Treffen vor? Was sollte das denn? Was gab es da denn vorzubereiten? Wollten sie eine Scheidungsschlacht führen?

»Na dann viel Glück!« Ich umarmte sie kurz. Sie war nur noch Haut und Knochen, Seidels ideale Schülerin. Merkwürdigerweise schmuste sie mit den Kindern wie wild, blieb aber mir gegenüber seltsam reserviert. Schützte sie sich selbst vor mir? Oder mochte sie es bloß nicht, Erwachsene zu umarmen?

»Und du passt morgen auf Berglöwen auf, versprochen?«

»Mom, mir wird nichts passieren!«

An jenem Abend ging ich beunruhigt schlafen. Wenn Anwälte hinzugezogen wurden, konnte es auf einen Konflikt hinauslaufen. Die Trennung war fünfunddreißig Jahre lang ein stabiles Arrangement gewesen. Doch was würde geschehen, wenn jetzt solche Unbekannten Einzug in die Gleichung hielten? Würde der Ballon aus gutem Willen zerplatzen?

Es war schon merkwürdig: Dadurch, dass sie sich Anwälte genommen hatten, wurde mir erst die Heiterkeit und Freundlichkeit bewusst, die die ganze Zeit über zwischen ihnen geherrscht hatte. Und auch, dass meine Eltern es mit dieser merkwürdigen Regelung nur gut gemeint hatten. Sie hatten einfach nur Konflikte vermeiden wollen.

Doch egal, was als Nächstes geschah, ich würde damit leben müssen. Der Stein war ins Rollen geraten, die Scheidung wurde langsam Realität. Was gibt es Realeres als Anwälte? Und obwohl ich so nervös war, vertraute ich darauf, dass meine Eltern es auch jetzt wieder nur gut meinten.

Am nächsten Tag, unserem eigentlichen Hochzeitstag, beschlossen wir zur kontinentalen Wasserscheide hinaufzuwandern, die wir von unserem Schlafzimmerfenster aus sehen konnten. Es war ein klarer Herbsttag. Die Sonne schien, und wir hatten ehrgeizige Pläne: Wir wollten zur Wasserscheide aufsteigen und dann nach Nederland (dem verstreuten Bergdorf über Boulder, das nur zärtlich Ned genannt wurde) wandern, um dort jede Menge Spareribs zu essen.

Wir wanderten durch einen Wald, der ziemlich dicht für die Front Range war, in Richtung einer Schlucht. Ein dichter Wald bedeutet Tiere. Langsam bekam ich Beklemmungen. Berglöwen hatten in diesem Jahr zahlreiche Hunde gerissen.

Das Gefühl war mir mittlerweile vertraut: unterschwellige Angst aufgrund einer fixen Idee. Es ist schwer zu sagen, wie viel Angst genau die richtige Menge Angst für eine bestimmte Situation ist. Während Bruce und ich so dahinwanderten, spielte ich mit verschiedenen Ausprägungen. Ich stellte mir vor, dass uns der Löwe verfolgte, von Baum zu Baum sprang und nur auf die perfekte Gelegenheit wartete, sich auf uns zu stürzen und uns zu verschlingen. Dann entschärfte ich das Szenario ein wenig und stellte mir vor, wie der Löwe vor uns auf dem Weg auftaucht und uns mustert. Ich stellte mir vor, wie ich einen Stock aufheben (bei dieser Version lag stets ein Stock in Reichweite), mich zu meiner vollen Größe aufrichten und den Löwen anschreien würde. Dann ging ich so richtig in die Vollen und versuchte mir vorzustellen, wie es sich wohl anfühlt, wenn sich der Löwe mit seinem ganzen Gewicht auf einen wirft.

In Boulder waren Berglöwen Partygespräch. Bei einem Glas Malbec hatte ich von einem alten Ehepaar gehört, das in Kalifornien gewandert war. Ein Berglöwe hatte den alten Mann angegriffen und sich in seinen Kopf verbissen. Daraufhin hatte die alte Frau nach einem riesigen Stock gegriffen und dem Löwen damit mehrmals auf den Kopf geschlagen. Sie schaffte es, den Kopf ihres Mannes aus dem Maul des Löwen zu ziehen.

Der eigene Kopf im Maul eines Löwen: Ich sehnte mich fast schon danach. Wir fürchten uns vor etwas, müssen zusehen, wie die Furcht immer größer wird, bis wir uns schließlich dabei ertappen, dass wir uns regelrecht wünschen, der Ernstfall möge eintreten, nur um diese fixe Idee wieder loszuwerden.

Wir verließen den Wald und erreichten eine weite baumlose Rinne, durch die ein schmaler Bach floss. Hier waren keine Tiere mehr zu erwarten. Wir wanderten und wanderten, die grauen Matten schienen gar kein Ende mehr nehmen zu wollen. Die Wanderung heiterte Bruce auf. Es fiel ihm schwer, beim Wandern deprimiert zu bleiben, und auch mich machte sie weniger gereizt und ängstlich. Wir sprachen über die Kinder.

»Meinst du, Lucy wird zu Olivias Geburtstag eingeladen?«, fragte ich.

»Ach du meine Güte! Ich glaube, du bräuchtest ein paar Kollegen, über die du tratschen kannst, statt über Drittklässler!«

»Müsste man dafür nicht jeden Tag ins Büro gehen? Egal, meinst du, Olivia hat ihre Einladungen bereits verschickt?«

»Du bist geisteskrank, weißt du das?«

Während wir so redeten, fiel eine Schneeflocke vom Himmel. »Eine Schneewarnung«, sagte ich fröhlich in Erwartung von ein bisschen Pulverschnee.

Als wir die Wasserscheide auf 3350 Metern erreichten, waren wir von Tiefschnee umgeben. Der Berggrat wirkte schmal und kantig. Wir beschlossen, eine kurze Strecke darauf zu wandern und uns den kleinen Bergsee anzuschauen, der ein Stück weit vor uns liegen sollte. Die Landschaft war kahl, hier wuchsen nicht einmal mehr Sträucher. Große Felsbrocken waren über den Boden verstreut, in einer Farbe, die Innenarchitekten »greige« nennen.

Während wir weiterliefen, fiel der Schnee immer dichter und dichter, bis wir begriffen, dass wir uns in einer Art Blizzard befanden. Als wir umkehrten, um mit dem Abstieg zu beginnen, hörten wir Donnern. Dann zuckte ein Blitz durch die weißen Wolken. Wir waren auf dem Berggrat völlig exponiert und mussten mit ansehen, wie der tödliche gelbe Blitz durch das dichte wattige Weiß fuhr, was schon fast hyperreal wirkte.

Da hatte ich nun zwei Jahre damit verbracht, Angst vor Berglöwen zu haben, nur um jetzt auf einem Berggipfel in einen Gewittersturm zu geraten. Ich hatte mir also die ganze Zeit über wegen etwas völlig Falschem Sorgen gemacht. Sämtliche Vorsichtsmaßnahmen waren umsonst gewesen. Die Realität hatte mich eingeholt, nur dass sie kein geiferndes Maul und kräftige Muskeln hatte, sondern kalt, leicht und blitzend war.

»Okay«, sagte Bruce, klopfte mir auf die Schulter und lächelte. Sein Lächeln war überwältigend und völlig unangebracht in dieser Situation. Aber es war genau das, was ich jetzt brauchte. Er war schließlich mein Mann. Nicht nur der Vater meiner Kinder und nicht nur das fünfte Rad am Wagen. Er war jemand, der mich mit seinem Lächeln umhauen konnte. »Lauf hinter mir her und leg deine Hand auf meinen Rucksack!«

Ich trat näher und legte meine Hand auf seinen gelben Rucksack. Gemeinsam machten wir uns an den Abstieg, und das hoffentlich in die richtige Richtung.

28.
Affe

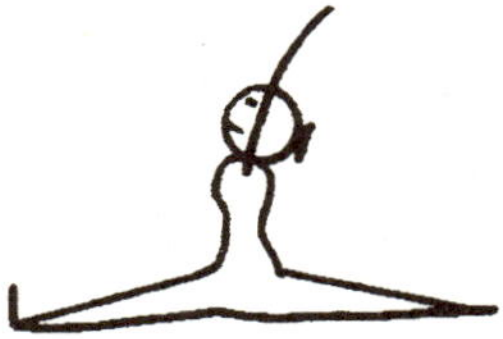

Isabel kam mit ihrem kleinen Auto auf Besuch. Sie fuhr quer durchs Land, um eine Ausstellung in Kansas City und dann in Austin vorzubereiten. Ihre Arbeiten wurden mit einer Spedition transportiert. Ich stand vor meinem Haus, wartete auf sie und sah über die Wiesen hinweg. In der Ferne konnte ich gerade noch die Bergstraße am Ende meiner Auffahrt erkennen. In dem Moment kam sie auch schon angebraust.

Sie kletterte vom Fahrersitz, groß, knabenhaft und so schön, dass es fast schon ein wenig beängstigend war. Wir stiegen sofort aufs Dach und tranken ein Bier.

»Wir überlegen zu bleiben«, sagte ich.

Sie ließ sich von der kontinentalen Wasserscheide ablenken.

»Gut. Ich war es wirklich leid, mir euer Gejammer über Seattle anzuhören.«

»Ich weiß, ich war es auch leid. Aber ich bin glücklich hier. Hier habe ich Platz.«

»Platz wofür? Klar hast du hier Platz.« Sie machte eine weit ausholende Geste, und wir lachten über die enorme Weite, die uns umgab – über dreißig Kilometer nichts als frische Bergluft. »Aber wofür?«

»Hm, ich glaube, ich musste einfach weg von Seattle. Weg

von meiner Familie, nehme ich an.« Ich erzählte ihr, wie froh wir waren, mehr Zeit für uns zu haben.

»Oh, du willst bestimmt nicht weg von deiner Familie. Ich habe deine Mom im Lebensmittelladen getroffen.«

»In welchem?«

»Im QFC im University Village.« So hieß das edle Einkaufszentrum unweit des Hauses meiner Mutter.

»Was hat dich denn dahin verschlagen?«

»Es war ein Fehler«, gab sie mit Roboterstimme zu.

»Das sehe ich auch so.«

»Wie dem auch sei, du wirst deine Mom bestimmt vermissen. Sie ist so süß!«

»Hmmm.«

Wir fuhren nach Boulder, liefen durch die Straßen voll mit entzückenden Kindern und niedlichen Läden. Wir gingen am Bach spazieren, der urban wirkte und paradoxerweise gleichzeitig jede Menge Fische führte. Wir kamen an der teuren New-Age-Apotheke vorbei, am Laden für handgeschöpftes Papier und an den vier Geschäften, in denen man antike Gartenmöbel kaufen kann. Wir nahmen die alten Holzstufen zu meiner Lieblingskneipe.

Isabel ließ sich auf einem eleganten wollenen Pouf nieder. Sie bestellte einen Whiskey Sour und rührte ihn mit dem kleinen Stäbchen um. Dann sagte sie in strengem Tonfall: »Du kannst hier nicht leben.«

»Warum nicht?«

»Das ist nicht real. Das ist einfach zu hübsch, zu hinreißend. So wie Carmel, nur noch New-Age-mäßiger und in den Bergen. All die niedlichen Geschäfte! Ganz Boulder besteht aus niedlichen Geschäften und Tibetflaggen. Du darfst aus Seattle wegziehen, aber hier kannst du dich nicht niederlassen.«

Wir bestellten eine Käseplatte (mit Feigen!) und redeten über Lisa. Sie war nach wie vor nicht zu Steve zurückgekehrt und nicht mehr mit Carl zusammen. Dafür machte sie Yoga wie verrückt. Oh je. Ich verpasste hier einiges, so tief in den Bergen.

Isabel blieb noch einen Tag, um mit uns zu trinken und um zu wandern. Woher nahm sie nur so viel Energie?

Am Tag darauf fuhr sie mit ihrem kleinen Auto in aller Herrgottsfrühe davon. Es war ein funkelnder, früher Wintertag. Bevor sie fuhr, machte sie noch ein Foto von Bruce und mir vor unserem Haus. Wir hatten die Arme umeinandergelegt, und die Sonne schien. Auf dem Foto sehen wir alt und glücklich aus. Wir liefen die dreihundert Meter bis zum Ende der Auffahrt, um unsere Zeitung zu holen. Wir trugen keine Mäntel, nur T-Shirts. Wir wurden langsam zu echten Einheimischen und spürten die Kälte nicht mehr so.

»Sie ist einfach großartig!«, sagte Bruce, als wir wieder hineingingen. Er begann, eines seiner unglaublich gut duftenden Rühreisandwiches zu machen. Bruce gehört zu den Menschen, die ständig eine enorme Kalorienzufuhr brauchen. Ich schüttete mir etwas Müsli in eine Schale.

»Sie findet, dass wir nicht hierleiben können«, erzählte ich ihm. »Sie meint, Boulder sei wie Carmel, nur mit Tibetflaggen.«

Er lachte. »Ja, das stimmt. Aber sollte uns nicht egal sein, was andere denken?«

»Stimmt. Aber in gewissem Maß hat sie recht. Und ich vermisse sie sehr.«

»Wahrscheinlich werden wir alle unsere Freunde vermissen, wenn wir bleiben. Und unsere Familien. Es ist schön hier, aber perfekt ist es auch nicht.«

»Es ist nicht perfekt. Und ich vermisse meine Familie. Meine andere Familie, meine ich.«

»Nun, solange du sie noch auseinanderhalten kannst.« Er lächelte mich an.

»Woher wollen wir wissen, dass wir nicht todunglücklich

werden, wenn wir zurückgehen? Vielleicht sind wir schlichter gestrickt, als wir denken. Vielleicht sind wir hier nur glücklich, weil die Sonne scheint.«

»Wissen kann man so etwas nie. Gut möglich, dass wir todunglücklich werden.«

»Ja, das könnte sein!«

»Ich glaube, es wäre schon okay. Inzwischen wissen wir, wie wichtig es ist, Zeit für uns zu haben. Und die werden wir uns auch nehmen.«

»Vielleicht. Aber es wird regnen. Oft!«

Ich dachte darüber nach, dass ich im Nordwesten aufgewachsen war, dass ich mein Leben lang mit diesem Klima gelebt hatte. Bruce hatte sogar ein Buch über den Mount Rainier geschrieben. Ich dachte oft ans Meer. Konnte ich ganz darauf verzichten? Wenn ich ins Tal fuhr, sah ich die weiten Ebenen, die bis Kansas reichen. Noch nach einem Jahr erwartete ich bei jeder Talfahrt, dass diese Leere mit Meerwasser gefüllt sein müsste. Tagtäglich war ich irritiert: Wo bin ich?

Ich beschloss, mal wieder mit Spellman zu sprechen. Er hatte mir seine Telefonnummer gegeben, und wir wollten uns schon seit Monaten auf einen Kaffee treffen. Vielleicht konnte ich ihn fragen, so als wäre er Yoda. Vielleicht würde mir das weiterhelfen.

Wir trafen uns im Boulder Dushanbe Teahouse, einem Teehaus, das der Stadt von ihrer Partnerstadt Dushanbe in Tadschikistan geschenkt worden war.

Ich wollte ihn fragen, was ich tun sollte, platzte aber mit etwas ganz anderem heraus. »Sind Sie Buddhist?« Spellmans Geist war so flink und raffiniert, dass mir so eine unverblümte Frage reichlich plump vorkam.

»Ich sitze«, erklärte er.

Ich staunte. Schließlich griff ich zu der bewährten Frage: »Warum?«

Er schwieg. »Weil ich diese Erfahrung machen möchte.« Er schwenkte seine Hand in den Raum. Ich fand das irgendwie sympathisch. Ich begriff, dass er damit das meinte, was man normalerweise unter »Hier und Jetzt« versteht, aber »diese Erfahrung machen« klang deutlich reizvoller. Spellman schien sich nicht in irgendeine buddhistische Tradition einreihen zu wollen, ja er beanspruchte nicht einmal das Etikett »Buddhist« für sich.

Wir redeten eine Weile über Naropa. Der Brunnen plätscherte vor sich hin, und die Sonne schien durchs Fenster. Es war herrlich. Ich fragte ihn, was es bedeutet, ein guter Buddhist zu sein.

»Ich weiß nicht, ob ›gut‹ hier das richtige Wort ist«, meinte er. »Wenn man sich bemüht, gut zu sein, wird man sein Ziel wahrscheinlich verfehlen. Nämlich das wahre Leben zu leben, das um einen herum vorgeht. Nein, mit ›gut‹ hat das nichts zu tun.« Er beugte sich vor und sah mir durch seine Hornbrille direkt in die Augen. Währenddessen machte er wie immer den Eindruck, als wollte er einem gleich den besten Witz überhaupt erzählen. »Ich glaube, Sie sollten dieses Wort aus Ihrem Vokabular streichen«, sagte er.

Ich habe ihn nicht gefragt, ob ich nach Hause zurückkehren soll oder nicht. Wie Yoda hätte er mir sowieso nur etwas geantwortet wie »Erkenne dich selbst«. Und das tat ich bereits.

Ich ging nach Hause und erzählte Bruce, was Spellman über die Vergeblichkeit, gut sein zu wollen, gesagt hatte. »Aha«, meinte Bruce nur.

Ich musste wieder daran denken, wie behutsam und vorsichtig Mom mir die Nachricht von ihrer neuen Anwältin überbracht hatte. Was ich dachte, war für sie wichtig, für sie und meinen Vater. Aber hier war es auf andere Weise wichtig.

Ich vermisste meine Eltern, ja ich vermisste es sogar, von ihnen genervt zu werden. Boulder war ein Tonikum, ein Ort, wo der eigene Weg (und zwar in jeder Bedeutung des Wortes) zum einzigen Lebensinhalt werden konnte. Hier war man von Menschen umgeben, die ebenfalls ganz eigene Wege beschritten. Hier konnte man viel lernen, über Yoga, die Beschaffenheit der Realität und über sich selbst. Aber was hatte das alles für einen Sinn, wenn man in einer Blase lebte? Ich hatte eine Mom, einen Dad, Larry, einen Bruder und mehr Cousins, als ich an den Fingern beider Hände abzählen konnte.

Manche Leute gehen fort, um ein neues Leben zu beginnen. Sie verwirklichen, ja verändern sich. Sie können auf einem Berg in der Sonne leben und einfach nur dankbar für ihre neue Umgebung sein, für die sie sich entschieden und/oder die sie sich geschaffen haben. Doch ich gehöre nicht dazu. Der Wunsch, meine Familie und meine Geschichte wirklich verstehen zu wollen, würde mich vermutlich für den Rest meines Lebens beschäftigen. Ich konnte zwar auch in Boulder lernen, mit der Realität, mit Unvollkommenheit und Chaos zu leben, hätte dann aber das Gefühl, etwas Wesentliches zu verpassen. Meine Realität war die zu Hause, bei meiner Familie. Bei meiner anderen Familie.

Als Bruce und ich in der Woche darauf wandern gingen, schnitt ich das Thema erneut an.

»Wir könnten die Vor- und Nachteile auflisten.«

Wir liefen einen schmalen Pfad entlang, der parallel zur Südgabelung des Boulder Creek verlief. Hier oben in den Bergen war er eher ein Fluss als ein Bach, er sprudelte und brandete nur so gegen die riesigen Felsen. Wir machten zwei Listen: eine für Boulder und eine für zu Hause. Boulder hatte deutlich mehr Vorteile als unsere Heimat.

»Hm, es bleibt interessant, dass wir immer noch ›zu Hause‹ dazu sagen«, meinte Bruce.

Im Grunde waren wir noch Kinder gewesen, bevor wir nach Boulder gezogen waren, unfähig und unwillig, unser Schicksal selbst in die Hand zu nehmen. Es war peinlich, sich das einzugestehen, aber inzwischen waren wir endlich erwachsen geworden. Und als Erwachsene sahen wir unserer Rückkehr mit Zuversicht entgegen.

Wir liefen zurück ins Haus, um meine Mom anzurufen und meinen Dad in einer E-Mail davon zu unterrichten, dass wir zurückkommen würden.

»Oh, Schätzchen, das ist ja großartig. Ist Lucy da? Oder Willie? Kann ich mit ihnen sprechen?«

Ich holte die Kinder ans Telefon.

»Meine Mom scheint das Ganze recht gelassen aufzunehmen«, meinte ich, als ich Lucy das Telefon reichte. »So als hätte sie längst damit gerechnet. Warum kann sie nicht ein bisschen begeisterter reagieren? Müssen sie uns immer als Selbstverständlichkeit betrachten?«

Ich war jetzt schon genervt, dabei waren wir noch nicht mal zurückgekehrt.

»Die machen mich echt wahnsinnig!«

»Na ja, wir müssen ja nicht gleich in ihre Nähe ziehen«, beruhigte mich Bruce. »Wir wissen nur, dass wir im Nordwesten leben möchten, irgendwo, wo es Natur gibt. Ich bin zwar gewillt, die fehlende Sonne zu akzeptieren, aber unser Glück hat eindeutig etwas damit zu tun, dass wir von Bäumen umgeben sind.«

»Lass uns eine Liste machen«, schlug ich vor.

»So wie damals, bevor wir hergekommen sind.«

»Genau.«

»Gut, Portland.«

»Zu städtisch.«

»Olympia.«

»Ich glaube, dort regnet es noch öfter als in Seattle. Ob das gut ist? Wie wär's mit Eugene?«

»Zu weit weg. Bellingham.«

»Zu kalt. Orcas Island.« Das war eine entlegene Hippie-Enklave unweit von Stuart Island.

»Zu weit entfernt vom Flughafen. Wie wär's mit Bainbridge Island?«

»Hm-hm.«

Das war perfekt. Dort gab es Natur, und wir wären von einem Wassergraben umgeben, der uns vor zu häufigen familiären Invasionen schützte. Wenn wir zurückgingen, würden wir diesen Wassergraben brauchen. Dann würden wir echt kaltherzig sein und oft Nein sagen müssen. Aber manchmal würden wir auch Ja sagen.

Dort wären wir auf uns allein gestellt, aber es gab Fähren, die in Richtung Osten und Westen durch den Sund pflügten und uns mit der Außenwelt verbinden würden.

Das noch verbleibende Schuljahr verbrachten wir damit, Partys für unsere Freunde zu geben und zu heulen. Wenn ich zu meinem Haus hinauffuhr, musste ich manchmal am Straßenrand halten und weinen, so schön war es. Manchmal weinte Bruce ebenfalls, aber nur wenn er daran dachte, wie sehr er das Skifahren vermissen würde. Und Lucy heulte wie verrückt. Boulder war ihr zur Heimat geworden. Ich konnte dem nichts entgegensetzen. Ich saß nur da und ließ sie weinen. Ich wollte sie zu nichts drängen. Sie sollte sich auch nicht verstellen und so tun müssen, als wäre alles in bester Ordnung für sie.

Gegen Ende des Jahres verabschiedeten wir uns. Wir packten Umzugskisten. Leigh weinte. Zu meiner Schande muss ich gestehen, dass ich nicht weinen konnte, als ich sie umarmte. Ich wollte weinen, einfühlsam sein. Aber ich konnte es kaum erwarten, endlich aufzubrechen.

Wir sausten davon, brausten den Berg nur wenige Tage nach Schulschluss in unserem VW hinunter. Wir fuhren auf der I-70 nach Westen, durch den Eisenhower-Tunnel und über den Vail-

Pass. Wir kabbelten uns liebevoll. Solche Auseinandersetzungen waren für mich mittlerweile nicht mehr das Ende der Welt, sondern nur eine weitere Form von Familienkommunikation. Wir hatten Bruce' Depressionen und meine Ängste mit im Gepäck. Sie würden uns begleiten und gehörten einfach mit dazu.

Lucy saß schweigend auf der Rückbank. Sie war ganz in ein Buch vertieft, als wir Boulder verließen – jene Heimat, die sie (auf unseren Wunsch hin) lieben gelernt hatte. Und ich ließ sie lesen. Ich wollte sie nicht dazu anhalten, auf Dinge zu achten, die sie lieber versäumen wollte. Ich wollte sie nicht zwingen, an meinem Leben teilzuhaben, wenn ihr nicht danach zumute war.

Kurz nach Sonnenuntergang fuhren wir auf unseren Campingplatz bei Vail. In der Dämmerung ging ich mit Lucy zum Bezahlen. Wir konnten den in der Nähe verlaufenden Fluss hören und die Gerüche auf dem Zeltplatz riechen. Lucy, die kurz zuvor auf meinem Schoß gesessen und wegen unseres Abschieds von Boulder geweint hatte, hüpfte kichernd auf und ab und bestand darauf, den Geldumschlag in den kleinen Schlitz zu schieben. Die Temperatur lag um den Gefrierpunkt herum und sollte noch weiter sinken. Aber wir zählten inzwischen zu den Bergbewohnern, sodass uns das nichts ausmachte. Außerdem schliefen Lucy und ich unter fünf Steppdecken im Auto. Als wir zurückkehrten, hatten die Männer bereits ihr Zelt aufgebaut, wobei Willie die ganze Zeit über lautstark plapperte. Anschließend fielen wir mit kalten Ohrläppchen ins Bett.

Am nächsten Morgen tranken Bruce und ich Espresso aus der Thermoskanne und brachen unser Zeltlager ab. Alles kam uns unglaublich lustig vor: das Zelt, der Kombi, die zwei Mützen, die Bruce übereinandertrug, der mit ausgefahrenen Ellbogen herumhüpfende Willie. Wir machten einen Abstecher nach Vail, um Proviant zu kaufen. Dann segelten wir den Western Slope hinunter, schlugen unser Zelt unweit der Maroon

Bells, der schönsten Berge in Colorado, auf und flirteten mit Basalt, einem Ort, in dem wir uns vielleicht in einem anderen Leben zu Hause gefühlt hätten. Wir düsten durch Utah und dann durch Idaho. Wir sahen all den Wüstenbeifuß, den wir schon auf der Herfahrt gesehen hatten.

Wir fuhren nach Hause, weil wir das wollten. Wir hatten unsere Fähigkeit, etwas wirklich zu wollen, entdeckt. Wir fuhren nicht nach Hause, um gut zu sein oder das Richtige zu tun. Wir fuhren nach Hause, weil uns danach war. Und erstaunlicherweise verlieh das Gefühl, genau das zu machen, was wir wollten, der Fahrt etwas Abenteuerliches. Während unserer Zeit in Boulder waren wir ein paarmal hin und her gefahren. Die Route war uns also vertraut. Aber das Gefühl zu tun, was wir wollten, nicht von Zwängen, sondern von Wünschen geleitet zu werden, ließ alles in einem neuen Licht erscheinen. Zumindest für Bruce und mich. Die Kinder hatten Hunger und Durst, sie waren sauer, weil die Fahrt so lange dauerte, sie ihre Freunde in Boulder zurücklassen mussten, reisekrank wurden und ihre CD-Player nicht funktionierten.

Im Yoga nennt man den Spagat Affe oder *Hanumanasana*, nach dem Affengott Hanuman. Hanuman war ein Freund Ramas, der wiederum eine Wiedergeburt von Vishnu ist und im Hinduismus manchmal als oberster Gott gilt. Als Ramas Frau Sita entführt und übers Meer nach Sri Lanka verschleppt wurde, sprang Hanuman übers Meer und fand Ramas Frau. Der Spagat symbolisiert Hanumans großen Sprung. Fran pflegte immer zu sagen, *Hanumanasana* sei die Haltung der Freundschaft, der Verbundenheit.

Ein Spagat ist weiß Gott nicht einfach. Erwachsene, die im Yoga langsam in *Hanumanasana* gehen, sehen völlig anders aus als Cheerleader, die nonchalant und federnd in den Spagat springen. Ein Cheerleader, der einen Spagat macht, ist die perfekte Verkörperung des Satzes: »Keine große Sache.«

Wenn ich mich im Yoga am Spagat versuchte, war ich von Körpern umgeben, die schon eine Weile unter uns weilten, Körper, die Probleme machten so wie meiner. Jeder hatte seine eigene Leidensliste. Auf meiner standen zwei Kaiserschnitte, eine Schleimbeutelentzündung in der rechten Schulter, ein Leistenbruch, chronischer Schwindel, eine Schilddrüsenstörung, ein alter Kreuzbandriss vom Skifahren, ein Fersensporn. Ohne dass ich es merkte, wurde die Liste immer länger. Das Altern geschieht, während wir (bewusst) woanders hinschauen.

Während wir uns auf den Spagat vorbereiteten, herrschte Unruhe im Raum. Leute liefen herum und holten Hilfsmittel, die wir bei jeder anderen Haltung stolz ablehnten. Man benötigte mindestens einen Block, wenn nicht sogar mehrere. Vielleicht eine Decke. Und einen Gurt, warum auch nicht? Man wünschte sich, es gäbe noch mehr Hilfsmittel, Hilfsmittel, die noch gar nicht erfunden sind. Eine Art Geschirr vielleicht, wie es eigentlich nur S/M-Fans verwenden.

Als wir in die Haltung gingen, begannen wir mit einem großen Ausfallschritt, stützten die Hände links und rechts neben unserer Taille auf den Boden (oder auf zwei Klötze) und gingen dann behutsam immer tiefer. Wobei es das Wort behutsam nicht so ganz trifft. Brutal wäre deutlich treffender. Aus irgendeinem Grund war ich beim Spagat immer recht aufgeregt. Für mich war die Haltung so etwas Ähnliches wie Weihnachten. Aber kein wunderbares Kinderweihnachten, sondern das Weihnachten der Erwachsenen, das mit Freude, aber auch mit viel Angst und Stress einhergeht.

Als ich mich im Raum umsah, hatte man sogar eher das Gefühl, es sei das Weihnachten der Verdammten. Die Gesichter meiner Kursnachbarn waren verzerrt – im besten Fall in wilder Entschlossenheit. Im schlimmsten Fall, weil sie vor lauter Angst weit die Augen aufrissen. Oh, da war ja noch mein Kreuzbandriss.

Ich versuchte, tiefer und tiefer zu gehen. Schließlich hatte ich die Haltung vollständig eingenommen. (Das allerdings auch erst, nachdem ich bestimmt drei Jahre lang geübt hatte.) Ich war im Spagat. Yogalehrer reden viel von Energie, und ich konnte tatsächlich spüren, wie sie jetzt durch mich hindurchfloss. Ich hatte keine wirklichen Freunde im Kurs, aber die Haltung besaß trotzdem etwas sehr Verbindendes. Wir redeten, was selten vorkam, machten uns gegenseitig Mut.

Unsere Fahrt quer durchs Land war beim besten Willen nicht mit einem Spagat zu vergleichen. Trotzdem spürte ich eine Energie, eine Verbundenheit, Wehmut und Freude, während ich den Sprung über die Berge, zurück in mein altes Leben wagte – in jenes Leben, in dem man mich kannte und in dem ich die anderen kannte. In dem wir uns niemals ganz voneinander erholen würden.

Epilog: Herabschauender Hund

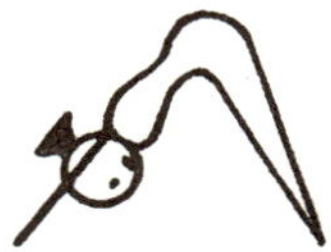

Lieber Dave: Fünf Tage Regen und ich bin begeistert! Die reinste Wohltat nach den sandigen Trockentälern, Bussarden und Spitzkuppen. Dazu eine Fauna, die typisch für den Juni ist. Das Gras hier explodiert förmlich, und Bäume wüten in tiefem Schwarzgrün, in derselben Farbe wie ihr Hintergrund. Ich glaube, damit ist alles gesagt. Hier ist meine Seele zu Hause, hier, wo sich der Lachs durch die Meerenge wälzt und einem die Salzluft beim Atmen wie Sahne erscheint.

Richard Hugo aus »Letter to Wagoner from Port Townsend«

Die Möwen kreischen, im Himmel geht dunkel nahtlos zu hell über, er enthält jede nur denkbare Grauschattierung, wie ein Sonnenaufgang, der vergessen hat, seine Medizin zu nehmen.

Als wir nach Manitou Beach fahren, sagt meine Mom: »Dort ist die Klippe, von der ich mich stürzen wollte.«

Wir steigen aus dem Wagen. Der Wind bildet Tornados in unseren Haaren. Vor uns steht eine Reihe von Häusern, die direkt auf den Strand hinausgehen. Ich kann nicht mehr genau sagen, welches das unsere war. Sie sehen alle heruntergekommen aus: Es sind Ferienhäuser für den Sommer. Einige Häuser machen einen besseren Eindruck, sie haben ein neues Schindeldach, und auf der Veranda stehen Töpfe mit gepflegten Pflanzen. Offenbar werden sie das ganze Jahr bewohnt.

»Ich glaube, es war das da«, sage ich und zeige auf ein Graues, das kaum von den anderen zu unterscheiden ist. Ich meine, das Wohnzimmerfenster wiederzuerkennen, an dem wir einst geröstete Kürbiskerne gegessen haben.

»Das ist es«, bestätigt meine Mutter.

Sie ist wortkarg, ihr gefällt dieser Ausflug nicht. Sie versteht nicht, was ich hier will. Ich verstehe nicht, was ich hier will. Ich glaube, ich möchte mich nur davon überzeugen, dass das alles tatsächlich passiert ist. Dass wir beide anerkennen, dass das real ist. Wir sind nie wieder hergekommen. Sie hasst es hier. Es erinnert sie an eine Zeit in ihrem Leben, in der der Boden unter ihren Füßen nachgegeben hat wie nasser Sand.

Sie und mein Dad bringen ihre Scheidung langsam und vorsichtig über die Bühne, Zentimeter für Zentimeter. Aber sie ziehen sie durch.

»Dieser Ort ist unheimlich«, sagt sie.

»Ich weiß. Komisch, was?«

Wir gehen ein Stück weit am Strand entlang, bis wir zu einem freien Grundstück kommen, falls man einen mit Gestrüpp bewachsenen Hang überhaupt als freies Grundstück bezeichnen kann. 1997 gab der Hang nach und ist auf das Haus eines Highschool-Biologielehrers gerutscht. Er, seine Frau und seine kleinen Kinder sind dabei umgekommen. Die Klippen sehen stabil aus, sind es aber nicht.

»Warum wolltest du dich von einer Klippe stürzen?«, frage ich.

»Keine Ahnung. Alles veränderte sich. Ich wollte ein neues Leben beginnen, aber ich wollte euch auch eine gute Mutter sein. Das war alles so verwirrend.«

Natürlich ist mein erster Gedanke im wahrsten Sinne des Wortes kindisch: Ich werde wütend bei dem Gedanken, dass sie tatsächlich erwogen hat, mich und meinen Bruder im Stich zu lassen.

»Natürlich hätte ich das niemals getan«, sagt sie. »Ich hätte dich und deinen Bruder niemals im Stich gelassen.« Und da wären wir wieder: Muttersein bedeutet, dass man immer wieder zurückkehrt.

Ihre magere Gestalt ist in mehrere Schichten aus Fleece und Baumwolle gehüllt, aber sie fröstelt trotzdem.

»Soll ich dir meine Jacke leihen?«, frage ich.

»Nein, danke.«

Ich lege trotzdem den Arm um sie. Ihr ist nicht danach zu kuscheln, aber mir schon.

Ich finde es ein wenig peinlich, auf derselben Insel zu leben, auf der ich einen Teil des schrecklichen Jahres 1973 verbracht habe. Als Bruce und ich überlegten, wo wir uns niederlassen wollen, hat auf unserer Checkliste ein Ausschlusskriterium gefehlt, nämlich das eines Ortes, an dem man als Kind unglücklich gewesen war. Ich habe ehrlich gesagt verdrängt, dass ich hier am meisten unter der Trennung meiner Eltern gelitten habe.

Aber interessant ist das schon: Ich habe begriffen, dass ich an einem Ort leben möchte, an dem ich lernen kann, etwas realitätsnäher und weniger perfekt zu sein. Und jetzt war ich wie von Zauberhand hier gelandet, an dem Ort, wo die Scheiße damals so richtig am Kochen war und wo alle so taten, als wäre da gar nichts. Ich bekam eine zweite Chance.

Als ich noch klein war, wünschte ich mir, mit Stan und Mimi, Sally und Billy oder Eric und Annika zusammenzuwohnen, in einem Haus in den Wäldern, direkt am Wasser. Ich wollte auf einer Insel mit zwei (!) Elternteilen leben, die sich prächtig verstanden. Und jetzt leben wir genau dort, nur dass ich und Bruce die Eltern und gleichzeitig beste Freunde waren. Weiß der Himmel, was sich meine Kinder wünschen, aber ich kann nur hoffen, dass sie es auch bekommen, zumindest vorläufig und irgendwann.

Jetzt sind Bruce und ich durch Wasser mit unseren Familien verbunden. Durch jenes Wasser, das ich in- und auswendig kenne. Ich bin darin geschwommen, bin daran entlangspaziert oder in Schleppkahn, Ruderboot, Segelboot und Fähre darauf gefahren. Ich kenne es so gut wie meine Westentasche. Wallace Stevens hat ein Gedicht namens *The Westwardness of Everything* geschrieben, und auch das Wasser fließt nach Westen. Es kommt aus den Cascades den Cedar River herunter und fließt in den Lake Washington. Es schwappt bis an die Türschwelle meines Bruders, der in der Nähe des Wassers in Medina lebt. Eine gemeinsame Freundin hat sich neulich nach meinem Bruder erkundigt. Früher war ich wütend, weil ich mich durch die Insellage und privaten Familienrituale meines Bruders und seiner Frau ausgeschlossen fühlte. Aber inzwischen macht mir das nichts mehr aus. Ich kann es sogar nachvollziehen. Schließlich haben meine Familie und ich auf einem abgeschiedenen Berggipfel versteckt gelernt, glücklich zu sein. Ich war selbst ganz überrascht, als ich meiner Freundin antwortete: »Er und seine Frau leben sehr zurückgezogen, wie in einem geheimen Garten.« Wir beide waren uns einig, dass es schön ist, so zu leben.

Folgt man dem Wasser weiter nach Westen quer über den Lake Washington, kommt man an dem Haus vorbei, in dem meine Familie mit und ohne meinen Vater jahrzehntelang gelebt hat. Anschließend geht es weiter durch die Montlake Cut, ursprünglich eine Bauholzschleuse, nach Portage Bay und weiter zum Lake Union, jenem ziemlich städtischen See, auf dem mein Vater in seinem Hausboot herumdümpelt.

Weiter nördlich wohnt Lisa mit drei ihrer Kinder in einem kleinen Haus. Am anderen Ende der Stadt lebt Steve mit dem ältesten Kind. Lisa macht eine Ausbildung zur Yogalehrerin. Sie hat einen sympathischen Freund.

Steve und sie sind nicht geschieden. Sie sind getrennt. Die Kinder pendeln zwischen ihnen hin und her. Sie bemühen sich sehr, die Terminpläne der Kinder und deren Wohlergehen zu koordinieren. Sie leben wie eine Familie, die auf zwei Häuser an den jeweils entgegengesetzten Enden der Stadt verteilt ist und zu der auch Lisas Freund und Steves Freundin gehören. Ich sehe sie nicht sehr oft. Ich finde dieses Abziehbild meiner eigenen Kindheit etwas beunruhigend. Das verunsichert mich. Trotzdem scheint es mir von außen betrachtet keine schlechte Lösung zu sein. Auf eine Art hilft es mir, meine eigene Geschichte etwas lockerer zu sehen. Von außen betrachtet könnte es eine gute Methode sein, ein Familienleben zu führen.

Bei den anderen ist mehr oder weniger alles beim Alten geblieben. Ruthie investiert weiterhin ihre beträchtliche Energie in ihre Kinder. Isabels Kunst wird immer minimalistischer. Wir fahren mit der Fähre hin und her und unternehmen gemeinsame Spaziergänge.

Fährt man von meinem Vater weiter nach Westen durch den Fremont Cut, befindet man sich immer noch in Süßwasser, bis der See bei den Ballard Locks in den Sund übergeht. Bei dieser Schleusenanlage ist jede Menge los: Lachse, die die Lachsleiter hochklettern; Seelöwen, die darauf warten, ihn fressen zu können; Touristen, je nach Jahreszeit mit tief über die Ohren gezogenen Mützen oder mit sonnenverbrannten Schultern; Einheimische, die ihre Meinung über die Seelöwen zum Besten geben; Ausflugsboote mit aufgeregten Skippern, die die Schleusenanlage zum ersten Mal befahren; Kähne wie der von Larry, für den die Locks einfach nur Alltag sind. (Doch selbst die Männer und die wenigen Frauen auf den Kähnen werden lebhafter, wenn sie die Locks passieren, sie rufen sich Witze zu und werden beim Hantieren mit den Leinen ganz rot im Gesicht vor lauter Anstrengung.)

Noch weiter im Westen liegt der Puget Sound mit seinen wilden, kalten, unter Umständen todbringenden Gewässern. Ich musste viele Male fortgehen und wieder zurückkehren, um zu begreifen, wie weit oben im Norden und wie kalt es hier ist. Mein Mann erzählt gern: »Wir leben im Norden! Im hohen Norden! Es ist genauso wie in Alaska, nur dass uns niemand dafür bewundert, wie taff wir sind!«

Passiert man die kalten Gewässer und nimmt Kurs nach Norden, kommt man zu einem Hanggrundstück in Everett, auf dem Bruce' Eltern leben und auf die geheimnisvolle Hat Island schauen, zu der nie jemand fährt. Im Süden liegt Vashon Island, wo Mom und Larry leben und vergessen haben, dass sie jemals Hippies waren. Sie spielen jede Menge Golf. Larry hat immer noch seine Schleppkahnfirma, die wächst und wächst. Südlich von Vashon Island liegt Tacoma, wo Larry jetzt eine Werft am Hylebos Waterway besitzt.

Ich finde es schön zu wissen, wo ich bin und wo die anderen sind. Ich habe das Gefühl, dass wir Anteil aneinander nehmen, ohne uns einzuengen, wie es der Fall wäre, wenn wir durch Straßen und nicht durch Wasserwege miteinander verbunden wären.

Meine Insel liegt westlich von Seattle, südlich von Everett, nördlich von Vashon Island. Meine Insel ist eine Art Ort der Triangulation (oder Quadrangulation) von Familienbeziehungen.

Nachdem wir bereits ein paar Monate auf der Insel leben, fahren mein Dad und ich nach Manitou. Es ist Juni, was Regen bedeutet. Wir sehen uns das Haus an.

»Bist du sicher, dass es das hier ist?«, fragt er.

»Ja. Ich weiß noch, wie wir hier in der Küche geröstete Kürbiskerne gegessen haben.«

Mir kommen die Tränen, und er nimmt meine Hand und sagt: »Ich habe gern hier gelebt.« Dann erzählt er mir, dass er gelesen hat, amerikanische Ureinwohner seien noch bis Anfang des 20. Jahrhunderts vom Festland aus mit dem Kanu nach Manitou Beach gekommen, um dort im Sommer ihre Zelte aufzuschlagen. Und zwar, weil man hier so gut Muscheln sammeln könne.

Früher hätte mich das total genervt: Ich erlebe gerade einen besonderen Moment! Einen höchst emotionalen Moment! Und er redet vom Muschelsammeln! Doch jetzt atme ich nur langsam ein und merke, dass ich seine große, knochige Hand um meine Hand spüre und seine Stimme gern im Ohr habe. »Wahrscheinlich haben die Indianer hier auch Lachs, Krabben und Grundfische gefunden. Brombeeren. Shallon-Scheinbeeren.«

Hier auf Bainbridge fahre ich durch den Westteil der Insel zu einer hübschen, von Douglasien umgebenen Blockhütte, um Yoga zu machen. Die Kurse gibt eine Frau, mit der ich auf die Highschool gegangen bin, direkt in ihrem Hinterhof. Obwohl wir uns kaum noch aneinander erinnern können, finde ich diese Verbindung tröstlich. Sie unterrichtet eine ziemlich anspruchsvolle Variante von Hot-Yoga, eine Art Mischung aus Power-, Bikram- und *Ashtanga*-Yoga. Sie ist sehr talentiert, hat einen ganz eigenen Stil und eine ganz eigene Stimme, aber manchmal denke ich, dass ich nur wegen der Wärme hingehe. Ich liebe es, diesen heißen Raum mit all den anderen Körpern zu betreten. An windigen Tagen peitschen die Zweige gegen das Fenster. Im Raum hört man nur das Dröhnen der Heizungen und Jens leise Stimme, die Anweisungen gibt.

Wir bleiben oft lange im Herabschauenden Hund. »Zu Hause« heißt diese Haltung auch bei *Vinyasa*-Lehrern. Es ist jene Haltung, die man in einer fließenden Bewegung verlässt und in die man genauso wieder zurückkehrt.

Der Herabschauende Hund ist eine Haltung, über die ich mehr nachgedacht habe als über jede andere. Ich habe ihre Grenzen in alle Richtungen verschoben: nach oben, unten, innen und außen. Ich habe sie in mich aufgesaugt und sie wieder losgelassen. Ich habe Kraft aus ihr geschöpft und bin ganz weich in ihr geworden.

Am Anfang ging es mir nur darum, die Fersen auf den Boden zu bringen. Das war mein Ziel, daran konnte ich messen, ob ich mich verbesserte. Und ich wollte mich unbedingt verbessern. Jonathan bestand darauf, dass meine Fersen keine Rolle spielten. Wichtig war nur, dass meine Finger gespreizt und mein Rücken gerade blieb. Ich gab vor, an meine Finger zu denken, aber in Wahrheit war ich wie besessen davon, meine Fersen auf den Boden zu bringen.

Nach etwa einem Jahr gelang es mir, die Fersen auf den Boden zu bringen und dabei den Rücken gerade zu lassen. Dann konzentrierte ich mich darauf, meinen Brustkorb weiter nach unten zu bringen. Ich ließ meinen Brustkorb zwischen den Armen durchhängen, sodass ich mit dem Rücken ins Hohlkreuz ging. Ich wollte diejenige sein, deren Brustkorb beinahe bis zum Boden reicht, die Gelenkigste.

Bis mir Fran sagte, dass ich mir so eine Rückenverletzung zuziehen würde. Die Kernmuskulatur anspannen! Ich wusste nicht genau, wo die sein sollte, diese Kernmuskulatur. Einfach den Bauch in Richtung Wirbelsäule ziehen! Aha!

Das beschäftigte mich weitere Jahre. Meine Hände spreizten sich, meine Fersen ruhten auf dem Boden, mein Bauch war in Richtung Wirbelsäule gezogen. Aber jetzt wollte Mindy, dass ich nicht vergaß, die Schultern nach außen zu drehen. Also drehte ich meine Ellbogen so, dass sie möglichst weit nach vorn zeigten. Diese Ellbogenrotation verbreiterte meine Schultern und hinderte mich daran, mein ganzes Gewicht auf die Arme zu stützen.

All das beschäftigte mich wirklich. Jahrelang: Finger spreizen, Fersen auf den Boden bringen, die Schultern drehen, den Bauch einziehen. Dann lernte ich Seidel kennen. »Was ist mit deinem Bauch los?«, fragte sie. »Du verkrampfst deinen Rücken so merkwürdig, weil du die Kernmuskulatur zu sehr anspannst.« Mit ihrer sommersprossigen Hand strich sie mir sanft über den oberen Rücken. »Puh!« Er war steinhart. »Mach dich weich!«, sagte sie. »Du bist wahrscheinlich noch zu jung, um dich noch an den Song *Tighten Up* erinnern zu können. Nun, du solltest das Gegenteil anstreben, du musst dich weich machen!«

Eine Haltung. Eine Haltung, mit der ich mich jetzt schon zehn Jahre lang beschäftige. Mit der ich in einem ständigen Dialog bleibe. Und unglaublich, aber wahr: Ich habe das Interesse an ihr immer noch nicht verloren. Mein Herabschauender Hund ist nicht gerade eine Katastrophe, aber auch kein Ausbund an Perfektion. Manchmal gehe ich in Gedanken alle Anweisungen noch mal durch, und mein Geist kommt nicht zur Ruhe. Manchmal lasse ich Schultern und Rücken hängen und vermurkse es.

Jen geht an mir vorbei, sie legt eine Hand auf meinen Rücken. Sie packt meine Hüften und zieht mich daran energisch nach hinten: Mach den Rücken gerade! Ich stelle fest, dass mir das egal ist. Ich freue mich einfach, an einem warmen Ort unweit von zu Hause zu sein.

Ich dachte, ich würde mein Leben lang Yoga machen und mich dabei verbessern, in seine tiefsten Geheimnisse vordringen und schließlich in der Lage sein, vom Skorpion direkt in *Chaturanga* zu gehen. Aber die Wahrheit ist: Je länger ich Yoga mache, desto schlechter kann ich es. Welch unglaubliche Erleichterung!

Mitten im Winter fahren Bruce und ich endlich nach Manitou Beach. Als wir den Hügel hinab zum Strand gehen, kommen wir an dem großen Art-déco-Gebäude vorbei, das aussieht wie ein Marshmallow und in dem einst das Altersheim untergebracht war.

»Hier sind die alten Leute in ihren Bademänteln auf dem Rasen rumgelaufen.«

»Echt?«

»Wir mussten an ihnen vorbeigehen, um zur Bushaltestelle zu kommen.«

Am Strand stellen wir den Wagen ab und betreten den Dammbalken. Ich erzähle Bruce, wie mein Bruder und ich jeden Morgen auf ihn gestiegen sind. Bruce drückt meine Hand, und ich breche in Tränen aus. Das muss am Händedruck liegen.

Eine Frau mit praktisch geschnittener grauer Lockenfrisur kommt aus einem der Häuser, das nach mehr Geld aussieht. Sie hat ihre Handtasche dabei und will offenbar zum Parkplatz.

»Hallo«, sagt sie.

Ich wische mir eine Träne ab. »Tut mir leid, dass ich in Ihrem Vorgarten heule.«

»Oh, machen Sie sich deswegen mal keine Sorgen. Hierher kommen ständig Leute, um zu weinen. Sie schauen sich die Mietshäuser an, in denen sie einst gewohnt haben. So viele Menschen haben hier turbulente Zeiten erlebt, Scheidungen durchgemacht und so weiter. Wir sollten hier eine Psychologencouch aufstellen, sage ich immer.«

Ich höre auf zu weinen und bin etwas aufgemuntert. Irgendwie finde ich die Vorstellung tröstlich, dass ich nicht die Einzige bin, die an diesen grauen Strand zurückkehrt, um nach etwas zu suchen.

»Mir ist kalt«, sage ich zu Bruce.

»Mir auch. Lass uns nach Hause fahren und eine heiße Schokolade trinken.«

Aber wir fahren nicht. Stattdessen bleiben wir auf dem Dammbalken stehen und schauen auf den Puget Sound hinaus, so als warteten wir auf einen Neubeginn.

Dank

Zunächst einmal möchte ich mich bei der großartigen Anna Stein bedanken. Dieses Buch stammt auch von ihr – bis auf die schlechten Passagen! Danken möchte ich auch dem großzügigen Peter Terzian, der mich an sie empfohlen hat.

Die brillante, hartnäckige und einfühlsame Courtney Hodell hat mir ein Lektorat angedeihen lassen, von dem ich (oder besser gesagt, jeder Autor) träumt.

Dank gilt auch der Belegschaft von Farrar, Straus and Giroux für ihren scharfen Blick und ihre Freundlichkeit. Mark Krotov hat mein Leben mit Anmut erfüllt. Dank gebührt auch Charlotte Strick für das wunderschöne Cover und Jeff Seroy für seine guten Ideen und sein fundiertes Wissen. Dank schulde ich ebenfalls Kathy Daneman, Abby Kagan, Zachary Brown und Karla Eoff.

In England danke ich allen bei Bloomsbury, vor allem meiner Lektorin Helen Garnons-Williams.

Dass sie Buch und Autorin beherbergt haben, danke ich Hedgebrook, Gordon und Dawn Janow, Chris Thorsen und Diana Roll, Stephanie Bourgette und Ken Grayson, Linda Mangel und Steve Fradkin. Vor allem aber Scott Loveless und Teresa Howard.

Für ihre Unterstützung danke ich Jeanne Garland, Emily White, Trilby Cohen, Weny Redal, Leslie Dodson, Daniel Glick, Robert Spellman, Sherri L. Smith, Erika Schickel und Tracy Ross.

Und für Gespräche, die wie Vitamine gewirkt haben, Victoria Haven.

Mein Dank geht an alle meine Yogalehrer, vor allem an Fran Gallo und Jen Breen. Ich möchte mich auch bei Stephen Cope bedanken, der selten einfühlsam über Yoga schreibt. Copes Bücher haben mich mit Chip Hartranfts eleganter Übersetzung der *Yogasutren* bekannt gemacht, aus der ich zitiert habe.

Es ist nicht unbedingt angenehm, sich in einer Autobiografie wiederzufinden. Ein riesiges Dankeschön an alle, die auf diesen Seiten vorkommen.

Um mich bei meiner wunderbaren, tapferen, toleranten Familie zu bedanken, fehlen mir die Worte: Ich danke Donna Dederer, Mike Dederer, Dave Dederer und Larry Jay. Dieses Buch wurde von meiner Mutter und ihrer Lebensgeschichte inspiriert.

Lucy und Willie Barcott versüßen mir tagtäglich das Leben.

Lieber Bruce Barcott: Weiß der Himmel, was ohne dich aus mir würde!

Alles, was Mütter wissen müssen

Muttersein ist der härteste Job der Welt und doch kriegt Mama am Ende immer alles hin. Dieser kleine Helfer steht ihr dabei in allen Phasen eines Kinderlebens mit Tipps und Kniffen zur Seite.

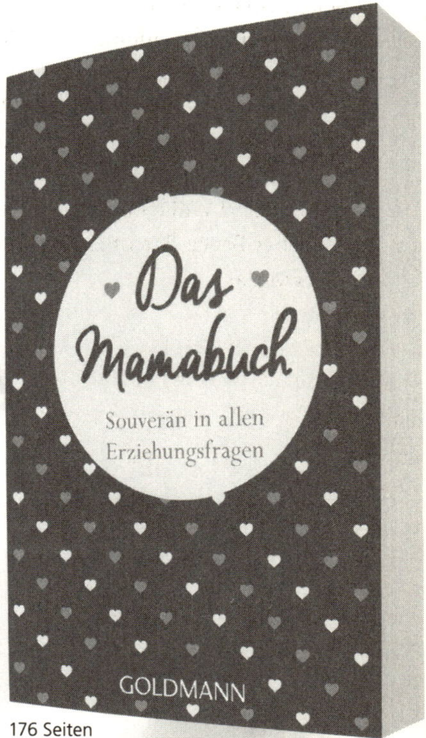

176 Seiten
ISBN 978-3-442-17534-5

www.goldmann-verlag.de
www.facebook.com/goldmannverlag

GOLDMANN
Lesen erleben